中药制药与设备实用技术

丁振铎 李文兰 主编

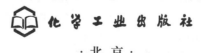

·北京·

本书采用全新体例格式，分为基本知识与基本技术、中药制剂的制备与制剂设备两大部分，以岗位知识技能模块作为学习单元，共41个学习单元，对散在的知识点进行归纳集中；将中药制药与制药设备知识进行融合，各种制药技术或剂型与制药设备形成两个既独立又紧密结合的单元；编写的药品生产工艺流程及解析图将生产流程中的岗位点上标出理论知识和相关技术，便于知识和技能的掌握。为了便于学生复习和检测学习效果，本书还精心设计了针对各学习单元的复习题，作为本书的第三部分内容。

　　本书可作为高职高专药品类专业师生的教材，也可供中药制药类企业作为培训教材使用。

图书在版编目（CIP）数据

中药制药与设备实用技术/丁振铎，李文兰主编.
北京：化学工业出版社，2012.8（2025.1重印）
ISBN 978-7-122-14788-2

Ⅰ.①中⋯　Ⅱ.①丁⋯②李⋯　Ⅲ.①中药加工
②中草药加工设备　Ⅳ.①R282.4②TH788

中国版本图书馆CIP数据核字（2012）第152830号

责任编辑：刘阿娜　梁静丽　李植峰　　　　装帧设计：张　辉
责任校对：陈　静

出版发行：化学工业出版社（北京市东城区青年湖南街13号　邮政编码100011）
印　　装：北京科印技术咨询服务有限公司数码印刷分部
787mm×1092mm　1/16　印张14½　字数353千字　2025年1月北京第1版第4次印刷

购书咨询：010-64518888　　　　　　　售后服务：010-64518899
网　　址：http://www.cip.com.cn
凡购买本书，如有缺损质量问题，本社销售中心负责调换。

定　　价：45.00元　　　　　　　　　　　　　　　　　　版权所有　违者必究

《中药制药与设备实用技术》编写人员

主　　编　丁振铎　李文兰

编写人员　（按姓名汉语拼音排序）

　　　　　丁振铎（黑龙江生态工程职业学院）

　　　　　韩继红（河北化工医药职业技术学院）

　　　　　李大亮（黑龙江生态工程职业学院）

　　　　　李文兰（哈尔滨商业大学）

　　　　　刘　健（天津生物工程职业技术学院）

　　　　　吕文博（黑龙江生态工程职业学院）

　　　　　桑咏梅（黑龙江生态工程职业学院）

　　　　　张桂娟（黑龙江生态工程职业学院）

前　言

中药的应用已有数千年的历史，从神农尝百草，到作坊制药，及至今天的现代化中药制药工业，虽跨朝越代，但中药制药的原理一脉相承。传统的主要技艺至今仍在沿用，中药制药技术的继承与发展是中医药工作者肩负的一项重要使命。依照国家"十二五"规划教育发展纲要，高职高专的人才培养目标为"高端技能型专门人才"。本书以中药制药企业实际需求为出发点，紧密结合生产实际，注重技能的培养，适用于"理实一体、学做合一"的教学模式。

本书采用全新体例格式，分为基本知识与基本技术、中药制剂的制备与制剂设备两大部分，以岗位知识技能模块作为学习单元，共41个学习单元，对散在的知识点进行归纳集中；将中药制药与制药设备知识进行融合，各种制药技术或剂型与制药设备形成两个既独立又紧密结合的单元；编写的药品生产工艺流程及解析图将生产流程中的岗位点上标出理论知识和相关技术，便于知识和技能的掌握。为了便于学生复习和检测学习效果，本书还精心设计了针对各学习单元的复习题，作为本书的第三部分内容。本书可作为高职高专药品类专业师生的教材，也可供中药制药类企业作为培训教材使用。

本教材由丁振铎、李文兰担任主编，负责全书统稿工作。具体编写分工为：丁振铎编写单元十六、二十四、二十五、二十七、二十九、三十一、三十三、三十五～四十，李文兰编写单元一、二、五、七、九、十、十二、十四、二十、二十二、二十三，韩继红编写单元三、四、六、十一、十七、十八，刘健编写单元二十六、二十八、三十、三十二、三十四、四十一，吕文博编写单元八，李大亮编写单元十三，桑咏梅编写单元十五，张桂娟编写单元十九、二十一。编者分别承担各学习单元的复习题及参考答案的编制。

本书在编写过程中，得到相关同行的支持和配合，有的还提出了宝贵建议；同时，参考了相关教材和论著，在此一并表示感谢。

由于编者水平和能力所限，加之时间仓促，书中定有不妥和疏漏之处，望读者不吝赐教。

编者
2012 年 5 月

目　　录

第一部分　基本知识与基本技术

一、概述 ·················· 1
　（一）中药制药的发展史 ········· 1
　（二）中药制药的常用术语 ········ 1
　（三）中药制药的任务 ·········· 3
　（四）中药剂型的种类 ·········· 3
二、药品标准与相关制药管理 ········ 3
　（一）药品标准 ············· 3
　（二）相关制药管理 ··········· 4
三、中药制药设备概述 ··········· 5
　（一）制药机械设备分类 ········· 5
　（二）制药机械产品的型号 ········ 6
　（三）制药设备常用材料 ········· 7
四、制药设备运行中的相关文件 ······ 7
　（一）设备管理 ············· 7
　（二）设备验证 ············· 8
　（三）设备标准操作规程 ········· 9
五、制药卫生管理 ············· 11
　（一）中药制药卫生的基本要求 ····· 11
　（二）微生物污染中药制剂的途径和防止
　　　污染的措施 ············ 12
　（三）制药环境的卫生管理 ······· 13
　（四）制药生产区（室）的洁净等级与洁净
　　　处理技术 ············· 14
　（五）清场 ··············· 15
　（六）清场注意事项 ··········· 17
　（七）清场考核 ············· 18
六、机械的基本结构 ············ 18
　（一）机械常用机构 ··········· 19
　（二）机械传动 ············· 20
　（三）常用机械零件 ··········· 25
七、灭菌与防腐 ·············· 29
　（一）基本知识 ············· 29
　（二）湿热灭菌技术 ··········· 30
　（三）干热灭菌技术 ··········· 31
　（四）辐射灭菌技术 ··········· 31

　（五）紫外线灭菌技术 ·········· 31
　（六）微波灭菌技术 ··········· 31
　（七）过滤除菌技术 ··········· 32
　（八）气体灭菌技术 ··········· 32
　（九）浸泡与表面消毒技术 ······· 32
　（十）防腐 ··············· 33
八、灭菌设备 ················ 34
　（一）干热灭菌设备 ··········· 34
　（二）湿热灭菌设备 ··········· 35
　（三）标准操作规程 ··········· 36
九、无菌操作技术 ············· 38
十、制药用水制备技术 ··········· 39
　（一）制药用水的类型 ·········· 39
　（二）制药用水的用途 ·········· 39
　（三）饮用水的制备 ··········· 39
　（四）纯化水的制备 ··········· 40
　（五）注射用水的制备 ·········· 41
　（六）纯化水、注射用水的储存 ····· 41
　（七）注射用水的质量要求 ······· 41
　（八）制药用水的消毒灭菌 ······· 41
十一、制水设备 ·············· 42
　（一）反渗透制水设备 ·········· 42
　（二）离子交换制水设备 ········· 42
　（三）EDI（电去离子水技术）制水 ··· 42
　（四）多效蒸馏水器 ··········· 43
　（五）标准操作规程 ··········· 44
十二、粉碎技术 ·············· 46
　（一）粉碎的基本知识 ·········· 46
　（二）常用的粉碎技术 ·········· 47
十三、粉碎设备 ·············· 48
　（一）常用的粉碎设备 ·········· 48
　（二）标准操作规程 ··········· 49
十四、过筛与混合技术 ··········· 50
　（一）过筛技术 ············· 50
　（二）混合技术 ············· 50

十五、筛分与混合设备 …………… 51
　(一) 筛分设备 ………………… 51
　(二) 混合设备 ………………… 51
　(三) 标准操作规程 …………… 53
十六、浸出技术 …………………… 53
　(一) 浸出的基本知识 ………… 53
　(二) 浸渍法 …………………… 56
　(三) 渗漉法 …………………… 60
　(四) 煎煮法 …………………… 60
　(五) 回流法 …………………… 60
　(六) 水蒸气蒸馏法 …………… 61
　(七) 浸出溶剂的要求 ………… 61
　(八) 常用浸出溶剂 …………… 61
　(九) 浸出辅助剂 ……………… 62
　(十) 影响浸出的因素 ………… 62
　(十一) 浸出原理 ……………… 63
　(十二) 浸出液的纯化技术 …… 64
　(十三) 蒸发 …………………… 66
　(十四) 精制方法 ……………… 69
十七、中药浸出设备 ……………… 74
　(一) 中药多功能提取罐 ……… 74
　(二) 超声波提取设备 ………… 74
　(三) 微波提取设备 …………… 76
　(四) 超临界 CO_2 流体萃取设备 … 76
　(五) 标准操作规程 …………… 78
十八、固液分离设备 ……………… 78
　(一) 板框压滤机 ……………… 78
　(二) 过滤式离心机 …………… 78
　(三) 分离式离心机 …………… 79

十九、蒸发与蒸馏设备 …………… 80
　(一) 中央循环管式蒸发器与外循环式
　　　蒸发器 …………………… 80
　(二) 升膜式蒸发器、降膜式蒸发器 … 81
　(三) 多效蒸发器 ……………… 82
　(四) 减压蒸馏设备 …………… 83
　(五) 精馏设备 ………………… 83
二十、干燥技术 …………………… 84
　(一) 概述 ……………………… 84
　(二) 影响干燥的因素 ………… 84
　(三) 常用干燥方法 …………… 85
二十一、干燥设备 ………………… 87
　(一) 喷雾干燥器 ……………… 87
　(二) 冷冻干燥器 ……………… 87
　(三) 微波干燥器 ……………… 89
　(四) 标准操作规程 …………… 90
二十二、表面活性剂 ……………… 90
　(一) 表面活性剂的含义 ……… 90
　(二) 表面活性剂的性质 ……… 90
　(三) 表面活性剂的分类 ……… 91
　(四) 表面活性剂的基本特征 … 92
　(五) 表面活性剂在药物制剂中的应用 … 93
二十三、热原 ……………………… 95
　(一) 热原的含义与组成 ……… 95
　(二) 热原的性质 ……………… 95
　(三) 注射剂污染热原的途径 … 96
　(四) 除去热原的方法 ………… 96
　(五) 热原的检查方法 ………… 97

第二部分　中药制剂的制备与制药设备

二十四、散剂的制备 ……………… 98
　(一) 实训项目 ………………… 98
　(二) 散剂的基本知识 ………… 102
　(三) 特殊散剂的制备方法 …… 103
　(四) 散剂的生产工艺流程 …… 103
二十五、颗粒剂的制备 …………… 103
　(一) 实训项目 ………………… 103
　(二) 颗粒剂的基本知识 ……… 105
　(三) 颗粒剂的生产工艺流程 … 105
二十六、制颗粒设备 ……………… 110
　(一) 几种常用的制颗粒设备 … 110
　(二) 标准操作规程 …………… 112

二十七、胶囊剂的制备 …………… 114
　(一) 实训项目 ………………… 114
　(二) 基本知识 ………………… 114
　(三) 胶囊剂的生产工艺流程 … 115
二十八、制胶囊设备 ……………… 118
　(一) 全自动胶囊填充机 ……… 118
　(二) 滚模式软胶囊机 ………… 118
　(三) 滴制式软胶囊机 ………… 119
二十九、片剂的制备 ……………… 120
　(一) 实训项目 ………………… 120
　(二) 基本知识 ………………… 120
　(三) 片剂的生产工艺流程 …… 132

三十、制片设备 …… 132
　（一）旋转式压片机 …… 132
　（二）全自动高速压片机 …… 132
　（三）高效包衣机 …… 132
　（四）标准操作规程 …… 135
三十一、丸剂的制备 …… 137
　（一）实训项目 …… 137
　（二）基本知识 …… 137
　（三）丸剂的包衣 …… 145
　（四）丸剂的生产工艺流程 …… 145
三十二、制丸设备 …… 145
　（一）捏合机 …… 145
　（二）制丸机 …… 146
　（三）滴丸机 …… 146
　（四）标准操作规程 …… 147
三十三、注射剂的制备 …… 148
　（一）实训项目 …… 148
　（二）基本知识 …… 149
　（三）中药注射剂的生产工艺流程 …… 153
　（四）粉针剂制备 …… 153
　（五）冷冻干燥制品制备 …… 157
　（六）滴眼剂的制备 …… 158
三十四、注射剂生产设备 …… 158
　（一）喷淋式安瓿灌水机 …… 158
　（二）安瓿超声波清洗机 …… 158
　（三）安瓿灌封机 …… 160
　（四）标准操作规程 …… 162
三十五、汤剂的制备 …… 163
　（一）基本知识 …… 163
　（二）实训项目 …… 163
　（三）汤剂制备时需要特殊处理的药材 …… 164
　（四）汤剂的生产工艺流程 …… 166
三十六、合剂的制备 …… 166
　（一）基本知识 …… 166
　（二）实训项目 …… 166
　（三）合剂的生产工艺流程 …… 166
三十七、流浸膏剂与浸膏剂的制备 …… 168
　（一）基本知识 …… 168
　（二）实训项目 …… 168
　（三）流浸膏剂与浸膏剂的生产
　　　工艺流程 …… 168
三十八、酒剂的制备 …… 170
　（一）基本知识 …… 170
　（二）实训项目 …… 170
　（三）酒剂与酊剂的生产工艺流程 …… 170
三十九、煎膏剂的制备 …… 173
　（一）基本知识 …… 173
　（二）实训项目 …… 173
　（三）煎膏剂的生产工艺流程 …… 173
四十、糖浆剂的制备 …… 173
　（一）基本知识 …… 173
　（二）煎膏剂与糖浆剂的区别 …… 173
　（三）实训项目 …… 176
　（四）糖浆剂的生产工艺流程 …… 176
四十一、大容量液体制剂生产设备 …… 178
　（一）糖浆剂直线式液体灌装机 …… 178
　（二）液体灌装联动线 …… 178

第三部分　复　习　题

一、概述；二、药品标准与相关制药管理 …… 179
三、中药制药设备概述；四、制药设备运行中
　的相关文件 …… 180
五、制药卫生管理 …… 181
六、机械的基本结构 …… 182
七、灭菌与防腐 …… 183
八、灭菌设备 …… 185
九、无菌操作技术 …… 186
十、制药用水制备技术；十一、制水设备 …… 186
十二、粉碎技术；十四、筛分与混合技术 …… 187
十三、粉碎设备；十五、筛分与混合设备 …… 188
十六、浸出技术 …… 190

十七、中药浸出设备 …… 192
十八、固液分离设备 …… 192
十九、蒸发与蒸馏设备 …… 193
二十、干燥技术；二十一、干燥设备 …… 194
二十二、表面活性剂 …… 195
二十三、热原 …… 196
二十四、散剂的制备 …… 197
二十五、颗粒剂的制备 …… 198
二十六、制颗粒设备 …… 199
二十七、胶囊剂的制备 …… 200
二十八、制胶囊设备 …… 201
二十九、片剂的制备 …… 201

三十、制片设备 ………………………… 205
三十一、丸剂的制备 …………………… 206
三十二、制丸设备 ……………………… 208
三十三、注射剂的制备 ………………… 209
三十四、注射剂生产设备 ……………… 213
三十五、浸出制剂 ……………………… 214
三十六、浸出技术设备 ………………… 216

参考答案 ………………………………………………………………………… 218
参考文献 ………………………………………………………………………… 221

第一部分 基本知识与基本技术

一、概 述

(一) 中药制药的发展史

中华医药源远流长、博大精深，是中华民族传统文化的重要组成部分，为中华民族的繁衍、生息和医疗、保健起到了不可磨灭的作用。追溯中医药的应用历程，已有五千年的历史。

夏禹时代（公元前2140年），已经能酿造酒，并有多种药物浸制成药酒的记载。在酿酒的同时又发现曲，曲具有健脾胃、助消化、消积导滞的功效，这是一种早期应用的复合酶制剂。

商汤时期（公元前1766年），伊尹首创汤剂。

春秋战国时期，《黄帝内经》的《素问》、《灵枢》中记载了汤、丸、散、膏、丹、药酒等剂型，各种剂型均有较明确的制法、用法、用量与适应证。

秦汉时期（公元前221年～220年），在医书《五十二病方》、《山海经》中记载将药物制成酒剂、汤剂、药末剂、洗浴剂、饼剂、曲剂、丸剂、膏剂等剂型使用。东汉张仲景（142～219年）的《伤寒论》和《金匮要略》著作中记载有栓剂、洗剂、软膏剂、糖浆剂等十余种剂型。

晋代葛洪（281～341年）著《肘后备急方》，记载了铅硬膏、干浸膏、蜡丸、浓缩丸、锭剂、条剂、尿道栓剂，并将成药、防疫药剂及兽用药剂列为专章论述。

唐代显庆四年（659年），由政府组织编纂并颁布了唐《新修本草》，这是我国第一部也是世界上最早的国家药典。孙思邈（581～682年）著《备急千金药方》、《千金翼方》，对制药的理论、工艺和质量问题都有专章论述。

宋代由太医院颁布、陈师文等校正的《太平惠民和剂局方》是我国历史上由官方颁布的第一部制剂规范，书中收载的很多方剂和制法至今仍为传统中药所沿用。

明代李时珍（281～341年）编著的《本草纲目》，总结了16世纪以前先人积累的实践经验，收载药物1892种、剂型40多种、方剂13000余首，其医药学价值巨大。

清代后期至中华民国期间，由于西药的输入，中药走向没落，几近灭亡。

中华人民共和国成立后，颁布了《中华人民共和国药典》，出版了《全国中药成药处方集》。在"中医药是一个伟大的宝库，应当努力发掘，加以提高"的方针指引下，开发了中药颗粒剂、胶囊剂、片剂、气雾剂、滴丸、注射剂等多个剂型。近年来，在中药的提取技术、新剂型的开发、药物的检测技术及新辅料的研究等方面，取得了长足的发展。

(二) 中药制药的常用术语

(1) 中药制药　是以中医药理论为指导，运用现代科学技术，研究药物制剂的基本理论、处方设计、制备工艺、质量控制和合理应用的一门综合性应用技术。

(2) 药物　用于预防、治疗和诊断疾病的物质，包括原料和制剂。

(3) 产品　包括药品的中间产品、待包装产品和成品。

(4) 中间产品　指完成部分加工步骤的产品，尚需进一步加工方可成为待包装产品。

(5) 成品　已完成所有生产操作步骤和最终包装的产品。

(6) 药品　是指用于预防、治疗、诊断人的疾病，有目的地调节人的生理机能并规定有适应证或者功能主治、用法和用量的物质，包括中药材、中药饮片、中成药、化学原料药及其制剂、抗生素、生化药品、放射性药品、血清、疫苗、血液制品和诊断药品等。

(7) 剂型　指原料药经加工制成适合于医疗或预防需要的应用形式。

(8) 制剂　根据国家药品标准、制剂规范等规定的处方，将原料药物加工制成具有一定规格的药剂。

(9) 中成药　在中医药理论指导下，以中药材为原料，根据疗效确切、应用广泛的处方而大量生产的制剂。

(10) 原辅料　除包装材料之外，药品生产中使用的任何物料。

(11) 辅料　生产药品和调配处方时所用的赋形剂和附加剂。

(12) 处方药　必须凭执业医师或执业助理医师处方才可调配、购买，在医师、药师或其他医疗专业人员监督或指导下方可使用的药品，这类药品一般专用性强或副作用大。

(13) 非处方药（OTC）　不需要执业医师或执业助理医师处方即可自行判断、购买和使用的药品。

(14) 工艺规程　为生产特定数量的成品而制定的一个或一套文件，包括生产处方、生产操作要求和包装操作要求，规定原辅料和包装材料的数量、工艺参数和条件、加工说明（包括中间控制）、注意事项等内容。

(15) 标准操作规程（SOP）　经批准用以指导设备操作、维护与清洁、验证、环境控制、取样和检验等药品生产活动的通用性文件。

(16) 岗位操作法　经批准用以指示生产岗位的具体操作的书面规定。

(17) 洁净区　需要对环境中尘粒及微生物数量进行控制的房间（区域），其建筑结构、装备及其使用应当能够减少该区域内污染物的引入、产生和滞留。

(18) 污染　在生产、取样、包装或重新包装、储存或运输等操作过程中，原辅料、中间产品、待包装产品、成品受到具有化学或微生物特性的杂质或异物的不利影响。

(19) 交叉污染　不同原料、辅料及产品之间发生的相互污染。

(20) 文件　GMP所指的文件包括质量标准、工艺规程、操作规程、记录、报告等。

(21) 批　经一个或若干个加工过程生产的、具有预期均一质量和特性的一定数量的原辅料、包装材料或成品。为完成某些生产操作步骤，可能有必要将一批产品分成若干亚批，最终合并成为一个均一的批。在连续生产情况下，批必须与生产中具有预期均一特性的确定数量的产品相对应，批量可以是固定数量或固定时间段内生产的产品。

(22) 批号　用于识别一个特定批的具有唯一性的数字和（或）字母的组合。

(23) 批记录　用于记述每批药品生产、质量检验和放行审核的所有文件和记录，可追溯所有与产品质量有关的历史信息。

(24) 物料平衡　产品或物料实际产量或实际用量及收集到的损耗之和与理论产量或理论用量之间的比较，并考虑可允许的偏差范围。

(25) 验证　证明任何操作规程（或方法）、生产工艺或系统能够达到预期结果的一系列活动。

（26）药包材 是指药品生产企业生产的药品和医疗机构配制的制剂所使用的直接接触药品的包装材料和容器。

(三) 中药制药的任务

1. 继承

中药制药经过几千年的发展，已经形成了一套完整的识药、制药和用药理论体系，创建了独到的制药方法。作为现代制药人，要深入学习中医药基础理论，掌握理、法、方、药的基本理论和知识。要学会运用中医药名词术语，并能见症选方用药，见方可知对症。通过查阅、收集、整理历代的方书、本草、医籍等文献提高运用专业知识的能力。

2. 发展

在传统中药制药理论与制法的基础上，进一步加强中药制药基本理论研究，利用现代仪器、设备，研究、开发中药的新剂型、新制剂，提高中药制剂的整体水平。

(四) 中药剂型的种类

中药剂型主要有散剂、丸剂、片剂、膜剂、颗粒剂、胶囊剂、软膏剂、栓剂、灌肠剂、糊剂、搽剂、洗剂、涂膜剂、汤剂、糖浆剂、注射剂、滴眼剂、滴鼻剂、合剂、流浸膏剂、煎膏剂、酒剂、酊剂、气雾剂、烟剂等数十种。

二、药品标准与相关制药管理

(一) 药品标准

药品标准是国家对药品的质量规格和检验方法所做的技术规定，是药品生产、检验、供应、管理与使用单位共同遵守的法定依据。我国现行药品标准包括《中华人民共和国药典》简称《中国药典》、《中华人民共和国卫生部药品标准》简称《部颁药品标准》，《中华人民共和国兽药典》简称《中国兽药典》。药典是一个国家规定药品质量规格、标准的法典，由国家组织药典委员会编纂，并由政府颁布施行，具有法律的约束力。

1. 《中国药典》

《中国药典》由中国药典委员会编纂，至今已颁布九版：1953 年版、1963 年版、1977 年版、1985 年版、1990 年版、1995 年版、2000 年版、2005 年版、2010 年版，每版药典在内容和标准上都有所修改和提高。

《中国药典》1953 年版为一部。自 1963 年版至 2000 年版为两部，分为中药部和化药部。自 2005 年版开始分为三部。一部收载中药材及饮片、植物油脂和提取物、成方制剂和单味制剂等；二部收载化学药品、抗生素、生化药品、放射性药品及药用辅料等；三部收载生物制品。

《中国药典》[1] 2010 年版共收载药品 4567 种，其中一部收载 2165 种，二部收载 2271 种，三部收载 131 种。

《部颁药品标准》由药典委员会编纂。

2. 《中国兽药典》

《中国兽药典》由中国兽药典委员会编纂，至今已颁布四版：1990 年版、2000 年版、

---

[1] 《中国药典》本书未做特别说明之处均指 2010 年版。

2005年版、2010年版。2005年版在设计上开始分为三部。

《中国兽药典》2010年版分为一部、二部和三部，收载品种总计1829种。一部收载化学药品、抗生素、生化药品及药用辅料共592种；二部收载药材和饮片、植物油脂和提取物、成方制剂和单味制剂共1114种；三部收载生物制品123种。

3. 其他国家药典

《美国药典》（简称U.S.P）、《英国药典》（简称B.P）、《日本药局方》（简称J.P）、《国际药典》（简称Ph. Int）等。

（二）相关制药管理

1.《中华人民共和国药品管理法》

《中华人民共和国药品管理法》是为加强药品监督管理，保证药品质量，保障人体用药安全，维护人民身体健康和用药的合法权益而制定。适用于在中华人民共和国境内从事药品的研制、生产、经营、使用和监督管理的单位或者个人。本法中指出支持发展现代药和传统药，充分发挥其在预防、医疗和保健中的作用。强调保护野生药材资源，鼓励培育中药材。鼓励研究和创制新药，保护公民、法人和其他组织研究、开发新药的合法权益。

2.《药品生产质量管理规范》（GMP）

GMP是英文"good manufacturing practice for drugs"的缩写，系指在药品生产全过程中，用科学、合理、规范化的条件和方法来保证生产优良药品的一整套系统的、科学的管理规范，是药品生产和质量全面管理监控的通用准则，现行为2010年修订版。包括总则、质量管理、机构与人员、厂房与设施、设备、物料与产品、确认与验证、文件管理、生产管理、质量控制与质量保证、委托生产与委托检验、产品发运与召回、自检、附则等共14章313条。GMP适用于药品生产的全过程和原料药生产中影响成品质量的关键工序。

3.《直接接触药品的包装材料和容器管理办法》

直接接触药品的包装材料和容器，必须符合药用要求，符合保障人体健康、安全的标准，并由药品监督管理部门在审批药品时一并审批。药品生产企业不得使用未经批准的直接接触药品的包装材料和容器。药品包装必须适合药品质量的要求，方便储存、运输和医疗使用。鼓励研究、生产和使用新型药包材。新型药包材应当按照规定申请注册，经批准后方可生产、进口和使用。

4.《药品说明书和标签管理规定》

药品包装必须按照规定印有或者贴有标签，供上市销售的最小包装必须附有说明书。药品说明书和标签由国家食品药品监督管理部门核准。标签或者说明书上必须注明药品的通用名称、成分、规格、生产企业、批准文号、产品批号、生产日期、有效期、适应证或功能主治、用法、用量、禁忌、不良反应和注意事项。麻醉药品、精神药品、医疗用毒性药品、放射性药品、外用药品和非处方药的标签，必须印有规定的标志等。

5.《药品不良反应报告和监测管理办法》

为加强药品上市后的监管，规范药品不良反应报告和监测，及时、有效控制药品风险，保障公众用药安全，国家自2011年7月1日起实行药品不良反应报告制度。要求各地方药品监督管理部门建立健全药品不良反应监测机构，药品生产企业、药品经营企业、医疗机构应当按照规定报告所发现的药品不良反应。国家鼓励公民、法人和其他组织报告药品不良反应。

三、中药制药设备概述

> **剂型沿革**
>
> **中药制剂工具的发展简史**
>
> 夏禹时代（公元前2140年），已能酿造酒，并有多种药物浸制成药酒的记载，所用酿酒工具有瓮、缸、罍、尊、壶等。《甲乙经》记载"汤液始于伊尹"，这是关于制备汤剂的早期记载之一，煎煮"汤液"使用的器具为早期的制药工具。可以得出最早的制药工具为陶器，材质为陶土。
>
> 随着社会的前行与进步，一些竹、木及金属制品已开始应用于制药领域。如制作散剂的乳钵、铁研船、铜制捣药缸，制丸剂的药扁、搓丸板等。一直到清朝及中华民国年间，铁、铜器，竹、木制品，及一些简单制药机械等被广泛使用，但中药制药的工具没有太大的进步。
>
> 一直到20世纪80年代，中药制药机械工业才有较快发展。从药材的粉碎、提取、精制等设备到制作各种剂型的设备都已经形成各自的体系。但设备的外观、外形及性能还属于黑大、粗、笨状态，材质多为铁或铸钢及部分医药用钢材。
>
> 进入20世纪90年代，国家开始要求制药企业全部达到GMP标准，制药设备开始有了较大进步。国外的设备开始进入中国市场，新的制药设备逐渐被研制出来，一些剂型被广泛采用，新剂型开始增加，进而推动了制药业的发展。

设备作为使用工具是人类智慧的结晶，使人类活动范围极大扩展。制药设备是人手臂功能的延伸，促进了药物剂型的发展与完善。《药品生产质量管理规范》（2010修订版）在第五章设备中，共6节31条对设备的设计、采购、安装、确认、使用、清洁、维修、维护、校准和管理等项进行了明确的规定。

（一）制药机械设备分类

制药机械设备按照GB/T 15692标准分为八类，包括3000多个品种规格。

1. 原料药机械及设备

原料药机械及设备是实现生物、化学物质转化，利用动物、植物、矿物制取医药原料的工艺设备及机械。

2. 制剂机械及设备

制剂机械及设备是将药物制成各种剂型的机械与设备。按剂型分为14类。

（1）片剂机械　将原料药与辅料经混合、制粒、压片、包衣等工序制成各种形状片剂的机械与设备。

（2）水针剂机械　将药液灌封于安瓿等容器内，制成注射针剂的机械与设备。

（3）抗生素粉、水针剂机械　将粉末药物或药液制成玻璃瓶抗生素粉、水针剂的机械与设备。

（4）大输液剂机械　将药液制作成大剂量注射剂的机械与设备。

（5）硬胶囊剂机械　将药物填充于空心胶囊内制作成硬胶囊制剂的机械与设备。

（6）软胶囊剂机械　将药液包裹于明胶膜内的制剂机械与设备。

(7) 丸剂机械　将药物细粉或浸膏与赋形剂混合，制成丸剂的机械与设备。

(8) 软膏剂机械　将药物与基质混匀，配成软膏，定量灌装于软管内的制剂机械与设备。

(9) 栓剂机械　将药物与基质混合，制成栓剂的机械与设备。

(10) 口服液剂机械　将药液制成口服液剂的制剂机械与设备。

(11) 药膜剂机械　将药物浸渗或分散于多聚物薄膜内的制剂机械与设备。

(12) 气雾剂机械　将药物和抛射剂灌注于耐压容器中，使药物以雾状喷出的制剂机械与设备。

(13) 滴眼剂机械　将药液制作成滴眼剂的制剂机械与设备。

(14) 酊水、糖浆剂机械　将药液制成酊水、糖浆剂的机械与设备。

3. 药用粉碎机械及设备

药用粉碎机械及设备是指用于药物粉碎（或研磨），并符合药品生产要求的机械与设备。包括万能粉碎机、振动磨、锤式粉碎机、气流粉碎机、低温粉碎机、球磨机等。

4. 饮片机械及设备

饮片机械及设备是指对中药材进行选取、洗、润、切、烘等方法制备中药饮片的机械与设备。包括选药机、洗药机、切药机、润药机、烘药机、炒药机等。

5. 制备工艺用水设备

制备工艺用水设备是指用于制备纯化水、注射用水的机械与设备。包括水处理设备、离子交换设备、电渗析设备、反渗透设备、纯蒸汽发生器、热压式蒸馏水机、多效蒸馏水机等。

6. 药品包装机械及设备

药品包装机械及设备是指完成药品包装过程以及与包装相关的机械与设备。包括小袋包装机、泡罩包装机、瓶装机、印字机、贴标签机、装盒机、捆扎机、拉管机、制瓶机、吹瓶机、铝管冲挤机、硬胶囊壳生产自动线等。

7. 药物检测设备

药物检测设备是指检测各种药物制品或半成品的机械与设备。包括测定仪、崩解仪、溶出试验仪、融变仪、脆碎度仪、冻力仪等。

8. 辅助制药机械及设备

辅助制药机械及设备是指完成制药过程的辅助机械与设备。包括空调净化设备、局部层流罩、送料传输装置、提升加料设备、管道及连结件、不锈钢卫生泵、冲头、冲模等。

（二）制药机械产品的型号

机械型号是按照《制药机械产品型号编制方法》来编制。其目的是便于设备的销售、管理、选型与技术交流。

型号编制为"主型号＋辅助型号"，见表3-1。

表3-1　型号编制格式

制药机械分类名称代号	产品型号	产品功能及特征代号	主要参数	改进设计顺序号
例：B型四头直线式灌装机（BGCB4B）				
B	G	C　　　　　B	4	B
药用包装机械	灌装机械	常压　　　　泵	4个灌装头	第二次改进设计

（三）制药设备常用材料

设备常用材料，见表 3-2。

表 3-2 常用材料及特点

材料分类			成分	特点与应用
金属材料	黑色金属	铸铁 包括灰口铸铁、白口铸铁、可锻铸铁、球墨铸铁	含碳量大于2.11%的铁碳合金	灰口铸铁具有良好的铸造性、耐磨性、减震性、切削加工性而为制药设备中广泛应用，但其机械强度低，塑性、韧性差
		钢 按用途分为结构钢、工具钢和特殊钢	含碳量小于2.11%的铁碳合金。常用号牌有： 1Cr18Ni9Ti 0Cr17Ni12Mo2 00Cr17Ni14Mo2	含碳量较低，具有良好的耐蚀性、塑性和可焊性，适用于制作在腐蚀性介质中工作的部件
	有色金属	铝、铝合金		质轻，强度大
		铜、铜合金		具有较好的耐磨、耐腐蚀和塑性
非金属材料	高分子材料	塑料		热塑性塑料，加工成型简便，力学性能较好 热固性塑料，耐热、耐压性好
		橡胶		弹性好
		合成纤维		
	陶瓷材料	传统工业陶瓷		具有较好的绝缘、滤过、耐腐蚀性等
		特种陶瓷		具有较好耐高温结构
		金属陶瓷		具有高强度、高韧性、高硬度、高耐火度、高耐蚀性等
	复合材料	玻璃钢	玻璃纤维、树脂	质轻、力学性能好、耐腐蚀等

四、制药设备运行中的相关文件

（一）设备管理

设备管理是企业经营管理中的一项重要内容，是确保生产合格药品的重要保障之一。设备管理要做到"选购有规划、操作有规程、运行有监控、过程有记录、事后有总结"。设备管理内容包括以下几方面。

1. 设备的前期管理（厂级、车间、设备处或科）

管理内容包括制订设备计划、选购设备、安装、调试验收、总结评价。

2. 设备的资产管理（设备处或科）

管理内容包括建立设备资产台账、监督设备的维护和修理、监督和考核设备利用效果、处理多余和闲置的设备。

3. 设备的技术档案管理（设备处或科）

设备的技术档案是指生产设备从规划、设计、制造、安装、调试、使用、维修、改造、更新直至报废等全过程中有保存价值的图纸、文字说明、凭证、记录、声像等文件资料。

4. 设备的运行管理（车间、班组）

运行的管理是指设备使用期间的养护、检修或校正、运行状态的监控及相关记录的管理。分为日常管理、设备运行状态的监控管理。

5. 设备的维修管理（设备处或科、车间、班组）

维修管理是指设备的维护和检修工作的管理。

（二）设备验证

设备验证是指对生产设备的设计、选型、安装及运行的正确性以及工艺适应性的测试和评估，证实该设备能达到设计要求及规定的技术指标。见表 4-1。设备验证的程序如下。

1. 预确认

预确认是对设备的设计与选型的确认。内容包括对设备的性能、材质、结构、零件、计量仪表和供应商等的确认。

2. 安装确认

主要确认内容为安装的地点、安装情况是否妥当，设备上的计量仪表的准确性和精确度，设备与提供的工程服务系统是否符合要求，设备的规格是否符合设计要求等。在确认过程中测得的数据可用以制定设备的校正、维护保养、清洗及运行的书面规程，即该设备的 SOP 草案。

3. 运行确认

运行确认为根据 SOP 草案对设备的每一部分及整体进行空载试验。通过试验考察 SOP 草案的适用性、设备运行参数的波动情况、仪表的可靠性以及设备运行的稳定性，以确保该设备能在要求范围内正确运行并达到规定的技术指标。

4. 性能确认

性能确认为模拟生产工艺要求的试生产，以确定设备符合工艺要求。在确认过程中应对运行确认中的各项因素进一步确认，并考查产品的内在、外观质量，由此证明设备能适合生产工艺的需要、稳定运行。

5. 验证后文件

设备验证所得到的数据可用以制定及审查有关设备的校正、清洗、维修保养、监测和管理的书面规程。

表 4-1　设备验证详细程序

程序	文件	确认内容
预确认	设备设计要求及各项技术指标	(1)审查设备技术指标的适用性及 GMP 要求 (2)收集供应商资料，进行实地考察 (3)选择供应商
安装确认	(1)设备规格标准及使用说明书 (2)设备安装图及质量验收标准 (3)设备各部件及备件的清单 (4)设备安装相应公用工程和建筑设施 (5)安装、操作、清洁的 SOP (6)记录格式	(1)检查及登记设备生产的厂商名称、设备名称、型号，生产厂商编号及生产日期、公司内部设备登记号 (2)安装地点及安装状况 (3)设备规格标准是否符合设计要求 (4)计量、仪表的准确性和精确度 (5)设备相应的公用工程和建筑设施的配套 (6)部件及备件的配套与清点 (7)制定清洗规程及记录表格式 (8)制定校正、维护保养及运行的 SOP 草案及记录表格式草案

续表

程序	文件	确认内容
运行确认	(1)安装确认记录及报告 (2)SOP 草案 (3)运行确认项目、试验方法、标准参数及限度 (4)设备各部件用途说明 (5)工艺过程详细描述 (6)试验需用的检测仪器校验记录	(1)按 SOP 草案对设备的单机或系统进行空载试车 (2)考察设备运行参数的波动性 (3)对仪表在确认前后各进行一次校验,以确定其可靠性 (4)设备运行的稳定性 (5)SOP 草案的适用性
性能确认	(1)使用设备 SOP (2)产品生产工艺文件 (3)产品质量标准及检验方法	(1)空白料或代用品试生产 (2)产品实物生产确认内容 (3)进一步考察运行确认中参数的稳定性 (4)产品质量检验 (5)提供与该设备有关的 SOP 资料
得出结论	验证报告、审批、培训	
归档文件	验证方案,设备制造和设计标准,预确认、安装确认、运行确认、性能确认文件、标准操作规程、仪器、备件、润滑剂、部件清单,维护保养计划及程序,变更控制程序,工程图纸,试验和检查报告,清洁和使用记录,验证报告等	

(三)设备标准操作规程

标准操作规程是企业管理中的重要文件,具体指导操作者如何完成一项特定的工作,企业中每项操作、每个岗位和部门均应制定 SOP。

根据 GMP 的规定,制药设备的 SOP 有设备标准操作规程、设备维修保养规程、设备清洁规程、设备检修规程、设备状态标志规程等。其内容要求见表 4-2～表 4-6。

表 4-2　设备标准操作规程

×××××制药有限公司			编号:HD-SB-000-00		
文件名称: 　×××设备标准操作规程			页码:第/页		
			类别:操　　作		
制定人		制定日期	年	月	日
审核人		审核日期	年	月	日
批准人		批准日期	年	月	日
颁发部门		生效日期	年	月	日
分发部门:					
正文内容:(包括目的、范围、责任者、程序及注意事项。)					

表 4-3　设备维护保养规程

×××××制药有限公司			编号:HD-SB-000-00		
文件名称: 　×××设备维护保养规程			页码:第/页		
			类别:操　　作		
制定人		制定日期	年	月	日
审核人		审核日期	年	月	日
批准人		批准日期	年	月	日
颁发部门		生效日期	年	月	日

续表

分发部门:				
1. 设备维修保养按岗位实行包机负责制,做到有专人维修保养;
2. 传动设备要注意启用前、运行中、停机后的检查,做好记录与清理卫生及交接;
3. 注意运用"听、摸、擦、看、比"对设备进行检查,及时发现和排除故障;
4. 严格执行操作指标,拒绝违章操作;
5. 遇危及安全或可能造成设备损坏、生产损失的情况应停机,并及时上报;
6. 做好设备的防腐、防冻、保温(冷)和堵漏工作;
7. 搞好环境和设备卫生;
8. 认真填写设备运行记录和问题记录;
9. 确保设备润滑性。				

表 4-4 设备清洁规程

×××××制药有限公司			编号:HD-SB-000-00	
文件名称: ×××设备清洁规程			页码:第/页	
			类别:操　作	
制定人		制定日期	年　月　日	
审核人		审核日期	年　月　日	
批准人		批准日期	年　月　日	
颁发部门		生效日期	年　月　日	
分发部门:				
1. 清洁方法及程序;
2. 使用清洁剂的名称、成分、浓度、配置方法;
3. 清洁周期(日、周、月或批);
4. 关键设备的清洗验证方法;
5. 清洗过程及清洗后检查的有关数据要记录并存档;
6. 灭菌设备的清洗,直接接触药品的部分要灭菌,必要时要经过无菌验证,并应在三天内使用。				

表 4-5 设备检修规程

×××××制药有限公司			编号:HD-SB-000-00	
文件名称: ×××设备检修规程			页码:第/页	
			类别:操　作	
制定人		制定日期	年　月　日	
审核人		审核日期	年　月　日	
批准人		批准日期	年　月　日	
颁发部门		生效日期	年　月　日	
分发部门:				
1. 明确大、中、小修的间隔期;
2. 检修内容;
3. 检修前准备,包括检修技术、物质、安全技术的准备及制订检修方案、编制检修计划、费用计划、人员分工和责任;
4. 检修方案;
5. 检修质量标准;
6. 试车与验收。				

表 4-6 设备状态标志规程

×××××制药有限公司			编号：HD-SB-000-00	
文件名称： ×××设备状态标志规程			页码：第/页	
			类别：操　　作	
制定人		制定日期	年　月　日	
审核人		审核日期	年　月　日	
批准人		批准日期	年　月　日	
颁发部门		生效日期	年　月　日	
分发部门：				

1. 设备要有统一的编号；
2. 设备要挂状态标志牌，标牌应挂在显眼不易脱落的指定位置，设备状态改变及时换牌；
①完好[绿色]
②运行中[绿色]
③维修中[黄色]
④已清洁[绿色]
⑤待清洁[红色]
⑥停用[白色]
⑦待维修[红色]
3. 各种管路管线要按规定涂色，标明介质及流向箭头；
4. 无菌设备应标明灭菌时间和使用日期。

五、制药卫生管理

制药卫生管理是药品生产企业在生产过程中的一项重要内容，贯穿药品生产的全过程，是保证药品质量的关键环节之一。

《药品生产质量管理规范》（2010修订版）中有关制药卫生的规定，分别在第三章第四节人员卫生、第四章第一节原则、第五章第四节使用和清洁、第九章第二节防止生产过程中的污染和交叉污染等项下列出，这些条款对药品在生产全过程中如何防止污染进行了明确规定。

（一）中药制药卫生的基本要求

中药制剂中的微生物包括活螨、细菌和真菌、致病菌。致病菌包括大肠埃希菌、大肠菌群、沙门菌、铜绿假单胞菌、金黄色葡萄球菌、梭菌。

微生物限度检查系检查非规定灭菌制剂及其原料、辅料受微生物污染的程度。检查项目包括细菌数、霉菌数、酵母菌数及控制菌检查。

微生物限度检查应在环境洁净度10000级以下的局部洁净度100级的单向流空气区域内进行。检查全过程必须严格遵守无菌操作，防止再污染。

非无菌药品的微生物限度标准是基于药品的给药途径和对患者健康潜在的危害以及中药的特殊性而制订的，涉及药品的生产、储存、销售过程中的检验，中药提取物及辅料的检验，新药标准制订，进口药品标准复核，考察药品质量及仲裁等，除另有规定外，其微生物限度均以《中国药典》标准为依据。

1. 制剂通则、品种项下要求无菌的制剂及标示无菌的制剂

应符合无菌检查法规定。

2. 口服给药制剂、局部给药制剂

口服给药制剂、局部给药制剂微生物检查见表 5-1。

表 5-1　口服给药制剂、局部给药制剂检查项目及标准

制剂		细菌数		霉菌与酵母菌数	大肠埃希菌	大肠菌群	金黄色葡萄球菌、铜绿假单胞菌
		cfu/g	cfu/mL	cfu/1g、1mL 或 10cm²	—	cfu/1g、1mL	—
口服给药制剂	不含药材原粉的制剂	<1000	<100	<100	不得检出	—	—
	含药材原粉的制剂	<10000 丸剂<30000	<500	<100	不得检出	<100cfu/g <10cfu/mL	—
	含豆豉、神曲等发酵原粉的制剂	<100000	<1000	<500cfu/g <100cfu/mL	不得检出	<100cfu/g <10cfu/mL	—
局部给药制剂	用于表皮或黏膜不完整的含药材原粉的制剂	<1000	<100	<100	—	—	不得检出
	用于表皮或黏膜完整的含药材原粉的制剂	<10000	<100	<100	—	—	不得检出
	眼部给药制剂	<10	<10	不得检出	—	—	不得检出
	直肠给药制剂	<1000	<100	<100	不得检出	—	不得检出
	耳、鼻及呼吸道吸入给药制剂	<100	—	<10	不得检出	—	不得检出
	阴道、尿道给药制剂	<100	—	<10	—	—	梭菌等不得检出
	其他局部给药制剂	<100	—	<10	—	—	不得检出

3. 含动物组织（包括提取物）及动物类原药材粉（蜂蜜、王浆动物胶、阿胶除外）的口服给药制剂

每 10g 或 10mL 不得检出沙门菌。

4. 有兼用途径的制剂

应符合各给药途径的标准。

5. 霉变、长螨的制剂

以不合格论。

6. 中药提取物及辅料

参照相应制剂的微生物限度标准执行。

（二）微生物污染中药制剂的途径和防止污染的措施

大部分中药材含有丰富的营养物质，在运输、加工、储存过程中极易受到微生物污染。为确保中药制剂的质量，通常采用一些防止中药材污染的措施，见表 5-2。

表 5-2　微生物污染中药制剂的途径和防止污染的措施

项目	微生物污染中药制剂的途径	防止中药制剂污染的措施
1. 药物原料	中药材,尤其是植物性药材和动物性药材,含有蛋白质、糖类、油脂及盐类等多种营养成分,自身带有大量的微生物、虫卵和杂质,在环境适宜的条件下会继续生长和繁殖	做前期处理,根据药材的性质采取适宜的方法,使之符合质量标准。质地坚硬、耐热的药材可采用水洗、流通蒸汽灭菌、干燥等方法处理;含有热敏感成分药材可以酒精喷洒、环氧乙烷气体灭菌、γ射线灭菌、低温干燥等处理
2. 辅料	制备中药制剂时加入的辅料如水、淀粉、蔗糖、蜂蜜等带有一定数量的微生物,因其本身含有营养成分,微生物亦可生长和繁殖	制药用水要根据工艺的需要选用饮用水、纯化水、注射用水,以确保药品质量。淀粉、蔗糖、蜂蜜等可通过灭菌处理来防止中药制剂的污染
3. 制药器械	与药物直接接触的设备和容器具,如粉碎机、混合机、颗粒机、制丸机、配料罐、灌装机及各种容器等,其表面被微生物污染,间接造成药物的污染	制药设备和用具使用后应及时清洗干净,或进行灭菌处理,保持洁净和干燥状态。关键工序用器械在使用前要经过消毒灭菌
4. 环境条件	不洁环境的空气中含有大量的微生物,或者有昆虫飞入,将会污染制药用的原辅料、制药设备和器具,致使药物污染	对不同制剂的生产厂房应根据 GMP 所规定的要求,达到相应的洁净级别,尘埃粒数和菌落数应控制在规定限度范围内
5. 操作人员	人的体表、毛发、服饰都带有微生物,会污染药物。在药品生产过程中,操作人员是最主要的微生物污染源	按照各生产区域的要求,应对工作人员的个人卫生做出具体规定。操作人员应严格执行卫生管理制度,穿着专用工作服和定期健康检查
6. 包装材料	中药制剂的包装材料,材质多样、种类众多,由玻璃、金属、橡胶、塑料、纸等制成各种包装物,包装物自身带有微生物,若除菌不彻底,会污染药物	直接接触药品的内包装材料,根据其不同性质和要求,可采用清洗、洁净、灭菌等方法杜绝微生物的污染
7. 贮运条件	药材或药品在贮藏、运输过程中,由于周围环境的影响,如温度、湿度等条件适宜时,微生物就会滋长、繁殖	药品包装要防止破损,按贮藏管理要求进行贮藏。运输过程注意防潮、防破碎

(三) 制药环境的卫生管理

1. 厂区的基本要求

厂区选址要合理,宜选址在大气含尘、含菌浓度低,自然环境好,水质好,交通便利的位置。厂区布局应科学合理,功能可按行政、生活、生产、辅助系统划区布局,非生产区与生产区要严格分开。厂房周围应绿化,可铺(种)植草坪,或种植不影响环境的树木,但不宜种花,要减少厂区内土地裸露面积。

厂区内的洁净区域应远离容易产生粉尘或散发腐蚀性气体的区域,如锅炉房、煤场等。中药制剂生产企业,应注意中药材的前处理、提取、浓缩及动物脏器、组织的洗涤或处理等生产操作,必须与其制剂生产严格分开。中药材的蒸、炒、炙、煅等炮制操作应有良好的通风、除烟、除尘、降温设施。筛选、切片、粉碎等操作应有有效的除尘、排风设施。厂房必须有防尘及捕尘设施。

2. 车间卫生的基本要求

(1) 六无　无蚊、无蝇、无虫、无鼠、无尘、无私人物品。

(2) 六禁止　禁止有皮肤病、传染病患者和体表有伤口及对药物敏感者接触药品;禁止在车间内大声喧哗、嬉闹、吸烟、吃食品；禁止利用车间内生产设施洗涤、挂晾、烘烤衣物或存放非生产物料；禁止将生活用品、食物及个人杂物等非生产用品带入或储存在车间内；禁止穿戴工作服、帽、鞋走出车间；禁止非生产人员随意进出车间。

(3) 六洁净　车间内表面（天花板、墙壁、地面）洁净，应平整光滑、无缝隙，不脱落散发及吸附尘粒，并能耐受清洗和消毒；机械设备洁净，无跑冒滴漏，无油垢；进入车间的物料洁净；冲洗池洁净；门窗玻璃完整密封洁净；空气洁净，进入控制区、洁净区的空气须经净化过滤，达到规定的空气洁净度。

(4) 二整齐　生产工具、容器摆放整齐；原辅料、包装物料放置整齐。

3. 个人卫生要求

(1) 四勤　勤剪指甲，勤理发，勤洗澡，勤换衣。

(2) 四戴　进入生产现场，必须先洗手消毒，穿戴好工作衣、帽、鞋、口罩，包盖好全部头发、胡须及脚部；直接接触药物的人员应戴上手套或指套；进入控制区的人员必须穿戴本区规定的工作服；到洁净区的人员，须经净化程序后方可进入。

(3) 四不准　操作人员不得化妆；不准佩戴装饰物；不准用手直接接触药品；进入洁净区的人员不得裸手操作。

(4) 一定期　定期进行健康检查，建立操作人员的健康档案。

4. 工艺卫生要求

直接与药物接触的机械、设备、管道、工具、容器，用前须消毒，用毕要及时洗净和干燥，应每天或每班清洗，连续使用时应每班清洗。

各工序在生产结束后或在更换品种及规格前，必须严格执行清场制度。非专用的设备、管道、容器应按规定拆洗、清洗或灭菌，难以彻底清洗的设备、容器、工具必须专用。

原药材必须按规定除去非药用部位，净选后方可投料。药材质量不符合药用标准的不得用于生产。经处理后的中药材严禁触地，不慎落地时要进行重新处理；已达到卫生标准的炮制品、半成品应及时装入密闭容器；领用、操作时应以工具拿取、以防再次污染。包装材料应彻底清洁并做必要的消毒处理。

物料进出车间宜设立与生产和卫生要求相适应的中间站。

(四) 制药生产区 (室) 的洁净等级与洁净处理技术

1. 洁净等级

我国《药品生产质量管理规范》将药品生产洁净室（区）的空气洁净度划分四个级别，分别为100级、10000级、100000级、300000级，见表5-3。

表5-3　洁净室（区）的空气洁净度等级标准

洁净度级别	尘粒最大允许数/(个/m³)		微生物最大允许数	
	$\geqslant 0.5\mu m$	$\geqslant 5\mu m$	浮游菌/(个/m³)	沉降菌/(个/皿)
100级	3500	0	5	1
10000级	350000	2000	100	3
100000级	3500000	20000	500	10
300000级	10500000	60000	—	15

2. 空气洁净的目的

滤除空气中的粒子及附着于空气尘埃粒子上的微生物；除去生产过程中产生的药物粉尘，以防止药物的交叉污染；滤除有害物质，保证空气的含氧量。

3. 洁净室操作人员、物料的净化程序

非无菌及可灭菌产品生产人员的净化：换鞋→脱外衣→洗手→穿洁净工作服→手消毒→风淋→非无菌洁净室。

不可灭菌产品生产人员的净化：换鞋→脱外衣→脱内衣→淋浴→穿无菌内衣→穿无菌外衣→换无菌鞋→手消毒→风淋→无菌区洁净室。

洁净室物料的净化：原辅料、仪器、设备→除尘→脱外包装→风淋→进入暂存间→消毒→进入洁净室。

4. 空气过滤方式

（1）初效过滤　主要过滤 5～100μm 的大颗粒灰尘，对后级过滤系统起保护作用。

（2）中效过滤　主要过滤 1～5μm 的微粒，对后级过滤系统起保护作用。

（3）高效过滤　主要过滤大于 0.5μm 的微粒，为过滤的末端。

5. 空气洁净技术

（1）非层流空调系统　气流运动形式是乱流，也称紊流，送风的目的是稀释室内受污染的空气，把原来含尘浓度高的空气冲淡，满足规定的含尘浓度。

（2）层流洁净技术　层流洁净技术的气流运动形式是层流，是用高度净化的气流作载体，将操作室内产生的尘粒排出的空气净化方式。层流洁净技术能为需要严格控制空气中尘粒污染的操作或无菌操作提供符合要求的空气洁净环境，可有效地避免空气中的微粒和微生物对产品的污染。层流的气流方向分为水平层流和垂直层流。

(五) 清场

1. 清物料

① 将岗位生产剩余原料、辅料、半成品（料头、料尾）等物料准确计量，严密包装。

② 生产中产生印有批号的剩余标签、说明书或印有说明书内容的包装物及残损标签、说明书或印有说明书内容的包装物，按照标签、说明书管理规定计数封存，清出生产区或车间，存放于指定区域，按规定处理。

③ 认真填写物料标示卡，注明品名、批号、数量、质量指标和状况，填写人、复核人签名，并在生产记录中注明。

④ 将剩余原料、辅料送物料暂存室存放，半成品（料头、料尾）送交中间站保管，并办理相应交接手续。

2. 清垃圾废弃物

① 生产中产生的废弃物、垃圾及污染不可回收的物料，计量包装严密，送废弃物暂存室，由废弃物专用通道传递出生产区或车间。

② 生产中产生的有毒有害或污染环境的物质，应按特殊物质处理办法执行。

3. 清文件

① 生产结束后将前次生产的相关生产技术文件存放于指定地点。

② 将前次生产的相关的生产记录，收集齐全存放于指定地点或纳入批生产记录保存于指定地点。

4. 清生产区环境

不同洁净级别的清洁方式,见表5-4。

表5-4 生产区清洁

洁净级别	① 清洁工具 ② 清洁剂 ③ 消毒剂	清洁与消毒对象	清洁与消毒频率	清洁与消毒方法	清洁工具的存放
一般生产区	① 抹布、拖布、水桶、笤帚、撮子、刷子等 ② 洗衣粉、洗涤剂、肥皂 ③ 5%甲酚皂溶液	操作台面、地面及设备外壁;室内桌、椅、柜等外壁;走廊、门窗、卫生间、水池及其他设施上污迹;废物贮器	每天操作前和生产结束后各清洁1次	操作前用抹布蘸饮用水擦拭生产环境(顶棚、墙面、门、窗、灯具、水池、地漏)各部位,地面用拖布蘸饮用水擦拭地面。工作结束后,先用清洁剂擦去各部位表面污迹,再用饮用水擦洗干净	
		擦洗门窗、水池及其他设施;刷洗废物贮器、地漏、排水道等处	每周工作结束后进行全面清洁1次		
		对墙面、顶棚、照明、消防设施及其他附属装置除尘;全面清洗工作场所	每月工作结束后进行全面大清洁		
100000级洁净区	① 拖布、清洁布(不脱落纤维和颗粒)、毛刷、塑料盆 ② 洗涤剂 ③ 0.2%新洁尔灭、75%乙醇溶液、5%甲酚皂液、1%碳酸钠溶液,以上消毒剂每月轮换使用	清除并清洗废物贮器,用纯化水擦拭墙面、门窗、地面、室内用具及设备外壁污迹	每天生产操作前、工作结束后进行1次清洁	清洁程序:先物后地、先内后外、先上后下; 用过滤的纯化水擦拭1遍,必要时用清洁剂擦去污迹,然后擦去清洁剂残留物,再用消毒剂消毒1遍; 粉针车间轧盖岗位每天操作前,用75%乙醇对室内、设备消毒1遍。生产结束后,用5%甲酚皂擦拭地面; 输液车间地面以纯化水冲洗为宜,控制微粒; 粉针车间使用消毒剂以碱性为宜	清洁工具使用后,按清洁工具清洁规程处理,存放于清洁工具间指定位置,并设有标志。各种消毒剂每月轮换使用
		地面、废物贮器、地漏、灯具、排风口、顶棚等	每周六工作结束后,进行清洁、消毒1次		
		拆洗设备附件及其他附属装置	每月生产结束后,进行大清洁消毒1次		
10000级洁净区	用于消毒表面的有:0.2%新洁尔灭、5%甲酚皂液、75%乙醇溶液;用于空间消毒的有:臭氧、甲醛。消毒剂使用前,应经过0.22μm微孔滤膜过滤	操作室的操作台面、门窗、墙面、地面、用具及其附属装置、设备外壁等	每天生产前、工作结束后,进行1次清洁,用臭氧消毒60min	清洁程序:先物后地、先内后外、先上后下、先拆后洗、先零后整的顺序; 先用灭菌的超细布,在消毒剂中润湿后,擦拭各台面、设备表面,然后用灭菌的不脱落纤维的清洁布擦拭墙面和其他部位,最后擦拭地面; 操作室每天清洁后,按臭氧消毒规程对房间进行臭氧消毒	
		墙面、照明和顶棚	每星期六工作结束后,进行全面清洁、消毒1次		
		室内空间	每月进行全面清洁、消毒1次,用臭氧消毒150min		

5. 清设备

不同洁净级别设备的清洁方式,见表5-5。

表 5-5 设备清洁

洁净级别	① 清洁工具 ② 清洁剂 ③ 消毒剂	清洁与消毒频率	清洁与消毒方法	清洁工具的存放与记录
一般生产区设备	① 专用擦机布、塑料毛刷 ② 洗涤剂	设备使用前清洁1次，生产结束后进行清洁，更换品种时进行清洁； 设备维修后进行清洁	生产前，用饮用水擦拭设备各部位表面； 生产结束后，用毛刷清除设备上的残留物、碎玻璃、胶塞屑等，将可拆卸下来的各部件拆卸下来进行清洁； 用清洁剂擦去设备的油污或药液，然后用饮用水将设备擦拭干净	清洁工具应按清洁工具清洁规程处理，存放于清洁工具间指定位置，并有标志。消毒剂每月轮换使用； 清场、清洁、消毒后，填写"设备清洁"记录，操作者在"批生产记录"上签字，QA检查员检查合格后签字。贴挂"已清洁"或"已消毒"等状态标志卡
100000级洁净区设备	① 不脱落纤维的专用擦机布、塑料毛刷 ② 洗涤剂 ③ 75%乙醇溶液、0.2%新洁尔灭溶液	设备使用前清洁1次，生产结束后清洁1次，更换品种时进行清洁、消毒； 设备维修后进行清洁、消毒； 每周进行1次彻底清洁消毒	生产前，用纯化水对设备表面进行清洁，生化车间、粉针车间轧盖岗位用体积分数为75%乙醇溶液进行消毒； 生产结束后，用毛刷清除设备上的残留物、碎玻璃、胶塞、铝盖屑等，可拆卸的附件，拆卸下来进行清洁； 每星期六工作结束后，先用清洁布（必要时用适量洗涤剂）将设备上的油污、药液擦洗干净，然后用消毒剂进行全面擦拭消毒	
10000级洁净区设备	① 经灭菌的不脱落纤维的专用擦机布 ② 0.2%新洁尔灭、75%乙醇溶液、1%碳酸钠，并经0.22μm微孔滤膜过滤	设备使用前消毒1次，生产结束后清洁、消毒1次，维修保养后进行清洁、消毒。更换品种时进行清洁、消毒	生产前，用75%乙醇溶液润湿专用擦机布，对设备的各部位全面擦拭； 生产结束后，先清除设备表面所有的废弃物、玻璃屑、胶塞屑等； 将设备直接接触药品的可拆卸的部件（如灌注用的注射器、玻璃活塞、硅胶管、针头等）拆卸下来进行清洁后，放入机动门脉动真空灭菌器内，按其操作规程进行灭菌； 用干擦机布将设备转动部位的油垢、药液擦拭干净，然后用注射用水擦拭干净，再用75%乙醇溶液擦拭各部位； 新设备进入洁净区时，先在非无菌区清洁设备的内外灰尘、污垢，在臭氧大消毒之前搬运至洁净区操作室	

（六）清场注意事项

1. 清场范围与清场记录

① 清场范围应包括生产操作的整个区域、空间，包括生产线上、地面、辅助用房等。清场工作必须认真进行，清场彻底，不允许马马虎虎地走过场。

② 清场时，必须填写清场记录。清场记录内容应有：工序名称、产品名称、规格、生产批号、日期、清场人签名、清场结果、清场内容。

③ 清场记录应纳入批生产记录保存。

2. 环境清洁注意事项

① 若有玻璃破碎，一定要将玻璃屑清除后，再用丝光毛巾或塑料笤帚清洁，以免划伤操作者或损坏地面。

② 擦拭设备设施的丝光毛巾、擦拭地面的丝光毛巾和擦拭环境的丝光毛巾分类标识和悬挂，不能混用。

③ 清洁时不能干扫或干擦，以免起尘造成污染。

④ 严格按清洁规定的擦拭规程进行清洁，以保障清洁效果。

⑤ 不能用水直接冲洗地面。

⑥ 灯具清洁后要停数分钟后才可开启电源开关。

⑦ 清洁标准为目检洁净、无废物、无印迹、无污渍；验证时符合规定残留标准。
⑧ 认真填写清洁记录。
⑨ 清洁后清洁用具及时在洁具清洁间进行清洁，于洁具存放间定置存放。

3. 环境消毒注意事项

① 激素类或抗肿瘤类药品生产结束后，先用专用丝光毛巾和洁具浸3%纯碱溶液全面擦拭工作区域后再进行清洁消毒工作。
② 消毒操作一定要在大清洁完成后进行。
③ 严格按消毒剂的更换要求进行消毒剂更换。
④ 进行臭氧消毒时，人员一定要离开消毒现场。
⑤ 认真做好消毒记录。
⑥ 消毒后消毒用具及时在清洁间进行清洁，定置存放。

（七）清场考核

清场是药品生产中重要环节，进行清场培训能够培养操作者的基本技能。进行清场考核，是提高清场技能的有效手段，见表5-6。

表5-6 清场考核表

专业及班级：　　　　　　　组别：　　　　　　姓名及学号：

清场项目	清场考核点	分值	得分	清场考核内容
原辅料	结料、剩余原辅料全部登记退回	5		1. 一般生产区清洁效果评价 ①目检确认，玻璃应光亮透彻，无擦拭后水迹及任何残余痕迹，地面应无污垢、无积水、无废弃物； ②用手擦拭任意部位，应无尘迹和脱落物。 2. 100000级洁净区清洁效果评价 ①目检表面应光洁，无可见异物或污迹； ②QA检测尘埃粒子、沉降菌应符合标准。 3. 10000级洁净区清洁效果评价 ①目检表面应光洁，无可见异物或污垢； ②QA对尘埃粒子、沉降菌进行检测，应达到标准。 4. 设备清洁效果评价 ①要求做到设备主体清洁、无跑冒滴漏，轴见光、沟见底，设备见本色；设备周围无油垢、无污水、无杂物，与物料、产品直接接触部位无物料或产品的残留物痕迹； ②洁净区使用的设备、容器、管道在进行清洁以后，还必须用纯水或注射用水冲洗干净，并进行有效的消毒；生产无菌药品的设备、容器、管道，清洁后还要灭菌。100级、10000级洁净区用的清洁用水应经过过滤； ③难以清洗干净的设备、容器、工具、管道，应按品种专用
中间产品	清点、送规定地点存放，挂标志	5		
成品	粘贴标签，点数入库	5		
生产文件	无生产指令、生产记录等书面文字材料	5		
包装材料	点数，登记，退库	5		
生产工具	清洗，无产品的残留物，摆放至规定处	10		
容器具	清洗干净，无产品的残留物，摆放至规定处	10		
生产设备	清洗、洁净无异物、无产品的残留物	10		
	无油垢，见本色	5		
清洁用具	清洁彻底，摆放至规定处	5		
生产场地	无与生产无关的物品	5		
	地面无积尘、无结垢，门窗、墙面、开关箱外壳无积尘	10		
	无生产残留物	5		
废弃物	清离现场，置规定地点	10		
状态标志	生产状态标志、清洁状态标志挂牌正确	5		
合计		100		

六、机械的基本结构

制药设备种类很多，每一种设备都有其特定的功用。各种机械设备，虽然在形式、结构、用途方面不同，但其有共同的属性：①设备由构件组成；②各构件间做相对运动；③通过运动传递能量。不同构件进行组合,产生不同功用。设备通常由原动机、机械运动系统、控制系统等几部分组成。

(一) 机械常用机构

在制药机械设备中,连杆机构、凸轮机构、间歇运动机构等最为常用,下面分别进行对比介绍。

1. 连杆机构

连杆机构应用广泛,分为平面连杆机构和空间连杆机构,制药机械中多采用平面连杆机构。在各种平面连杆机构中,又以四杆机构为最基本和常用。平面四杆机构的基本形式为:机构中固定不动的杆为机架,与机架相连的两根杆称为连架杆,与机架相对而与两根连架杆相连的杆称为连杆。平面四杆机构有三个基本类型:曲柄摇杆机构、双曲柄机构、双摇杆机构。平面四杆机构演化的有曲柄滑块机构、偏心轮机构,见表6-1。

表 6-1 平面连杆机构对照表

名称	示意图	结构说明与应用
曲柄摇杆机构		说明:AB 是曲柄,DC 是摇杆。曲柄做圆周运动,带动摇杆进行往复摆动,C_1、C_2 为摇杆运动的两个极点 应用:剪切、粉碎、搅拌、摆动等
双曲柄机构		说明:两连架杆均为曲柄 应用:在安瓿灌封机的传递安瓿过程中应用了正平行四边形机构,移动齿板为连杆,两个同规格、同向、同速转动的偏心轴为曲柄,移动齿板做平移运动,将安瓿输送到灌药和封口位置
双摇杆机构		说明:两连架杆均为摇杆
曲柄滑块机构		说明:AB 为曲柄、BC 为连杆、导槽 D 为机架、滑块 C 相当于摇杆 应用:往复泵、活塞压缩机、单头灌装机

名称	示意图	结构说明与应用
偏心轮机构	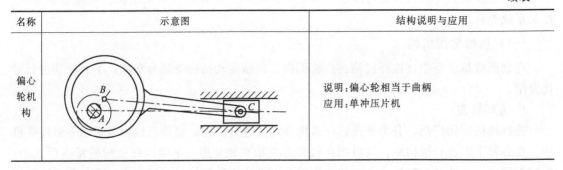	说明：偏心轮相当于曲柄 应用：单冲压片机

2. 凸轮机构

凸轮机构由凸轮、推杆和机架三部分组成。按凸轮的形状分：盘形凸轮、移动凸轮、圆柱凸轮，见表6-2。

表6-2 凸轮机构对照表

名称	示意图	结构说明与应用
盘形凸轮		说明：凸轮是一个偏心轮，转动时，可推动推杆垂直于凸轮轴运动 应用：广泛
移动凸轮		说明：凸轮是一个一侧具有曲面的滑块，滑块进行往复直线运动时，推动推杆做往复上下运动 应用：广泛
圆柱凸轮		说明：凸轮是一个在圆柱上面开有曲线凹槽或是在圆柱端面上做出曲线轮廓，转动时，推杆在曲面上做出固定规律的曲线运动 应用：旋转式压片机中的导轮

3. 间歇运动机构

某些机构的原动件在做连续运动时，从动件做周期性时动时停的间歇运动，这种机构称为间歇运动机构。常用的间歇运动机构有棘轮机构、槽轮机构、凸轮间歇机构、不完全齿轮机构，其中以前两种常用，见表6-3。

（二）机械传动

1. 带传动

带传动是机械传动中应用较多的传动形式，主要为摩擦带传动和啮合带传动。

表 6-3 间歇运动机构对照表

名称	示意图	结构说明
棘轮机构		1—棘轮；2—棘爪；3—摇杆；4—曲柄；5—止回棘爪 曲柄连续转动,使摇杆做往复摆动。摇杆向前运动,棘爪插入棘齿槽内,推动棘轮按逆时针方向转动;摇杆回摆,止回棘爪插入齿槽,固定棘轮,完成间歇运动
槽轮机构		1—拨盘；2—槽轮 主动拨盘做匀速逆时针转动,圆柱销由上侧插入槽轮,拨动槽轮顺时针转动;拨盘的圆柱销从下侧脱离槽轮,槽轮的内凹弧被拨盘的外凸弧卡住,槽轮停止。拨盘转动,当圆柱销再次插入槽轮,推动槽轮再次运动,如此往复

（1）摩擦带传动的类型包括平带传动、V 带（三角带）传动、圆形带传动，见表 6-4。

表 6-4 摩擦带传动对照表

名称	示意图	结构说明
平带传动		传动带宽且长,横截面为扁平矩形
V 带（三角带）传动		V 带横截面为等腰梯形

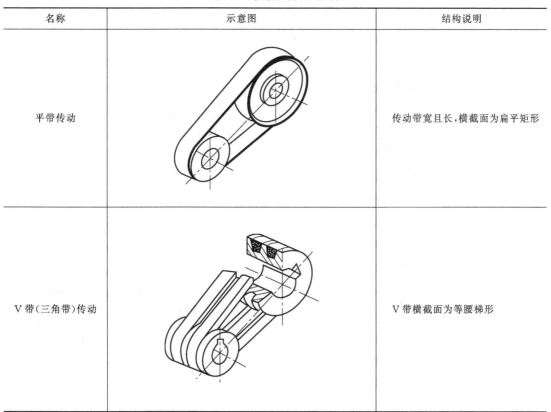

续表

名称	示意图	结构说明
圆形带传动		圆形带横截面为圆形

平带传动又包括：开口传动、有导轮传动、有游轮传动、塔轮传动，见表6-5。

表6-5 平带传动对照表

名称	示意图	结构说明
开口传动		用于两轴平行且转向相同的传动
有导轮传动		用于两轴不平行的传动，在传动带上加导轮C，避免带从带轮上脱落
有游轮传动		主动轴O_1上装宽带轮A，从动轴O_2装轮B、轮C（游轮）。工作时，传动带在轮A和轮B上，主动轴带动从动轴转动；从动轴停止工作时，传动带在轮A、轮C上，主动轴带动轮C空转，而从动轴不转动

续表

名称	示意图	结构说明
塔轮传动		塔轮由几个不同直径的带轮组成,形成阶梯,将传动带由一对阶梯移动到另一对阶梯时,改变了两轴的传动比,从而改变从动轴转速

（2）啮合带传动的类型包括同步齿形带传动、齿孔带传动,见表 6-6。

表 6-6　啮合带传动对照表

名称	示意图	结构说明
同步齿形带传动		传动带上有凸起的齿,工作时带上的齿与轮上的齿相互啮合,传递动力
齿孔带传动		传动带上有齿孔,工作时带上的齿孔与轮上的齿直接啮合,传递动力

2. 链传动

链传动由链条和链轮组成,包括传动链、起重链、牵引链,见表 6-7。

表 6-7　链传动

名称	示意图	结构说明
链传动		1—主动链轮;2—从动链轮;3—链条 链传动是以链条为中间挠性件的啮合传动,靠链与链轮的啮合来传递动力

3. 齿轮传动

齿轮传动是机械传动中应用最广的一种形式,传动类型有多种,各种齿轮传动见图 6-1。

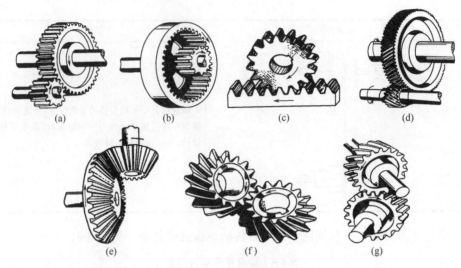

图 6-1 齿轮传动

(a) 外啮合齿轮传动；(b) 内啮合齿轮传动；(c) 齿条传动；(d) 圆柱斜齿轮传动；
(e) 圆锥直齿轮传动；(f) 圆锥斜齿轮传动；(g) 螺旋齿轮传动

4. 蜗杆传动

蜗杆传动主要应用于减速器，见表6-8。

表 6-8 蜗杆传动

名称	示意图	结构说明
蜗杆传动		说明：由蜗杆和蜗轮组成，它们的轴线多数情况是空间垂直。传动中，多数以蜗杆为主动件、蜗轮为从动件 应用：在制药设备中多应用在减速装置

5. 各种类型机械传动的特点

通过机械传动，可实现人的构想。在实际应用中采用何种传动方式，要依据各自的传动特点而定，见表6-9。

表 6-9 机械传动特点比较

传动类型	优 点	缺 点
摩擦带传动	①带的弹性好，能缓和冲击，吸收振动，传动平稳、噪声小； ②过载时，带打滑，能防止机器损坏，具有安全保护作用； ③可用于中心距离较大的场合； ④结构简单、制造容易、成本低廉、维护方便	①传动带滑动，传动比不准确； ②外廓尺寸大； ③带对轴的压力大； ④带的寿命短，传动效率低； ⑤不宜用于易燃和有爆炸危险的地方

续表

传动类型	优点	缺点
链传动	①传递的功率较大； ②能够保证平均传动比不变； ③没有滑动； ④链传动需要的轴间距可以很大； ⑤受环境影响小	①只能用于平行轴间的传动； ②瞬间速度不均匀,高速运转时不平稳； ③不易在载荷变化很大的传动中应用； ④传动时有噪声； ⑤制造费用高于带传动
啮合传动	综合带传动与链传动的优点	制造精度要求高,两轮平行度要求高
齿轮传动	①传动准确、瞬时传动比为常数； ②结构紧凑、使用寿命长； ③传动效率高； ④可实现平行轴、相交轴、交错轴之间的齿轮传动	①制造、安装精度高； ②成本高； ③不适宜轴间距离大的传动
蜗杆传动	传动比较大、结构紧凑、工作平稳、噪声小	制造成本高

（三）常用机械零件

在机械设备中常用的机械零件主要有轴、轴承、联轴器与离合器、连接等。

1. 轴

凡作回转运动的零件均需装在轴上才能实现。根据承受载荷不同，轴可分为心轴、传动轴、转轴。根据轴线的几何形状，又可分为直轴、曲轴、软轴。

直轴的轴线为一直线，是机械中最常用的轴，直径在全长中处处等径的是光轴，各段直径不相等的是阶梯轴。阶梯轴便于轴上零件的装拆和固定，应用最广。

轴由轴头、轴颈、轴身三部分组成，见图6-2所示。

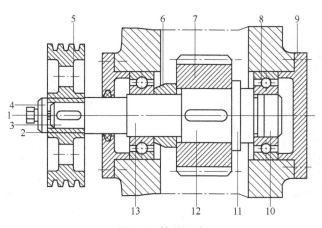

图6-2 轴的组成

1—轴身；2—轴肩；3,12—轴头；4—轴端挡圈；5—带轮；6—套筒；
7—齿轮；8—滚动轴承；9—轴承盖；10,13—轴颈；11—轴环

2. 轴承

轴承是用来支撑轴颈或支撑轴上的回旋零件，根据轴承工作的摩擦形式分为滚动轴承和滑动轴承两类；根据承受载荷方向又分向心轴承、推力轴承，见图6-3、图6-4所示。

滚动轴承与滑动轴承相比，滚动轴承摩擦与磨损要小，滑动轴承在承重、承受冲击和高

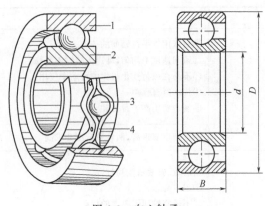 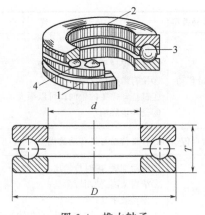

图 6-3　向心轴承　　　　　　　　　图 6-4　推力轴承

1—外圈；2—内圈；3—滚动体；4—保持架　　　1—座圈；2—轴圈；3—滚动体；4—保持架

转速方面性能更强，一般情况下，滚动轴承应用更广泛。滚动轴承按滚动体的形状分为：球轴承、滚子轴承。

3. 联轴器与离合器

联轴器与离合器能把两根轴连接成一体，使其一起旋转，将一轴扭矩传递给另一轴。用联轴器连接，在机器运转时两轴不能分离；用离合器连接，在机器运转时两轴可分离或接合。

根据被连接两轴的相对位置和位置变动情况，联轴器分为固定式联轴器和可移式联轴器。常用的联轴器有：凸缘联轴器（固定式联轴器）、齿轮联轴器（可移式联轴器），见图6-5、图6-6所示。

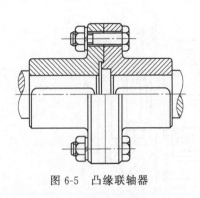 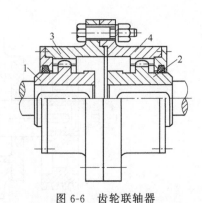

图 6-5　凸缘联轴器　　　　　　　　图 6-6　齿轮联轴器

1,2—带外齿的轴套；3,4—带内齿的套筒

常用的离合器有牙嵌式离合器、摩擦式离合器。牙嵌式离合器只能在低速或停车时接合，否则打齿；摩擦式离合器可在任何转速下接合与脱开。

4. 连接

连接是将两个或两个以上的零件连成一体的结构，分为不可拆连接和可拆连接两类。

(1) 不可拆连接　包括铆钉连接、焊连接、粘接、过盈连接。

(2) 可拆连接　包括键连接、销连接、螺纹连接等，见表6-10。

表 6-10 可拆连接

名称			结构与应用	示意图
紧键连接	楔键连接		键的上下两面都有1∶100的斜度。装配后,键楔紧在轴毂之间,工作时靠键、轴、毂之间的摩擦力传递扭矩,并能承受单向的轴向力和起轴向固定作用	
	切向键连接		由两个斜度为1∶100的单边倾斜楔键组成。装配后,两楔键以其斜面相互贴合,共同楔紧在轴毂之间,主要依靠工作面直接传递扭矩	
键连接	松键连接	平键连接 普通平键	其作用主要为固定,包括三种类型。 圆头:常用于轴的中部连接 方头:常用于轴端或轴的中部连接 单圆头:常用于轴端连接	
		导向平键	平键用螺钉固定在轴上,轮毂上的键槽与键是间隙配合,轮毂沿着键移动,键起到导向作用	
		滑键	滑键固定在毂上,随毂一同沿着轴向键槽移动。键与其相对滑动的键槽之间的配合为间隙配合 轴向移动距离较大时,采用滑键	

续表

名称			结构与应用	示意图
键连接	松键连接	半圆键连接	轴上键槽用半径与键相同的盘状铣刀铣出,键能在槽中绕其几何中心摆动以适应毂上键槽的斜度	
销连接		圆柱销	利用微量过盈固定在销孔中,适用于不常拆卸的零件定位	
		圆锥销	有1:50的锥度,可自锁,靠锥挤作用固定在销孔中,它适用于经常拆卸的零件定位	
螺纹连接	螺栓连接	普通螺栓连接	螺栓杆与孔之间有间隙,使用时需拧紧螺母。该连接装拆方便,应用最广	
		铰制孔用螺栓连接	螺栓杆与孔之间没有间隙,杆与孔的加工精度要求高	
		双头螺柱连接	螺栓两头都有螺纹,一头与螺母配合,一头与被连接件配合。该连接适用于被连接件之一较厚或受结构限制而不能用螺栓连接或希望连接结构较紧凑的场合。需拆卸时,只需拧下螺母	

续表

名称		结构与应用	示意图
螺纹连接	螺钉连接	不用螺母,直接将螺钉拧入被连接件体内的螺纹孔中,应用与双头螺柱连接相似,不适用于时常拆卸的连接	
	紧定螺钉连接	常用以固体两个零件的位置,并可传递不大的力和扭矩。装配时,将螺钉旋入被连接件之一的螺纹孔中,其末端顶住另一被连接件的表面或凹槽中	

七、灭菌与防腐

中药制剂所使用的原料、辅料及溶剂都不同程度的带有微生物。在生产过程中,生产环境、设备、容器及操作者携带的微生物亦可能进入药物。因此,必须采取适当的方法将药物中的微生物杀灭或除去,或者阻止微生物的进入,才能保证药品的质量。

(一) 基本知识

1. 概念

(1) 无菌 系指物品中不含任何活的微生物。

(2) 灭菌法 系指用适当的物理或化学手段将物品中活的微生物杀灭或除去的方法。

(3) 消毒 系指用物理或化学等方法杀灭物体上或介质中的病原微生物。

2. 灭菌方法分类

药物制剂的灭菌分为物理灭菌技术和化学灭菌技术。

物理灭菌技术系指利用温度、湿度、辐射和过滤等因素或手段,杀灭或除去微生物的技术。包括湿热灭菌技术、干热灭菌技术、射线灭菌技术和过滤除菌技术。

化学灭菌技术是用化学药品直接杀灭微生物的技术。一般包括气体灭菌技术和浸泡与表面消毒技术。

3. 灭菌工艺验证

无菌物品是指不含任何活的微生物的物品。灭菌是指将物品中污染的微生物残存概率下降至一定水平,以无菌保证水平表示,最终灭菌的产品微生物存活概率不得高于10^{-6}。已灭菌产品达到的无菌保证水平可通过验证确定。

灭菌工艺的验证是无菌保证的必要条件。灭菌工艺经验证后,方可交付正式使用。灭菌工艺验证包括以下内容。

① 成立验证小组。
② 撰写验证方案及制定评估标准。
③ 确认灭菌设备技术资料齐全、安装正确，并能处于正常运行（安装确认）。
④ 确认关键控制设备和仪表能在规定的参数范围内正常运行（运行确认）。
⑤ 采用被灭菌物品或模拟物品进行重复试验，确认灭菌效果符合规定（性能确认）。
⑥ 汇总并完善各种文件和记录，撰写验证报告。

4. 灭菌工艺验证的微生物指示剂

用于灭菌工艺验证的微生物应不易被采用的灭菌方法所除去或破坏。一般湿热灭菌、干热灭菌、环氧乙烷和辐射灭菌选用革兰阳性菌作为微生物指示剂，过滤除菌选用革兰阴性小棒状杆菌作为微生物指示剂。

（二）湿热灭菌技术

1. 含义

湿热灭菌技术系指将物品置于灭菌柜内利用高压饱和蒸汽、过热水喷淋等手段使微生物菌体中的蛋白质、核酸发生变性而杀灭微生物的方法。

2. 特点

灭菌能力强，为热力灭菌中最有效、应用最广泛的灭菌方法。在相同温度的条件下，湿热灭菌的效果优于干热灭菌。

3. 适用对象

药品、容器、培养基、无菌衣、胶塞以及其他遇高温或潮湿不发生变化或损坏的物品。

4. 分类

湿热灭菌技术包括热压灭菌技术、流通蒸汽灭菌技术、煮沸灭菌技术、低温间歇灭菌技术，见表 7-1。

表 7-1　湿热灭菌技术

灭菌技术	含义	常用条件	适合灭菌物品	特点
热压灭菌技术	用高压饱和水蒸气杀灭微生物的技术	115℃、67kPa、30min 121℃、97kPa、20min 126℃、139kPa、15min	耐高温高压的药物制剂、玻璃或金属容器、胶塞、无菌衣及制药器具	灭菌效果好，应用最广泛
流通蒸汽灭菌技术	在常压下使用100℃流通蒸汽杀灭微生物的技术	100℃流通蒸汽	小容量的水针剂、口服液及器材消毒、不耐高温的制剂	对不耐高温物品灭菌，但效果不完全可靠
煮沸灭菌技术	把待灭菌物品放入沸水中灭菌的技术	沸水	小容量的水针剂、口服液及器材消毒、不耐高温的制剂	对不耐高温物品灭菌，但效果不完全可靠
低温间歇灭菌技术	将待灭菌的物品经60～80℃加热1h，杀死细菌的繁殖体，然后在室温或37℃条件下放置24h，使其中的芽孢发育成繁殖体；如此反复操作3次以上，直至杀灭全部芽孢	60～80℃、1h	不耐高温、对热敏感的物料和制剂	不耐高温物品灭菌。费时，工效低，灭菌效果差

5. 影响湿热灭菌法的因素

（1）细菌的种类与数量　不同种类细菌或同一种类、处于不同发育阶段的细菌，对热的抵抗力不同，芽孢对热的抵抗力最强，微生物在衰老期比繁殖期对热抵抗力强；细菌数量越少，灭菌时间越短。

（2）药物的性质　制剂中含有糖类、蛋白质等营养物质，可增强细菌的抗热性。微生物在中性溶液中耐热性最强，碱性溶液次之，酸性溶液不利于细菌发育。

（3）蒸汽的性质　饱和蒸汽热含量较高，热穿透力较大，灭菌效力高；湿饱和蒸汽带有水分，热含量较低，穿透力差，灭菌效力较低；过热蒸汽温度高于饱和蒸汽，但穿透力差，灭菌效力低。

（4）灭菌的温度与时间　一般情况下，灭菌温度越高、灭菌时间越长，灭菌效果越好，但药品被破坏的可能性越大，因此，必须考虑药物的稳定性，在达到有效灭菌的前提下，尽可能降低灭菌温度和缩短灭菌时间。

（三）干热灭菌技术

干热灭菌技术是将物品置于干热灭菌柜、隧道灭菌器等设备中，利用干热空气达到杀灭微生物或消除热原物质的技术。包括火焰灭菌技术和干热空气灭菌技术。

适用于耐高温但不宜用湿热灭菌法灭菌的物品灭菌，如玻璃器具、金属材质容器、纤维制品、固体试药、液状石蜡、油等。

干热灭菌条件：160～170℃ 2h 以上；170～180℃ 1h 以上；250℃ 45min 以上。

（四）辐射灭菌技术

辐射灭菌技术系指将灭菌物品置于适宜放射源辐射的γ射线或适宜的电子加速器发生的电子束中进行电离辐射而达到杀灭微生物的方法。本法最常用的为 ^{60}Co-γ 射线辐射灭菌。

适用于医疗器械、容器、生产辅助用品、不受辐射破坏的原辅材料及药剂成品等。

灭菌过程中不升高灭菌产品温度，适用于一些不耐热药物的灭菌；适用于较厚样品的灭菌，可用于固体、半固体药物的灭菌；适用于已包装密封物品的消毒灭菌。

^{60}Co-γ 射线辐射中药，一般最高辐射吸收剂量为：散剂及含原粉胶囊剂 3kGy（千格瑞）、丸剂 5kGy、半成品粉末 6kGy。

（五）紫外线灭菌技术

紫外线灭菌技术是利用紫外线照射杀灭微生物的技术。一般用于灭菌的紫外线波长是 200～300nm，灭菌力最强的波长为 254nm。

紫外线灭菌的原理为：紫外线能使细菌核酸蛋白变性，同时，照射后产生微量臭氧，共同产生杀菌作用。

紫外线直线传播，穿透作用微弱；易穿透洁净空气及纯净的水；可被不同物品表面反射；广泛用于空气灭菌和表面灭菌。

一般 6～15m³ 的空间安装 30W 紫外灯一只，灯距地面 1.8～2.0m 为宜。

注意事项：操作前开启紫外灯 30～60min，关灯后再进行操作，以防对人体灼伤；紫外灯的使用寿命一般为 3000h，因此每次使用应记录时间；紫外灯管应保持无尘、无污垢，以免辐射强度降低；紫外线只能对物品表面灭菌，因此不能用于容器内物质灭菌；紫外线能促使易氧化的药物和油脂等氧化变质，使橡胶制品快速老化。

（六）微波灭菌技术

微波是指频率在 300～300000MHz 的高频电磁波。微波能穿透到介质和物料的深部，加热由里及外，物料受热均匀，升温迅速，其产生的热效应使微生物体内蛋白质变性而失活,非热效应干扰微生物的正常新陈代谢,破坏微生物生长条件。

本法适用于水性注射液的灭菌。

(七) 过滤除菌技术

过滤除菌技术是利用细菌不能通过致密具孔滤材的原理以除去气体或液体中微生物的技术。适用于对热不稳定的药品溶液或原料的除菌。全部操作过程是在无菌条件下进行的无菌操作。

除菌过滤器采用孔径分布均匀的微孔滤膜作过滤材料,微孔滤膜分亲水性和疏水性两种。药品生产中采用的除菌滤膜孔径一般不超过 $0.22\mu m$。

要求过滤器不得对滤过成分有吸附,不能释放物质,不得有纤维脱落。滤器和滤膜在使用前应进行洁净处理,并进行灭菌。

常用的滤器有砂滤棒、垂熔玻璃滤器、微孔薄膜滤器等。在使用过程中,通常采用两级过滤。

(八) 气体灭菌技术

气体灭菌技术系指用化学消毒剂形成的气体杀灭微生物的技术。本法适用于环境消毒及不耐热的医用器具、设备、设施等的消毒。常用的化学消毒剂有环氧乙烷、气态过氧化氢、甲醛、臭氧等。

1. 环氧乙烷灭菌技术

灭菌条件:环氧乙烷浓度为 $850\sim900mg/L$、3h、45℃或 $450mg/L$、5h、45℃,相对湿度 $40\%\sim60\%$,温度 $22\sim25℃$。

灭菌方法:先将需灭菌物品置于灭菌器内,密闭减压排除空气,预热,在减压条件下输入环氧乙烷混合气体,达到时间后,抽真空排除环氧乙烷混合气体,然后送入无菌空气,直至将环氧乙烷完全驱除。

灭菌对象:热敏感的固体药物、橡胶制品、医疗器械、服装及辅料等。

2. 甲醛蒸汽熏蒸灭菌技术

灭菌条件:采用气体发生装置,用量为 40% 甲醛溶液 $30mL/m^3$,室内相对湿度以 75% 为宜,温度 25℃ 以上。

灭菌方法:将甲醛溶液置气体发生装置中,加热后产生甲醛蒸气,甲醛蒸气经蒸汽出口送入总进风道,由鼓风机吹入无菌操作室,连续 3h 后即可关闭鼓风机,密闭熏蒸 $12\sim24h$ 后,再将 25% 氨水加热(用量为 $8\sim10mL/m^3$),从总风道送入氨气约 15min,吸收甲醛蒸气,然后开启总出风口排风,并送入经处理过的无菌空气排除。

灭菌对象:用于空气灭菌。

(九) 浸泡与表面消毒技术

以化学药品为杀菌剂,配成有效浓度的液体,采用喷雾、涂抹或浸泡的方法达到杀菌消毒的目的。常用的化学杀菌剂有以下几类。

1. 醇类

乙醇、异丙醇、氯丁醇等。用于皮肤消毒和物品表面的消毒。

2. 酚类

苯酚、甲酚、氯甲酚、甲酚皂溶液等。用于浸泡消毒和皮肤黏膜的消毒。

3. 表面活性剂

洁尔灭、新洁尔灭、度米芬等。用于皮肤、内外环境表面和器械消毒。

4. 氧化剂

过氧乙酸、过氧化氢、臭氧等。用于塑料、玻璃、人造纤维等器具的浸泡消毒。

5. 其他

一些含氯化合物、含碘化合物、酸类化合物、酯类化合物等。

（十）防腐

在中药制剂的生产过程中，从原料、中间体到成品都会出现霉变、染菌、虫蛀等情况，由于质量不合格而造成制剂报废，影响患者用药，甚至引发药品质量事故。为了保证中药液体制剂的质量，往往要采取一些综合措施，其中加入防腐剂是一条重要途径。

1. 概念

防腐剂，又称抑菌剂，系指能抑制微生物生长繁殖的化学药品。防腐剂的防腐效力一般与剂型、制剂的 pH、药物的性质及微生物的种类、数量等因素有关。

2. 对防腐剂的要求

在中药制剂生产过程中，加入何种防腐剂要根据中药品种而定，一般应注意：①防腐剂性质稳定，不与制剂中其他成分发生化学反应；②用量小、无毒性、无刺激性、无特殊气味；③储存时防腐效力不发生变化；④药液中溶解度能达到有效抑菌浓度；⑤具有广谱防腐能力。

3. 常用的防腐剂

（1）苯甲酸与苯甲酸钠　为常用防腐剂，适用于内服和外用制剂，一般用量为 0.1%～0.25%。本品的防腐作用主要靠未解离的分子，其离子几乎无抑菌作用。在较低 pH 药液的环境下抑菌作用较好。

（2）对羟基苯甲酸酯类（尼泊金酯类）　对真菌的抑菌效能较强，对细菌较弱，广泛应用于内服液体药剂的防腐剂，一般用量为 0.01%～0.25%。尼泊金酯类有甲、乙、丙、丁四种酯。无毒、无味、无臭，不挥发，化学性质稳定，在酸性、中性、碱性中均有效，其中在酸性溶液中作用最强。

尼泊金酯类在水中较难溶解，在乙醇中溶解较好。在含有吐温类表面活性剂的液体药剂中，不宜选用本类作防腐剂。

（3）乙醇　一般含 20% 的乙醇即有防腐作用。

（4）山梨酸　微溶于水（约 0.2%、20℃），可溶于乙醇（12.9%）、甘油（0.31%）、丙二醇（5.5%）。常用浓度为 0.15%～0.2%。山梨酸对真菌和细菌均有较强的抑菌作用，适用于含有吐温类液体制剂的防腐。

（5）酚类及其衍生物　常用作注射剂的抑菌剂。苯酚常用浓度为 0.5%，甲酚常用浓度为 0.05%～0.5%，氯甲酚常用浓度为 0.05%～0.2%。

（6）三氯叔丁醇　常用浓度为 0.25%～0.5%，一般用于酸性药液中。

（7）苯甲醇　局部止痛剂，常用浓度为 1%～4%，适用于偏碱性药液。

（8）季铵盐类　有苯扎氯铵、苯扎溴铵、度米芬。前两者可作为外用溶液的防腐剂，用量约 0.01%，具有杀菌和防腐作用。后者可作口含制剂的安全消毒剂，用量通常为 0.1%。

（9）硫柳汞　常用浓度为 0.01%～0.02%，易溶于水。

（10）甘油　30% 以上甘油溶液具有防腐作用。

八、灭菌设备

由于需要灭菌的物料性质、包装材料的材质等差异较大，生产器具材质、性能亦有不同，决定了有多种灭菌方法和灭菌设备。

（一）干热灭菌设备

干热灭菌设备分两大类：间歇式干热灭菌设备，即烘箱；连续式干热灭菌设备，即隧道式干热灭菌机，它又分热层流式干热灭菌机和辐射式干热灭菌机，见表 8-1。

表 8-1 干热灭菌设备

名称	结构	工作原理	适用对象
柜式电热干燥灭菌烘箱	壳体、保温层、加热器、隔板、门、风机、风阀、高效空气过滤器、冷却器、温度控制器、电气控制系统	在 180~300℃ 范围内设定温度，加热，热风通过高效空气过滤器进入箱体，均匀进入各层，灭菌结束后，停止加热，开启冷却水，至温度降至约 50℃，即可	西林瓶、安瓿、铝盖、金属及玻璃器皿、固体物料等
热风循环隧道式灭菌烘箱	三区；预热区、高温区、冷却区，包括前后层流箱、高温灭菌箱、机架、输送网带、热风循环机、排风机、耐高温高效空气过滤器、电加热器、电控箱等	经高效滤器送入 100 级洁净高温风，已清洗完毕的药瓶经输送网带传送至高温段，药瓶被升温至 300℃ 以上，停留约 5~20min，然后进入冷却段，在 100 级洁净风保护下，进入洁净工作区	主要用于针剂生产联动线，2~20mL 安瓿、西林瓶、口服液玻璃瓶等

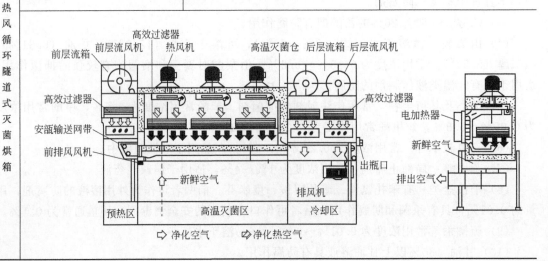

续表

名称	结构	工作原理	适用对象
辐射式干热灭菌机	三区：预热区、高温区、冷却区，包括前后层流箱、高温灭菌箱、机架、输送网带、排风机、耐高温高效空气过滤器、电加热管、电控箱等	清洗完毕的药瓶经输送网带传送至高温段，经冷却区逆向输送带送入100级洁净风，湿热风在预热段经排风机送出	主要用于针剂生产联动线，2～20mL安瓿、西林瓶、口服液玻璃瓶等

（二）湿热灭菌设备

湿热灭菌设备最为常用，主要有高压蒸汽灭菌器、快速冷却灭菌器、水浴式灭菌器、回转式水浴灭菌器等，见表8-2。

表8-2 湿热灭菌设备

名称	结构	工作原理	适用对象
高压蒸汽灭菌器	卧式双层结构，外有保温层，压力真空表、温度表、蒸汽过滤器、减压阀、安全阀疏水器等	关闭柜门，排尽柜室空气，将过滤蒸汽先通入灭菌器夹层，然后进入柜室，使温度上升至规定温度。灭菌结束后，徐徐排气当蒸汽压力降至"0"时，柜门方可开启	瓶（袋）装药液、金属器械、瓷器、玻璃器皿、工器具、包装材料、织物等

续表

名称	结构	工作原理	适用对象
水浴式灭菌器	由筒体、控制系统、消毒车、辅机组成	将灭菌室内先注入洁净的纯化水至一定液位，然后由循环泵从柜底部抽取纯化水经过换热器加热，连续循环进入灭菌柜顶喷淋系统，喷出的雾状水与灭菌物品均匀密切接触，使药液升温至规定温度并保温。灭菌结束后，开启冷却水阀门，对灭菌用水降温至规定温度	玻璃瓶装、塑料瓶装、塑料袋装输液产品等

（三）标准操作规程

参考表 8-3、表 8-4。

表 8-3　柜式电热干燥灭菌烘箱标准操作规程

×××××制药有限公司		编号：HD-SB-000-00	
文件名称： 柜式电热干燥灭菌烘箱标准操作规程		页码：第/页	
		类别：操　　作	
制定人		制定日期	年　月　日
审核人		审核日期	年　月　日
批准人		批准日期	年　月　日
颁发部门		生效日期	年　月　日
分发部门：			
1. 电热鼓风干燥箱用于试样的烘熔、干燥或其他加热用。最高工作温度为300℃。干燥箱在环境温度不大于40℃，空气相对湿度不大于85%条件下工作； 2. 用专用的插头插座，并用比电源线粗一倍的导线接地。使用前检查电气绝缘性能，并注意有否断路、短路及漏电现象； 3. 电热鼓风干燥箱上放入温度计，打开电源调节温控旋钮到设定温度，至交流接触开关刚好断开时检查温度计的读数与设定值是否相符，如果有出入则进行微调，直至恒温温度符合设置温度； 4. 打开电热鼓风干燥箱顶部或底部排气孔排除箱内湿气； 5. 注意试品钢板最大平均负荷，放置切勿过重、过密，一定要留有空隙，工作室底板上不能放置试品； 6. 电热鼓风干燥箱内严禁放入易燃、易挥发物品，以防爆炸； 7. 通上电源，绿色指示灯亮，开启鼓风开关，鼓风电机运转，开启加热电源，干电热鼓风干燥箱即进入工作状态； 8. 工作时，箱门不宜经常打开，以免影响恒温场； 9. 电热鼓风干燥箱无超温保护装置，故工作时应有专人监测箱内温度，一旦温度失控，应及时断电检查，以免发生事故			

表 8-4　高压蒸汽灭菌器标准操作规程

×××××制药有限公司			编号：HD-SB-000-00	
文件名称： 高压蒸汽灭菌器标准操作规程			页码：第/页	
			类别：操　作	
制定人		制定日期	年　月　日	
审核人		审核日期	年　月　日	
批准人		批准日期	年　月　日	
颁发部门		生效日期	年　月　日	
分发部门：				

1. 操作前准备
1.1　检查设备标志牌为"正常"；
1.2　设备开启前确认各阀门位置正确，供水、供气、供汽、供电正常；
1.3　打开蒸汽、自来水、压缩空气等能源管道上的阀门；
1.4　每天第一次使用前排除蒸汽管道的冷凝水；
1.5　确认各种能源压力符合设备工作要求；
1.6　打开电器箱中的电源开关并确认正常。
2. 运行
2.1　打开控制电源
按下主操作面板上的电源按钮，确认触摸屏进入主操作界面。
2.2　参数设定
2.2.1　在主操作界面上，按参数设定键，进入参数设定界面；
2.2.2　在参数设定界面上按工艺要求设定好工作压力、灭菌温度、灭菌时间等工作参数；
2.2.3　确认安全压力、系统时间等系统参数准确无误，参数设定完成并确认无误后，按该界面上的确认键，返回主操作界面。
2.3　物品装载
2.3.1　在主操作界面上，按门操作键进入门操作界面；
2.3.2　在门操作界面上，按开前门键，打开设备前门；
2.3.3　将待灭菌物品从前门进入灭菌室内，装载完后，关闭前门并按该界面上的关前门键；
2.3.4　确认前门已关好，且该界面上的前、后门关闭指示灯正常；
2.3.5　按该界面上的门密封键并确认门密封指示正常；
2.3.6　按返回键返回主操作界面。
2.4　启动灭菌程序
2.4.1　在主操作界面上，按自动/手动选择键，选择灭菌程序；
2.4.2　选择自动程序后，按自动界面键进入自动程序界面；
2.4.3　在该界面上，按启动键，设备开始按标准脉动真空程序控制运行，自动完成灭菌操作；
2.4.4　程序运行状态在该界面指示，当结束指示灯点亮时，表示灭菌工作已经完成；
2.4.5　灭菌结束后，按该界面上的停止键，结束自动灭菌程序；
2.4.6　自动灭菌程序完成时，按该界面上的返回键返回主操作界面。
2.5　物品卸载
2.5.1　灭菌完成后，在主操作界面按门操作键进入操作界面；
2.5.2　在该界面上或设备后操作面板上，按真空键 3～5s，以解除门密封状态；灭菌报表自动打印；
2.5.3　在后操作面板上，按开门键，打开后门，取出灭菌后的物品；
2.5.4　在后操作面板上按关门键，关闭后门。
3. 关机
3.1　按下主操作面板上的电源按钮和控制按钮；
3.2　清洗灭菌室；
3.3　关闭各种能源阀门；
3.4　关闭电源。
4. 设备清洗

4.1 日常清洗：每天使用结束后，必须清除灭菌室及设备外表面，确保清洁；
4.2 定期清洗：每星期定期清洗设备过滤器一次；
4.3 使用初期清洗：新设备使用初期，每2d清洗检查能源过滤器一次，直至一个月。
5. 设备保养
5.1 仪表检测；
5.2 电气检修；
5.3 真空泵检修；
5.4 设备主体检修；
5.5 门及锁紧装置检修。

九、无菌操作技术

无菌操作技术是在药品生产的全过程中控制在洁净、无菌条件下，尽量使药品避免被微生物污染的一种操作技术。

无菌生产工艺应严密监控其生产环境的洁净度，并应在无菌控制的环境下进行生产操作。相关的设备、包装容器、塞子及其他物品应采用适当的方法进行灭菌，并防止被再次污染。

1. 无菌操作室的灭菌

无菌操作室的空气应定期进行灭菌，常用甲醛、丙二醇或三甘醇、过氧醋酸等蒸气熏蒸及紫外线灭菌等方法。

无菌操作室的地面、墙壁及室内用具等用消毒剂喷洒或擦拭。制药器械应灭菌后使用。每天工作前开启紫外灯1h，中午休息也要开0.5~1h。

2. 无菌操作

操作人员进入无菌操作室应严格遵守无菌操作的工作规程，按规定洗手消毒，换上无菌工作衣，戴上无菌工作帽和口罩，穿上无菌工作鞋。头发不得外露并尽可能减少皮肤的外露，不得裸手操作，以免造成污染。

3. 操作者进出无菌洁净室（区）的顺序

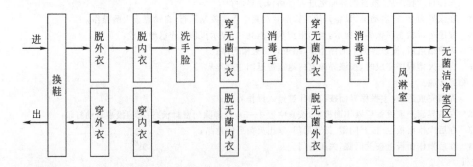

4. 洗手操作

① 卷起袖管，摘下手表、戒指等饰品；
② 湿润双手，使用适量液体肥皂或洗涤剂；
③ 双手揉擦直至产生很多泡沫，清洁每一手指和手指之间；

④ 除去手掌心中的油脂，剔除指甲污秽；
⑤ 用大量流动水冲尽泡沫上所附着的所有污垢、皮屑和细菌；
⑥ 仔细检查手的各部位，并对可能遗留的污渍重新洗涤；
⑦ 将手干燥。

十、制药用水制备技术

制药用水是中药制剂生产、使用过程中用于药材的净制、提取或制剂配制、使用时的溶剂、稀释剂及制药器具的洗涤清洁用水。《中国药典》规定制药用水包括饮用水、纯化水、注射用水和灭菌注射用水。一般应根据各生产工序或使用目的与要求选用适宜的制药用水，天然水不得用作制药用水。

（一）制药用水的类型

1. 饮用水

为天然水经净化处理所得的水。饮用水可作为药材净制时的漂洗、制药器具的粗洗用水。除另有规定外，也可作为普通制剂所用药材的提取溶剂。

中药注射剂、滴眼剂等灭菌制剂用于药材的提取不得使用饮用水。

2. 纯化水

为饮用水经蒸馏法、离子交换法、反渗透法或其他适宜方法制备的水。纯化水不含任何附加剂，可作为中药注射剂、滴眼剂等灭菌制剂所用药材的提取溶剂；普通制剂配制用溶剂或稀释剂；非灭菌制剂所用器具的精洗用水。必要时也可作为非灭菌制剂用药材的提取溶剂。纯化水不得用于注射剂的配制与稀释。

纯化水制备过程中应防止微生物污染。用作溶剂、稀释剂或精洗用水，一般应临用前制备。

3. 注射用水

为纯化水经蒸馏所得的水。注射用水可作为配制注射剂和滴眼剂的溶剂或稀释剂，静脉用乳剂型注射剂的水相及用于注射用容器的精洗。

为保证注射用水的质量，必须随时监控蒸馏法制备注射用水的各生产环节，定期清洗与消毒注射用水制备与输送设备。经检验合格的注射用水方可收集，一般应在无菌条件下保存，并在制备后12h内使用。

4. 灭菌注射用水

为注射用水按照注射剂生产工艺制备所得。灭菌注射用水主要作为注射用无菌粉末的溶剂或注射剂的稀释剂。因此，灭菌注射用水灌装规格应适应临床需要，避免大规格、多次使用造成的污染。

（二）制药用水的用途

水是药品生产制备中用量最大、使用最广泛的一种辅料，制药用水的种类不同，其质量标准及使用范围不同，见表10-1。

（三）饮用水的制备

一种方式是直接采用符合国家标准的城市自来水。另一种方式是采用水质较好的地下水、河水为水源，经沉淀、过滤等处理手段，自行制备符合国家饮用水标准的用水。

表 10-1　制药用水的水质要求与用途

类别	用途	水质要求
饮用水	1. 非无菌药品的设备、器具和包装材料的初洗 2. 制备纯化水的水源	应符合《卫生部生活饮用水标准》GB 5750—2006
纯化水	1. 非无菌药品的配料、洗瓶 2. 注射剂、无菌液体制剂等瓶子的初洗 3. 非无菌原料药的精制 4. 制备注射用水的水源(用于配料和原料药精制时,应控制杂菌数)	应符合《中国药典》标准
注射用水	1. 注射剂、无菌冲洗剂配料 2. 注射剂、无菌冲洗剂最后洗瓶水(经孔径为 0.45μm 的滤膜过滤后使用) 3. 无菌原料药精制、直接接触无菌原料药包装材料的最后洗涤	应符合《中国药典》标准
灭菌注射用水	1. 注射用灭菌粉末的溶剂 2. 注射剂的稀释剂	应符合《中国药典》标准

(四) 纯化水的制备

纯化水的制备是以饮用水作为原水,经逐级提纯水质,使之符合生产要求的过程。通常采用离子交换法、反渗透法、电渗析法等非热处理方法制备的纯化水,称为去离子水;采用蒸馏法制备的纯化水称为蒸馏水。依据原水性质、用水标准、用水量及运行成本等因素,可将各种纯化方法组合应用。

1. 离子交换法

本法是利用离子交换树脂的离子交换作用,除去饮用水中的绝大部分阴、阳离子,同时能除去一定热原、细菌。其主要优点是水质化学纯度高,所需设备简单、耗能小、成本低。

常用的离子交换树脂有阳、阴离子交换树脂两种。

原理:当饮用水通过阳离子交换树脂时,水中的阳离子被树脂吸附,树脂上的阳离子 H^+ 被置换到水中,其反应如下式:

$$R-SO_3H^+ + \begin{Bmatrix} K^+ \\ Na^+ \\ \frac{1}{2}Ca^{2+} \\ \frac{1}{2}Mg^{2+} \end{Bmatrix} \begin{Bmatrix} \frac{1}{2}SO_4^{2-} \\ Cl^- \\ HCO_3^- \\ HSiO_3^- \end{Bmatrix} \rightleftharpoons R-SO_3^- \begin{Bmatrix} K^+ \\ Na^+ \\ \frac{1}{2}Ca^{2+} \\ \frac{1}{2}Mg^{2+} \end{Bmatrix} + H^+ \begin{Bmatrix} \frac{1}{2}SO_4^{2-} \\ Cl^- \\ HCO_3^- \\ HSiO_3^- \end{Bmatrix}$$

经阳离子交换树脂处理的水再通过阴离子交换树脂时,水中的阴离子被树脂吸附,树脂上的阴离子 OH^- 被置换到水中,并和水中的 H^+ 结合成水,其反应如下式:

$$R\equiv N^+OH^- + H^+ \begin{Bmatrix} \frac{1}{2}SO_4^{2-} \\ Cl^- \\ HCO_3^- \\ HSiO_3^- \end{Bmatrix} \rightleftharpoons R\equiv N^+ \begin{Bmatrix} \frac{1}{2}SO_4^{2-} \\ Cl^- \\ HCO_3^- \\ HSiO_3^- \end{Bmatrix} + H_2O$$

注意:在树脂床组合中,应按照阳床在先、阴床在后的顺序,不可颠倒。

由于水中含有碱土金属阳离子(Ca^{2+}、Mg^{2+}),如不首先经过阳床进入阴床,阴床中树脂与水中阴离子进行交换,交换下来的 OH^- 就与碱土金属阳离子生成沉淀包在阴树脂外面,污染了阴床,影响交换能力。

在生产中,树脂使用一段时间后,需再生树脂或更换。更换树脂周期一般为每年换一次。去离子水的质量,通常通过测定比电阻来控制,一般要求比电阻值在 1MΩ·cm 以上,测定比电阻的仪器通常用 DDS-Ⅱ型电导仪。

2. 反渗透法

反渗透法制备纯化水已为制药企业普遍采用。其原理是利用半透膜只允许水通过,而不允许溶解性固体通过的特性,通过对浓溶液的加压,使浓溶液中的水流向稀溶液,水从浓溶液中分离出来,此为反渗透。

(1) 反渗透膜的类型　反渗透膜主要有醋酸纤维素膜和芳香族聚酰胺膜两种类型。

(2) 反渗透法的制水工艺　制水工艺流程:原料水→预处理→一级高压泵→第一级反渗透装置→二级高压泵→第二级反渗透装置→高纯水。原料水预处理可用石英砂、活性炭、5μm 精细滤器、离子交换树脂等处理装置。

一般情况下,一级反渗透装置能除去一价离子 90%～95%,二价离子 98%～99%,同时能除去微生物和病毒,但除去氯离子的能力达不到药典要求。二级反渗透装置能将分子量大于 300 的化合物几乎全部除尽,能较彻底除去氯离子,除盐及除热原效率高。

(五) 注射用水的制备

注射用水是以纯化水为原水,采用蒸馏法制备。

蒸馏法制备注射用水是将原水(纯化水)先加热至沸腾,使之汽化为蒸汽,然后将蒸汽冷凝成液体。汽化过程中,水中含有的易挥发性物质挥发逸出。不挥发杂质及热原仍然留在残液中。经冷凝得到的液体为注射用水。

蒸馏法制备注射用水的装置主要有塔式蒸馏水器、多效蒸馏水器和气压式蒸馏水器等几种。设备主体材料必须是优质低碳不锈钢(如 316L 不锈钢)或其他经验证不会对水质产生污染的材料。注射用水制备装置应定期清洗、消毒灭菌,验证合格方可使用。注射用水水质应逐批检测,确保符合《中国药典》标准。

(六) 纯化水、注射用水的储存

纯化水、注射用水储罐和输送管道的材料,应无毒、耐腐蚀,应采用内壁抛光的优质低碳不锈钢(如 316L 不锈钢)或其他经验证不会对水质产生污染的材料。储罐的通气口应安装不脱落纤维的疏水性除菌器。纯化水的储存宜采用循环方式;注射用水的储存可采用 80℃以上保温、70℃以上保温循环或 4℃以下保温循环;一般药品生产用注射用水储存时间不超过 12h;生物制品生产用注射用水储存时间不超过 6h,但若制备后 4h 内灭菌则 72h 内可使用。

(七) 注射用水的质量要求

应为无色、无臭、无味的澄明液体。检查项目《中国药典》规定除氯化物、硫酸盐、钙盐、硝酸盐、亚硝酸盐、二氧化碳、易氧化物、不挥发物与重金属等按纯化水检查应符合规定外,还应规定 pH 应为 5.0～7.0、细菌内毒素含量应小于 0.25EU/mL、氨含量不超过 0.00002% 等。

(八) 制药用水的消毒灭菌

消毒灭菌技术是制药用水控制微生物污染的重要手段。常用的方法有热力灭菌法、紫外线消毒灭菌法及化学试剂消毒法等。

十一、制水设备

(一) 反渗透制水设备

1. 反渗透设备结构

由高压泵、反渗透膜装置（板框式、管式、螺旋卷式、中空纤维式等的醋酸纤维膜或聚酰胺膜）组成。

2. 工作原理

反渗透是以压力为推动力，利用反渗透膜只能透过水而不能透过溶质的选择通过性，从浓水中提取纯水的物质分离过程，见图 11-1。

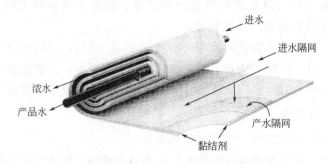

图 11-1　中空纤维式反渗透装置结构示意图

(二) 离子交换制水设备

设备结构为阳离子交换树脂柱、阴离子交换树脂柱（见图 11-2 所示）、水泵。

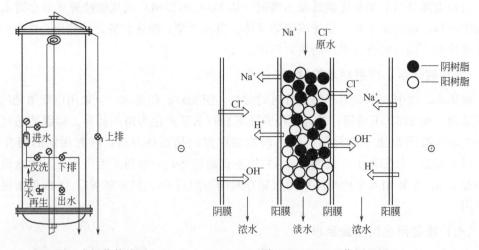

图 11-2　阳（阴）床操作管线图　　图 11-3　EDI 工作原理图

(三) EDI（电去离子水技术）制水

1. 结构

EDI 主要由隔板、离子交换膜、电极、阴阳离子交换树脂等组成。

2. 工作原理

电去离子技术是在电渗析器的淡水室中填入混床树脂。具电渗析功能的离子交换膜对电解质离子具有选择透过性，即阳离子交换膜只能通过阳离子，阴离子交换膜只能通过阴离子，在外加直流电场的作用下水中离子定向迁移。EDI 装置将离子交换树脂充夹在阴阳离子交换膜之间形成 EDI 单元，见图 11-3 所示。

在 EDI 中，既有离子交换的工作过程，又有电渗析的工作过程，还有树脂的再生过程。三个过程同时发生，使 EDI 能够连续、稳定地实现水的深度脱盐，提供高纯水或超纯水。EDI 制得的超纯水的电阻率在 $5\sim16\mathrm{M}\Omega\cdot\mathrm{cm}$。

3. EDI 技术制水的特点

① 水纯度高，水质电阻率高且稳定；
② 可连续运行及自动再生，能够 24h 连续供水；
③ 无需酸碱处理；
④ 运行成本低，操作简单及维护方便；
⑤ 占用空间小，模块式组合可扩充。

4. 超纯水的制备

原水经过逐级净化处理，可制得工艺要求更高的超纯水，见图 11-4 所示。其工艺流程为：原水→多介质过滤器→活性炭过滤器→软化器→一级反渗透→二级反渗透→EDI→紫外线灭菌→超纯水。

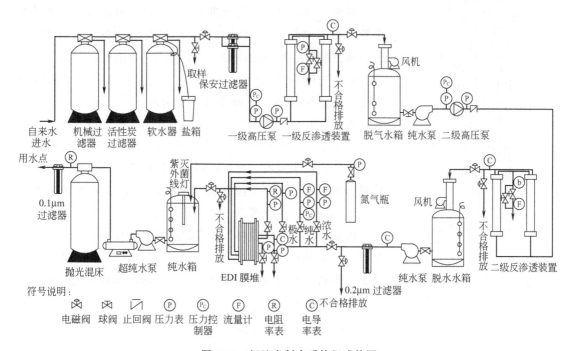

图 11-4　超纯水制水系统组成简图

（四）多效蒸馏水器

1. 结构

列管式五效蒸馏水器主要由五只降膜式列管蒸发器（见图 11-5）、内置发夹形换热器、冷凝器、机架、水泵、控制柜等组成。

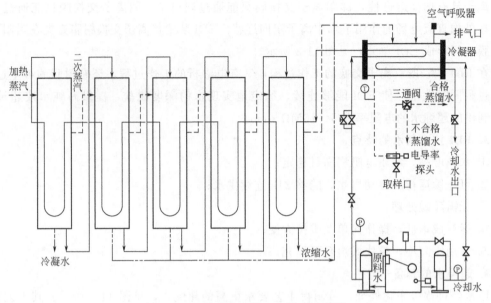

图 11-5 五效蒸馏水器工作原理示意图

2. 工作原理

见图 11-6，进料水从 1 进入蒸发器内，外源蒸汽从 2 进入列管间将料水蒸发，同时对发夹形换热器内的纯化水加热，外源蒸汽冷凝后形成的冷凝水由 3 排出。生成的蒸汽自下部排出，再沿内胆与分离筒间的螺旋叶片旋转向上运动，蒸汽中夹带的液滴被分离，在分离筒内壁形成水层，下流汇集于器底。蒸汽上升至分离筒顶端，从蒸汽出口 5 排出（二次蒸汽）。

二次蒸汽进入二效蒸发器，同时，经一效加热的纯化水进入二效，在蒸发器 2 内，进料水再次被蒸发，而纯蒸汽全部冷凝为蒸馏水，从底部排放水口进入蒸发器 3。再次产生的二次蒸汽作为热源从纯蒸汽出口进入蒸发器 3。

以此类推，从蒸发器 5 出来的蒸馏水与纯蒸汽全部引入冷凝器，被进料水和冷却水冷凝，未冷凝气体由冷凝器排气口排出。进料水经蒸发后形成含有杂质的浓缩水从蒸发器 5 底部废水排出口排出。

图 11-6 第一效蒸发器示意图
1—进料水入口；2—外源蒸汽入口；
3—冷凝水出口；4—排放水口；
5—纯蒸汽出口；6—发夹形换
热器；7—分离筒

（五）标准操作规程

参考表 11-1、表 11-2。

表 11-1 反渗透纯化水制备标准操作规程

××××× 制药有限公司			编号：HD-SB-000-00	
文件名称	反渗透纯化水制备标准操作规程		页码：第/页	
			类别：操 作	
制定人		制定日期	年 月 日	

审核人		审核日期		年　月　日
批准人		批准日期		年　月　日
颁发部门		生效日期		年　月　日
分发部门：				

1. 开机前准备
①检查整流器接地是否良好,熔断器是否缺相；
②检查原水储罐、中间水箱有无杂质；
③检查管路有无泄漏；
④检查反渗透器主机机体上有无金属杂质及周围环境是否整洁。
2. 开机操作
①接通总电源；
②检查设备情况及药品的余量；
③打开原水排放阀,排除水管内积水、杂质,至出水清澈,打开原水进水阀手柄,关闭原水排放阀；
④打开原水泵进水阀、出水阀到调整位置；
⑤打开石英砂过滤器"反洗"、"上排"阀门,进行反洗20min,打开"正洗"、"下排"阀门,正洗10min；
⑥打开活性炭过滤器"反洗"、"上排"阀门,进行反洗20min,打开"正洗"、"下排"阀门,正洗10min；
⑦打开精密过滤器排气阀,排放过滤器内的气体,打开反渗透装置浓水排放阀,打开高压泵对反渗透装置进行低压冲洗10min；
⑧关闭一半浓水排放阀,开始制水；
⑨当所制淡水到达规定水位时,纯化水泵启动；
⑩打开混合床进水阀,进行树脂交换与再生,打开混合床下污阀排放至纯化水清澈；
⑪如需要送纯水,先接通紫外灯的电源,然后打开纯水泵的进出水阀,启动纯水泵,打开紫外灯灭菌器出水阀,打开微孔过滤器排气阀,把纯化水输送至用水点；
⑫用水点不用水时,关闭纯水泵；
⑬关闭中间水泵；
⑭打开反渗透装置浓淡水排放阀对反渗透装置低压冲洗10～20min,关闭高压泵、原水泵,关闭浓淡水排放阀；
⑮关闭水源、电源。

表 11-2　多效蒸馏水机标准操作规程

×××××制药有限公司			编号：HD-SB-000-00	
文件名称： 　　多效蒸馏水机标准操作规程			页码：第/页	
			类别：操　　作	
制定人		制定日期		年　月　日
审核人		审核日期		年　月　日
批准人		批准日期		年　月　日
颁发部门		生效日期		年　月　日
分发部门：				

1. 预热及准备
①将蒸汽管道中冷凝水及杂质排放干净；
②将干净的饱和蒸汽送入蒸馏水机的加入蒸汽管道；
③排净各效积水,打开最后一效排放残留液手动球阀,使进设备的蒸汽压力达到0.3MPa；

> ④预热 5min 后,开大蒸汽手阀,使进入设备的蒸汽压力达到 0.4MPa 以上;
> ⑤控制箱送入 380V 交流电,压缩空气大于 0.5MPa 送入。
> 2. 开机操作
> ①把所有操作钮旋至"关"位;
> ②把"电源"锁旋至"开"位,"手排水"钮旋至"开"位;
> ③把"运行"钮旋至"开"位,此时进料水泵启动;
> ④调节进料水手动调节阀,调节加水量至规定量,保证蒸汽压力 0.3MP,蒸馏水温度 95℃时,增大进水量至规定量,保证蒸汽压力 0.3MPa,蒸馏水温度 95℃,当蒸馏水电导率小于 1μs/cm 且持续一段时间后,把"手排水"钮旋至"关"位,蒸馏水进入蒸馏水罐。
> 3. 停机
> ①"手排水"钮旋至"开"位;
> ②关小进水阀,使进料水量降至 100L/h;
> ③把"运行"钮旋至"关"位,水泵停止,关闭蒸汽阀门及管路总阀;
> ④把"电源"锁旋至"关"位,切断总电源。

十二、粉碎技术

中药原料多数以不同的形状、规格存在,在进行剂型制作时,需要对药材加工处理后,才能使用。药材粉碎是中药制药的基础技术之一。

(一) 粉碎的基本知识

粉碎是借助机械力或其他方法将大块固体药物碎成适宜细颗粒的操作过程。

1. 粉碎的目的

增加物料的表面积,便于药材中有效成分的浸出;有利于药物的溶解与吸收,提高生物利用度;便于各种剂型的制备。

2. 物料与粉碎有关的物理性质

(1) 硬度　即物料的坚硬程度。以莫氏指数表示,滑石粉最软硬度定为1,金刚石最硬硬度定为10。

(2) 脆性　物料受外力冲击易碎裂成小颗粒的性质。晶体物料易于粉碎,如生石膏、硼砂;非晶体物料易变形而阻碍粉碎,如樟脑、冰片。

(3) 韧性　物料易变形,不易折断,指富含纤维的药材。

(4) 弹性　物料受外力发生形变,解除外力,形变消失,如树脂、树胶、乳香、没药。

(5) 水分　一般水分小易于粉碎。当水分超过 4% 时,则会影响粉碎。

(6) 温度　粉碎过程中将有热能产生,影响粉碎效率及药材功效。通常低温粉碎效果好。

3. 粉碎的原则

① 药物不宜过度粉碎,达到所需要的粉碎度即可,以节省能源和减少药物损失。

② 粉碎过程中,应保证药物或处方的完整性,不得将难粉碎的部分弃之。

③ 植物性药材粉碎前要确保干燥,粉碎前确认药材性质,以确定粉碎方法。

④ 粉碎具毒性或刺激性或高粉尘性或氧化、还原性的药物时,应加强劳动保护,以防中毒或爆炸。

(二) 常用的粉碎技术

1. 干法粉碎

干法粉碎是指把物料经过适当干燥处理,降低水分再粉碎的操作,这种粉碎是中药制剂生产中最常用的粉碎方法。

2. 湿法粉碎

湿法粉碎是指在物料中添加适量的水或其他液体进行磨碎的方法。根据加入液体种类和体积的不同,分为水飞法和加液研磨法。

(1) 水飞法　是将药物与水共置乳钵中研磨,使细粉漂浮液面或混悬于水中,然后将混悬液倾出,余下的药物再加水反复研磨,直至全部研磨完毕。将研得的混悬液合并、沉降、倾出上清液,干燥湿粉,得极细粉末。

现制药生产多采用电动乳钵或球磨机粉碎。

中药矿物类、动物的贝壳类中的水不溶性药物常用水飞法制成细粉或极细粉,如朱砂、滑石、珍珠、炉甘石等。

(2) 加液研磨法　是将药料加入少量液体研磨的方法。如樟脑、冰片、薄荷等加入少量的乙醇,用乳锤研磨。研磨麝香时常加入少量水研磨,更易研碎,俗称"打潮"。中药细料药粉碎时,对麝香和冰片两药常"轻研冰片、重研麝香"。

3. 单独粉碎

单独粉碎是将处方中的某一味药材单独进行粉碎的操作。

① 氧化性药物与还原性药物必须单独粉碎,否则易引起爆炸现象。

② 贵重药物及刺激性药物为了减少损耗和便于劳动防护,贵重药物如牛黄;毒性药物如红粉、轻粉等。

③ 处方中黏软性差异较大的药物如乳香、没药。

④ 芳香性药物如冰片、樟脑。

⑤ 细小种子类药物如车前子、葶苈子。

⑥ 含动物药如皮、肉、筋骨、血液等。

4. 混合粉碎

混合粉碎是两种以上的药物同时混合并粉碎的操作称为混合粉碎。混合粉碎可避免一些黏性、油性药材单独粉碎的困难,并可使粉碎与混合操作同时进行。

(1) 串油　处方中有大量含油脂性药物,如桃仁、柏子仁、枣仁、胡桃仁,虽易粉碎,但过筛困难,可将处方中其他药物先粉碎,然后取一部分粉末与含油脂的药物共同粉碎。

(2) 串料　处方中含有黏性药物较多时,如熟地、山茱萸、黄精、玉竹、天冬、麦冬,可将处方中其他药物先粉碎成粗末,再取其一部分与黏性药物串压,使成不规则的碎块或颗粒,在60℃以下充分干燥,再混合粉碎。

(3) 蒸罐　将处方中适于蒸制的动物性药物、树脂以及含大量糖分的药物置于夹层罐中,加入定量(1:1或1:1.5)黄酒,加热蒸制,待酒蒸尽后取出,另将方中含有挥发性成分或不宜蒸制的药物粉碎成粗末,再与蒸制过的药物掺和均匀,干燥碎成细粉。如制作乌鸡白凤丸就用此法来粉碎药物。此种操作方法一般称为"综合蒸制法",俗称"蒸罐"。

5. 低温粉碎

低温粉碎指利用物料在低温时脆性增加，韧性与延伸性降低的性质，将物料或粉碎机进行冷却的粉碎操作。此法适宜在常温下粉碎困难的物料如树脂、树胶、干浸膏等的粉碎，对于含水、含油较少的物料也能进行粉碎。低温粉碎能保留物料中的香气及挥发性有效成分，并可获得更细粉末。

6. 超微粉碎

药物经粉碎机粉碎后，其粒径在 $5\mu m$ 以下，表面积增大，可加快溶解速度，提高吸收速度和吸收量。

> **知识延伸**
>
> **超微粉碎**
>
> 超微粉碎是近二十年迅速发展起来的一项高新技术，能把原材料加工成微米甚至纳米级的微粉，已经在各行各业得到了广泛的应用。药物经粉碎机粉碎后，其粒径在 $5\mu m$ 以下，表面积增大，可加快溶解速度，提高吸收速度和吸收量。

十三、粉碎设备

粉碎是中药材前处理的一个作用环节，粉碎设备主要有研钵、铁研船、万能粉碎机、柴田式粉碎机、球磨机、振动磨、流能磨、胶体磨等。

（一）常用的粉碎设备

粉碎设备比较见表 13-1。

表 13-1 常用的粉碎设备比较

名称	结构	工作原理	应用对象
万能粉碎机	机座、电机、加料斗、粉碎室、固定齿盘、活动齿盘、环形筛板、振动装置、出料口	物料进入粉碎腔中，在高速旋转齿盘作用下，物料被撞击、剪切、研磨及相互碰撞，形成小粉粒，经筛板流出	适用于多数干燥物料的粉碎，如植物药材的根、茎、叶、壳等及结晶性药物和非组织性脆性药物

续表

名称	结构	工作原理	应用对象
柴田式粉碎机	机壳、加料斗、甩盘、打板、挡板、风扇、电动机等	甩盘高速旋转,物料在粉碎室内受到打板和机壳内齿的撞击而破碎,细粉经出粉管吹出。药粉粒径的大小由挡板调节	适用物料同万能粉碎机,粉碎强度高于万能粉碎机
球磨机	球罐、研磨介质、轴承、动力装置	罐体绕水平轴线转动,罐内研磨介质被带到一定高度,由于重力作用发生抛落,物料受到撞击、劈裂、研磨而粉碎	对多种类型物料如结晶性药物、引湿性药物、干浸膏、挥发性药物、贵重药物均可

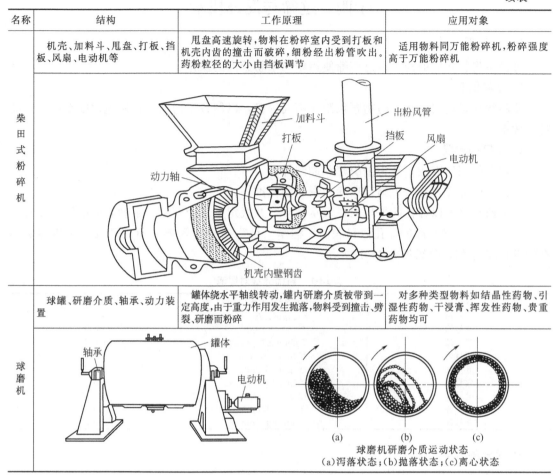

球磨机研磨介质运动状态
(a)泻落状态；(b)抛落状态；(c)离心状态

(二) 标准操作规程

参见表 13-2。

表 13-2 万能粉碎机标准操作规程

×××××制药有限公司		编号:HD-SB-000-00	
文件名称： 30B 型高速万能粉碎机标准操作规程		页码:第/页	
		类别:操　作	
制定人		制定日期	年　月　日
审核人		审核日期	年　月　日
批准人		批准日期	年　月　日
颁发部门		生效日期	年　月　日
分发部门：			
1. 开机前准备 ①检查设备完好,清洁,悬挂"完好"、"已清洁"状态标志并在清洁有效期内; ②手动盘车检查有无卡死或轻重不均匀现象,轴承加油孔加入适量润滑油脂; ③检查所有紧固螺钉是否全部拧紧; ④安装好符合规格的筛网; ⑤在出料口扎紧接料袋。 2. 开机操作 ①合上总电源开关,开启吸风按钮,再按启动按钮,设备开始运转; ②将物料加入料斗,调节料斗闸门,适度开启,防止电机过载; ③工作结束后,按下停止按钮,断开总电源; ④填写设备运行记录。			

十四、过筛与混合技术

(一) 过筛技术

过筛系将粉碎后的药粉通过药筛使粗粉与细粉分离的操作。

1. 过筛的目的

使药物粒子均匀一致；药物颗粒制成不同等级，以制备不同剂型；避免过度粉碎，提高粉碎效率。

2. 药筛的种类

根据筛的制作方法，分为编织筛和冲制筛。

根据筛的标准，分为中国药典筛和泰勒制标准筛。

中国药典筛是以筛孔的平均内径表示筛号，共规定了9个筛号。泰勒制标准筛是以每英寸（2.54cm）筛网长度的筛孔数目表示，称作"目"。《中国药典》所用药筛，选用国家标准的R40/3系列，分级见表14-1。

表14-1 药筛分级对照表

筛号	筛孔内径（平均值）	目号
一号筛	$2000\mu m \pm 70\mu m$	10目
二号筛	$850\mu m \pm 29\mu m$	24目
三号筛	$355\mu m \pm 13\mu m$	50目
四号筛	$250\mu m \pm 9.9\mu m$	65目
五号筛	$180\mu m \pm 7.6\mu m$	80目
六号筛	$150\mu m \pm 6.6\mu m$	100目
七号筛	$125\mu m \pm 5.8\mu m$	120目
八号筛	$90\mu m \pm 4.6\mu m$	150目
九号筛	$75\mu m \pm 4.1\mu m$	200目

3. 粉末的分等

《中国药典》规定了固体粉末六个等级标准，分等如下：

(1) 最粗粉 指能全部通过一号筛，但混有能通过三号筛不超过20%的粉末；

(2) 粗粉 指能全部通过二号筛，但混有能通过四号筛不超过40%的粉末；

(3) 中粉 指能全部通过四号筛，但混有能通过五号筛不超过60%的粉末；

(4) 细粉 指能全部通过五号筛，并含能通过六号筛不少于95%的粉末；

(5) 最细粉 指能全部通过六号筛，并含能通过七号筛不少于95%的粉末；

(6) 极细粉 指能全部通过八号筛，并含能通过九号筛不少于95%的粉末。

4. 药筛的种类

药筛的种类很多，主要有五类：手摇筛、振动筛、旋动筛、滚筒筛、摇动筛。

5. 过筛时的注意事项

① 粉末应干燥。

② 粉层厚度应适中。

③ 过筛时药筛要不断振动。

(二) 混合技术

混合是将两种或两种以上的物质相互分散而达到均匀状态的操作。

1. 混合的目的

混合是制备散剂、颗粒剂、胶囊剂、片剂、丸剂等固体制剂的一个关键工序，其目的是使物料均匀，药物物理性状合格，药用成分均一，疗效一致。

2. 混合方法

混合时，通常采用搅拌混合、研磨混合、过筛混合、旋转混合等方法，在混合过程中体现了对流、剪切、扩散等混合机制。

3. 特殊混合方法

（1）等量递增法　处方中物料比例量相差悬殊，不易混合均匀，通常采用等量递增法，也称"配研法"，即取量小药物为一组份，再取等量量大的组分药物，两者混合均匀；然后再次取与之等量量大的组分药物混合，如此倍量增加，直至全部混合完毕。

（2）打底套色法　混合时，将量少、色深、质轻的药粉先放入混合器内，即为打底；将量多、色浅、质重的药粉分次放入混合器，混匀，即为套色。

十五、筛分与混合设备

（一）筛分设备

常用的筛分工具有手摇筛和振动筛。

1. 振动筛的结构

见图 15-1，主要由筛网、上部重锤、下部重锤、弹簧、电机等组成。

2. 振动筛工作原理

筛框以弹簧支撑于底座上，电机的上、下轴各装有不平衡锤，上轴连接筛网，上部重锤使筛网产生水平圆周运动，下部重锤使筛网产生垂直方向运动，物料在筛网的三维性振荡下形成涡旋，粗料经上口排出，细料由下口排出。

（二）混合设备

混合系指多种固体物料相互交叉分散的过程。混合的机制有剪切、对流和扩散等。混合设备有多种，常用的有槽型混合机、双螺旋锥形混合机、V形混合机、二维混合机、三维混合机等，见表15-1。

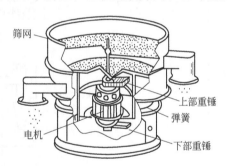

图 15-1　振动筛结构示意图

表 15-1　混合设备

名称	结构	工作原理	应用范围
槽型混合机	机座、混合槽、"∽"形搅拌桨、减速器、电机、电气控制系统等	搅拌桨旋转，使物料不停地向上下、左右、内外各个方向运动，呈翻滚状态，达到均匀混合	干燥物料或干物料与液体物料混合

续表

名称	结构	工作原理	应用范围
双螺旋锥形混合机	锥形罐、螺旋推进器、加料口、出料口、转臂传动系统等	启动电源,电机带动双级摆线针轮减速器,输出公转和自转两种速度,主轴以 5r/min 带动两个螺旋推进器公转,同时两个螺旋推进器自身以 100r/min 按相反方向自转,以搅拌和提升物料	干燥物料混合
V形混合机	水平旋转轴、支架、V形混合筒、电机、传送带、蜗轮蜗杆	电机通过 V 形混合筒绕水平轴转动,物料在旋转的 V 形混合筒内被反复分开与聚合,通过不断循环、对流达到均匀混合	干燥物料混合
三维混合机	机座、混合筒、驱动系统、Y形万向联轴节、电气控制系统	混合筒通过 Y 形万向联轴节悬装于主、从动轴端部,两只万向节在空间既交叉又相互垂直。当主动轴转动时,万向联轴节使料筒做轴向、径向、环向三维复合运动,物料在筒内进行相互流动、扩散、掺拌和剪切,由分离状态达到相互混合	干燥物料混合

（三）标准操作规程

参见表 15-2、表 15-3。

表 15-2　振荡筛标准操作规程

×××××制药有限公司		编号：HD-SB-000-00	
文件名称：ZS 高效振荡筛标准操作规程		页码：第/页	
		类别：操　作	
制定人		制定日期	年　月　日
审核人		审核日期	年　月　日
批准人		批准日期	年　月　日
颁发部门		生效日期	年　月　日
分发部门：			
1. 准备工作 ①检查设备完好，清洁，悬挂"完好"、"已清洁"状态标志并在清洁有效期内； ②安装好符合规格的筛网； ③检查所有紧固螺钉是否全部拧紧，使筛网盖卡紧； ④在出料口扎紧接料袋。 2. 运行 ①打开总电源开关，开启启动按钮，运转数分钟，检查有无异常响声； ②在筛盖上放少许物料，观察其运动轨迹和速度； ③试运行正常后带料负荷运行； ④工作完毕，停机时待出料口无物料时按停机按钮； ⑤为了停机稳定，快速通过共振区，采用制动停车。			

表 15-3　槽型混合机标准操作规程

×××××制药有限公司		编号：HD-SB-000-00	
文件名称：HC-100 型槽型混合机标准操作规程		页码：第/页	
		类别：操　作	
制定人		制定日期	年　月　日
审核人		审核日期	年　月　日
批准人		批准日期	年　月　日
颁发部门		生效日期	年　月　日
分发部门：			
1. 检查设备有无"完好"标志卡； 2. 使用前进行一次空车运转试验，无异常情况时，可投入使用； 3. 按规定要求在混合槽内加入适量的物料； 4. 开启电机，进行物料混合； 5. 将混合完毕的物料盛入洁净的容器内； 6. 断开电源后清场。			

十六、浸出技术

（一）浸出的基本知识

每一种药材中都含有多种极其复杂的化学成分。根据化学成分在治疗中发挥的作用，可将其分为有效单体、有效部位、辅助成分和无效成分等。

有效单体：是指具有一定的生理活性或疗效，能够起到治疗疾病作用的单体物质。有效单体一般能够用分子式和结构式表示，并具有一定的物理常数，如四氢帕马丁（延胡索乙素）、大黄酸、黄芩苷、甲氧沙林（补骨脂内酯）、青蒿素等。

有效部位：是指多种化学成分的混合物，它在药理和临床上能够代表或部分代表原药材的疗效，如人参总皂苷、银杏总黄酮、大黄总蒽醌等。因为药材的成分复杂，仅以有效单体来说明药材的多功效及其综合作用是不够的，而用有效部位描述中药化学成分，有利于发挥其综合效能，符合中医用药特点。

辅助成分：成分本身没有生理活性，但它能辅助有效单体或有效部位发挥疗效，或有利于有效单体的浸出或增强制剂的稳定性，这类化学成分称为辅助成分。如洋地黄中的皂苷可以帮助洋地黄毒苷溶解和促进其吸收。

无效成分：药材中普遍存在一些化学成分，无生理活性，不起药效，有的甚至还会影响药材的浸提及制剂的稳定性、外观和药效，将它们称为无效成分。如脂肪、淀粉、叶绿素、果胶、无机盐等。

在药材浸出的工艺中，有效单体或有效部位、辅助成分统称为药用成分，要尽可能提取药用成分和尽量除去无效成分。

"药用成分"和"无效成分"的概念不是绝对的，对于不同药材、制剂和药用环境，两者是可变的。如鞣质、多糖或蛋白质等。

药材成分浸出的目的：得到药材中的有效成分，除去无效物质；增加制剂的稳定性；减少服用剂量，提高疗效。

实训项目1 丹参浸膏制备

【处方】 丹参 1000g　　　　　乙醇 适量

【制法】 取丹参粉碎为粗粉（二号筛），按重浸渍法，加入5倍量体积分数为65%乙醇，浸渍时间不少于48h，然后，滤取上清液；药渣加入3倍量体积分数为65%乙醇，浸渍时间不少于48h，然后，滤取上清液；药渣加入1倍量体积分数为65%乙醇，浸渍时间不少于24h，然后，滤取上清液，合并滤液，回收乙醇至稠膏状。得丹参浸膏。

【工艺流程】 丹参浸膏制备工艺流程见图16-1。

【项目考核】 丹参浸膏制备项目考核见表16-1。

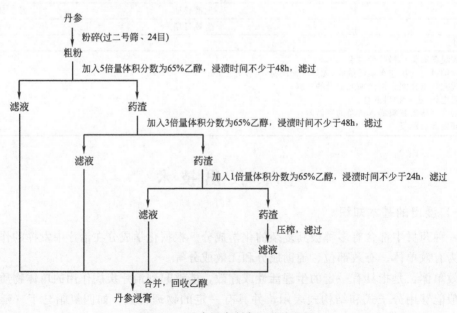

图16-1 丹参浸膏制备工艺流程图

表 16-1 丹参浸膏制备考核

专业及班级：　　　　　　　　组别：　　　　　　姓名及学号：

场所		设备		得分
处方	丹参 1000g			
制法	取丹参粉碎为粗粉（二号筛、24目），按重浸渍法，加入 5 倍量体积分数为 65% 乙醇，浸渍时间不少于 48h，然后，滤取上清液；药渣加入 3 倍量体积分数为 65% 乙醇，浸渍时间不少于 48h，然后，滤取上清液；药渣加入 1 倍量体积分数为 65% 乙醇，浸渍时间不少于 24h，然后，滤取上清液，合并滤液，回收乙醇至稠膏状。得丹参浸膏			
工艺设计(5分)	拟出工艺流程			
备料(5分)	所选原料、辅料及投料量准确			
浸渍(20分)	药材粒度适宜，加入乙醇浓度及用量正确，浸渍次数与时间合理			
滤过(5分)	固液分离彻底			
回收乙醇(10分)	正确操作乙醇回收装置，乙醇回收彻底，会使用酒度计			
收膏(10分)	温度、时间掌握适宜，浸膏无损失			
储存(5分)	保存方法适宜			
生产开始时间		结束时间	生产工时	
各项记录完成情况(10分)	记录真实、完整，字迹工整清晰			
清场完成情况(10分)	清场全面、彻底			
产品合格率(5分)	不低于 90%			
生产事故(5分)	不出现			
物料平衡率(10分)	95%≤V<100%			
总结				

考核教师：　　　　　　　　考核时间：　　年　　月　　日

实训项目 2　黄芪浸膏及黄芪多糖制备

【处方】　黄芪 1000g

【制法】　取黄芪饮片，加入 7 倍量水，浸泡 1h 后，煎煮 1h，滤过，得滤液，药渣加入 4 倍量水，煎煮 1h，滤过，得滤液，合并滤液，药液减压浓缩至 0.3 倍量。冷却至室温，加体积分数为 95% 乙醇使其体积分数为 60%，静置 24h。提取上清液，得沉淀（黄芪粗多糖），上清液回收乙醇，得黄芪浸膏。

【工艺流程】　黄芪浸膏与黄芪多糖制备工艺流程见图 16-2。

【项目考核】　黄芪浸膏与黄芪多糖制备项目考核见表 16-2。

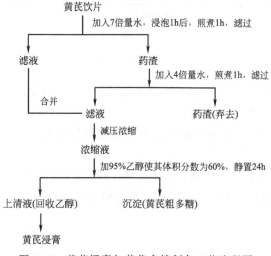

图 16-2　黄芪浸膏与黄芪多糖制备工艺流程图

表 16-2 黄芪浸膏与黄芪多糖制备考核

专业及班级：　　　　　　　组别：　　　　姓名及学号：

场所		设备		得分
处方	黄芪 1000g			
制法	取黄芪饮片，加入 7 倍量水，浸泡 1h 后，煎煮 1h，滤过，得滤液，药渣加入 4 倍量水，煎煮 1h，滤过，得滤液，合并滤液，药液减压浓缩至 0.3 倍量。冷却至室温，加入体积分数为 95% 乙醇使其体积分数为 60%，静置 24h。提取上清液，得沉淀（黄芪粗多糖），上清液回收乙醇，得黄芪浸膏			
工艺设计(5分)	拟出工艺流程			
备料(5分)	所选原料、辅料及投料量准确			
煎煮(15分)	药材充分浸泡，加水量、煎煮时间、温度、次数正确			
滤过(5分)	固液分离彻底			
浓缩(5分)	温度、时间掌握恰当			
醇沉(10分)	加入乙醇的数量正确，操作准确			
回收乙醇(5分)	正确操作乙醇回收装置，乙醇回收彻底，会使用酒度计			
收膏(5分)	温度、时间掌握适宜，浸膏无损失			
储存(5分)	保存方法适宜			
生产开始时间	结束时间		生产工时	
各项记录完成情况(10分)	记录真实、完整，字迹工整清晰			
清场完成情况(10分)	清场全面、彻底			
产品合格率(5分)	不低于 90%			
生产事故(5分)	不出现			
物料平衡率(10分)	$95\% \leq V < 100\%$			
总结				

考核教师：　　　　　　　　考核时间：　　年　月　日

（二）浸渍法

1. 概述

浸渍法系指将药材置密闭容器内，以适量溶剂，在一定温度（40~60℃）条件下浸泡至规定时间，使药用成分浸出的操作方法。

特点：操作简单易行，浸出液的澄明度好，浸出效果较差，溶剂用量大及操作时间长等特点。

浸渍法适用于遇热易破坏、芳香性药材，黏性、无组织结构的药材（如乳香、没药），新鲜和易膨胀的药材（如鲜石斛、叶类等）。不适用于贵重药材、毒性药材及药用成分含量较低的药材。

2. 操作工艺

见浸渍法生产工艺流程图，图 16-3。

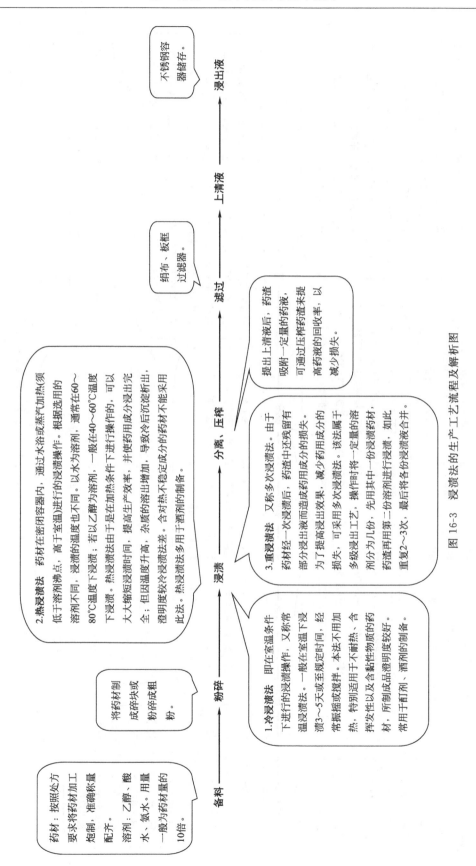

图16-3 浸渍法的生产工艺流程及解析图

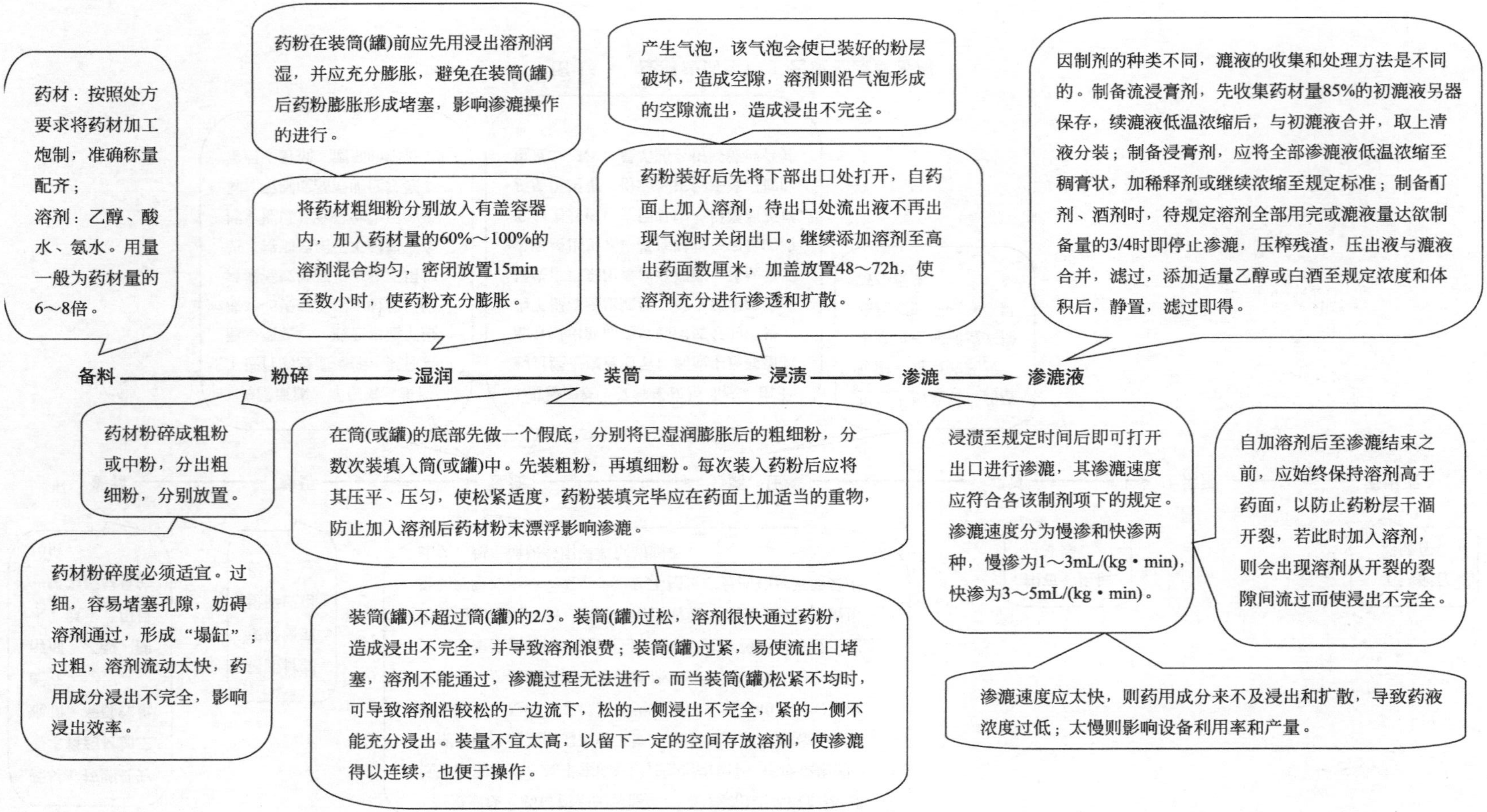

58　中药制药与设备实用技术

备料 → 粉碎 → 湿润 → 装筒 → 浸渍 → 渗漉 → 渗漉液

备料：
- 药材：按照处方要求将药材加工炮制，准确称量配齐；
- 溶剂：乙醇、酸水、氨水。用量一般为药材量的6～8倍。

粉碎：
- 药材粉碎成药粉，过中粉、分出粗粉、分别放置。
- 药材粉碎度必须适宜。过细，容易堵塞孔隙，妨得溶剂通过，形成"塌缸"；过粗，溶剂流动太快，药用成分浸出不完全，影响浸出效率。

湿润：
- 药粉在装筒（罐）前应先用浸出溶剂润湿，并应充分膨胀，避免在装筒（罐）后药粉膨胀形成堵塞，影响渗漉操作的进行。
- 将药材粗细粉分别放入有盖容器内，加入药材量的60%～100%的溶剂混合均匀，密闭放置15min至数小时，使药粉充分膨胀。

装筒：
- 产生气泡，该气泡会使已装好的粉层破坏，造成空隙，溶剂则顺气泡形成的空隙流出，造成浸出不完全。
- 药粉装好后先将下部出口处打开，自药面上加入溶剂，待出口处流出液不再出现气泡时关闭出口。继续添加溶剂至药面数厘米，加盖放置48～72h，使溶剂充分进行渗透和扩散。
- 在筒（或罐）的底部先做一个假底，分别将已湿润膨胀后的粗细粉，分数次装填入筒（或罐）中。先装粗粉，再填细粉。每次装入药粉应压其压平、压匀，使松紧适度，药粉装填完毕应在药面上加适当的重物，防止加入溶剂后药粉末漂浮影响渗漉。
- 装筒（罐）不超过筒（罐）的2/3。装筒（罐）过紧，溶剂很难通过，造成浸出不完全，并导致溶剂浪费；装筒（罐）过松，溶剂快速通过出口堵塞，渗漉过程无法进行，而当装筒（罐）松紧不均匀时，溶剂会致溶剂沿较松的一边流下，松的一侧浸出不完全，紧的一侧溶剂不能充分浸出，以留下一定的空间存放溶剂，使渗漉得以分浸出，装置不宜太高，也便于操作。

浸渍：
- 浸渍至规定时间后即可打开出口进行渗漉。其渗漉速度应符合该制剂项下规定。渗漉速度分为慢渗和快渗两种，慢渗为1～3mL/(kg·min)，快渗为3～5mL/(kg·min)。
- 渗漉速度应太快，则药用有效成分来及浸出及扩散，太慢则影响设备利用率和产量。

渗漉液：
- 自加入溶剂后至渗漉结束之前，应始终保持溶剂高于药面，以防止溶剂层干涸。药面若此时加入溶剂，若此时出现液面开裂，则会出现裂隙同流过而使浸出不完全。
- 因制剂的种类不同，滤液的收集和处理方法不同的。制备流浸膏剂，先收集药材量85%的初滤液另器保存，续滤液低温浓缩，与初滤液合并，取上清液分装；制备浸膏剂，应将全部渗漉液继续浓缩至稠膏状，加稀释剂或规定溶剂至渗漉，酒剂、酊剂的3/4时即停止渗漉，压榨残渣，备量的合并，添加适量乙醇或白酒至规定浓度和体积后，滤过、静置，滤过即得。

图16-4　渗漉法的生产工艺流程及解析图

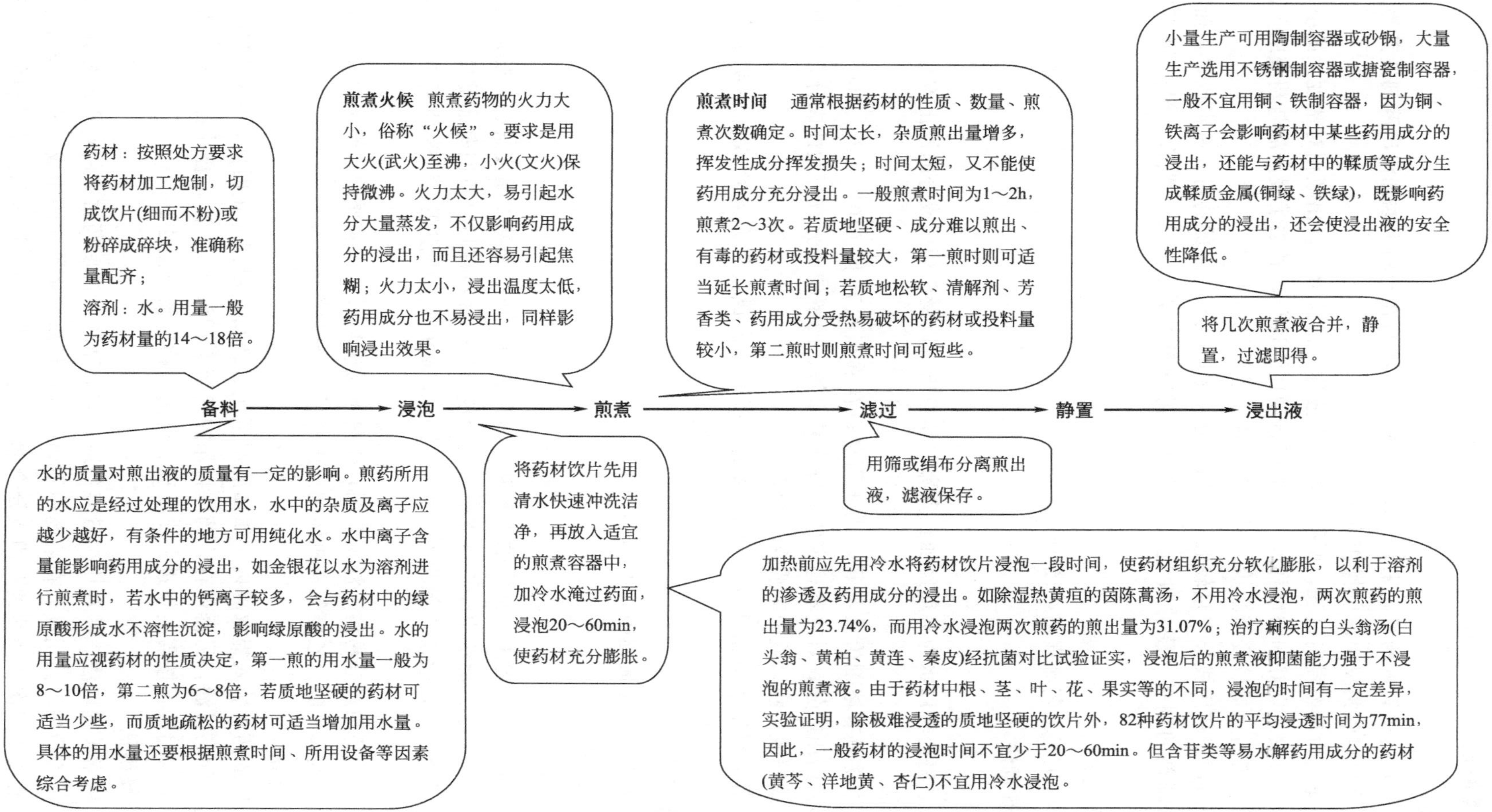

第一部分 基本知识与基本技术

图 16-5 煎煮法的生产工艺流程及解析图

备料 → 浸泡 → 煎煮 → 滤过 → 静置 → 浸出液

备料

药材：按照处方要求，将药材加工炮制，切成饮片（细而不粉）或粉碎成不同块，准确称量配齐；
溶剂：水。用量一般为药材量的14~18倍。

水的质量对煎出液的质量有一定的影响。煎药所用的水应是经过处理的饮用水，水中的杂质及离子含量能影响，有条件的地方可用纯化水。水中离子会行煎煮时，若水中的钙离子较多，如金银花会与药材中的绿原酸形成水不溶性沉淀，影响绿原酸的浸出。水的用量应视药材的性质决定，第一煎药用水量一般为8~10倍，第二煎为6~8倍，若质地坚硬的药材可适当多些，而质地松软的药材可适当增加水量。具体的用水量还要根据煎煮时间、所用设备等因素综合考虑。

浸泡

将药材饮片先用清水快速冲洗洁净，再放入适宜的煎煮容器中，加冷水淹过药面，浸泡20~60min，使药材充分膨胀。

加热前应先用冷水将药材饮片浸泡一段时间，使药材组织充分软化膨胀，以利于溶剂的渗透及药用成分的煎出。如除湿热黄疸的茵陈蒿汤，不用冷水浸泡，两次煎药的煎出量为23.74%，而用冷水浸泡两次煎药的煎出量为31.07%；治疗痢疾的白头翁汤（白头翁、黄连、黄柏、秦皮）经抗菌试验对比证实，浸泡后的煎煮液抑菌能力强于不浸泡的煎煮液。由于药材中根、茎、叶、花、果实等的不同，浸泡的时间有一定差异。实验证明，除极难浸透的药材坚硬饮片外，82种药材饮片的平均浸透时间为77min。因此，一般药材的浸泡时间不宜少于20~60min。但含甘等易水解药用成分的药材（黄芩、洋地黄、杏仁）不宜用冷水浸泡。

煎煮

煎煮火候 煎煮药物的火力大小，俗称"火候"。要求是用大火（武火）至沸，小火（文火）保持微沸。火力太大，易引起焦糊；火力太小，浸出温度太低，不仅影响药用成分蒸出，而且还容易引起焦糊；火力太小，浸出温度太低，同样影响浸出效果。

煎煮时间 通常根据药材的性质、数量、煮次数确定。时间太长，杂质煎出量增多，挥发性成分挥发损失；时间太短，又不能使药用成分充分浸出。一般煎煮时间为1~2h，煎煮2~3次。若质地坚硬、成分难以煎出、有毒的药材或投料量较大，第一煎时间可适当延长煎煮时间；若质地松软、易破坏的药材或投料量较小，芳香类、清解剂，第二煎时则煎煮时间可短些。

滤过

用筛或纱布分离煎出液，滤液保存。

静置

将几次煎煮液合并，静置，过滤即得。

小量生产可用陶制容器或砂锅，大量生产宜选用不锈钢制容器或搪瓷制容器，一般不宜用铜、铁制容器，因为铜、铁离子会影响药材中某些药用成分的浸出，还能与药材中的鞣质（铜绿、铁锈）成难溶性金属盐，既影响药用成分的浸出，还会使浸出液的安全性降低。

(三) 渗漉法

1. 概述

渗漉法系指将适宜的药材粉末装于渗漉装置中，不断在药粉上添加浸出溶剂使其渗过药粉，自下部流出口收集浸出液的操作方法。

特点：此法为动态浸出过程，所得到的浸出液称为渗漉液；浸出液相对密度大的组分由上而下移动，形成了良好的浓度梯度；扩散能自动连续进行，省去了浸出液与药渣的分离时间和操作；溶剂的用量较浸渍法少，浸出效果优于浸渍法。

渗漉法适用于药用成分含量较低、药用成分不耐热或易挥发的药材、有毒或贵重药材及高浓度浸出制剂的制备。膨胀性较大的药材如树脂类松香、芦荟、乳香、没药等不宜用此法。

2. 操作工艺

见渗漉法生产工艺流程图，图 16-4。

(四) 煎煮法

1. 概述

煎煮法系将药材以水为溶剂经加热煮沸取其煎出液以浸出药用成分的浸出方法，又称水煮法或水提法。

特点：本法具有溶剂价廉易得、操作简单；在沸点状态下（101.3kPa，100℃）浸出，能浸出大部分药用成分；对热不稳定的成分或易水解、酶解的成分或挥发性成分在煎煮过程中易被破坏或挥散；浸出液中杂质含量较多。

本法适用于药用成分溶于水且对热稳定、不易挥发成分以及药用成分不明确药材的浸出。

2. 操作工艺

见煎煮法生产工艺流程图，图 16-5。

(五) 回流法

1. 概述

回流法系指将药材粉末与适宜的溶剂共置蒸馏器中，在溶剂沸点温度进行加热以使药用成分浸出的操作方法。此法由于溶剂受热汽化变成蒸气，经冷凝后又流回蒸馏器中，如此反复直至浸出完全为止，故浸出效果好，而且浸出溶剂可以循环使用，溶剂的用量少，利用率高。

本法适用于药用成分易溶于浸出溶剂且受热不易破坏者，以及质地坚硬不易浸出者。常用于挥发性溶剂如乙醇、乙醚等有机溶剂浸出药材成分时使用。

2. 操作方法

将粉碎后的药材装入提取罐内，添加溶剂至淹过药粉，浸泡一定时间，将提取罐加热，回流至规定时间，过滤，另器保存，药渣再添加新溶剂回流 2~3 次，合并各次回流液，回收溶剂，所得浓缩液再按需要作进一步处理。此法又称回流热浸法。

3. 循环浸出法

本法又称索氏提取法。系利用少量溶剂通过连续循环回流使药材中的药用成分充分浸出的操作方法。若药材中药用成分在溶剂中不溶解或药材质地坚硬而药用成分不易浸出时，采用回流法需要反复多次才能达到药用成分全部浸出。为了能用少量溶剂而使药材的大量药用成分浸出，可用循环回流法。本法加热浸出时，热溶剂能连续进入蒸馏器与药材接触，从而使浸出过程始终保持最大的浓度梯度，与渗漉法、回流法相比较，溶剂可循环使用；由于溶剂在不断更新，故溶剂耗用量少，药用成分浸出完全。但是因为连续加热，浸出液受热时间较长，故不适于对热不稳定成分的浸出。

生产中采用循环提取设备。操作时将药材粗粉置于浸出器的钢丝篮中，由贮液筒经阀门加入有机溶剂，待浸出液充满虹吸管时，则自动经阀门流入蒸发锅中，在蒸发锅中被加热蒸发，蒸气沿导管进入冷凝器冷凝后又流入贮液筒中，再由阀门流入浸出器，反复提取。当浸出完全时放出浸出液，将蒸气通入浸出器的夹层中，使药渣中的有机溶剂蒸发，并沿导管经三通阀进入冷凝器的蛇形管中而被冷凝。蒸发锅上附有温度计、压力表、放气阀。

(六) 水蒸气蒸馏法

水蒸气蒸馏法是指将药材放入密闭的蒸馏器（釜）中，通入水蒸气进行蒸馏，使挥发性成分浸出的操作方法，分为共水蒸馏法（即直接加热法）、通水蒸气蒸馏法及水上蒸馏法三种。适用于具有挥发性，能随水蒸气蒸馏而不被破坏，与水不发生反应，又难溶或不溶于水的药用成分的提取、分离，如挥发油的提取。

为提高馏出液的纯度或浓度，一般需进行重蒸馏，收集重蒸馏液。但蒸馏次数不宜过多，以免挥发油中某些成分氧化或分解。

近年来新的浸出方法有：超临界 CO_2 萃取技术、半仿生提取技术及超声波提取技术等。

(七) 浸出溶剂的要求

选择浸出溶剂时应考虑下列基本要求：①能最大限度地溶解和浸出药用成分，最低限度地浸出无效成分和有害物质；②不与药用成分发生不应有的化学反应，亦不影响其稳定性、药效和质量控制；③没有或少有生理作用；④具有适宜的物理性质，如比热小、沸点低、黏度小、不易燃烧；⑤来源广泛、价格低廉。

实践中，浸出溶剂的选用原则上是基于上述基本要求，根据药材的组织与成分特性、医疗要求及溶剂的溶解性能等，通过试验选定。

(八) 常用浸出溶剂

1. 水

水是一种常用的浸出溶剂。由于极性大，它可与乙醇、甘油等其他极性溶剂相混溶。药材中的极性成分大多能溶于水，如生物碱盐类、苷类、有机酸、糖类、苦味质、多糖类（果胶、黏液质、淀粉等）、酶类等。由于中药成分复杂，有些成分还可能出现相互间的"助溶"作用，使本来在水中不溶或难溶成分在用水作浸出溶剂时被浸出。

水用作浸出溶剂具有溶解范围广、极性大、经济易得、无药理作用、使用安全等优点。但它对药用成分的选择性差，浸出液含杂质较多，导致过滤困难、成品色泽不佳、容易生霉、不利于储存等；有些药用成分还可能在水的存在下会引起水解或分解等（如苷类）。

2. 乙醇

乙醇与水相比较，具有较强的选择性，能溶解极性较大的药用成分如生物碱盐类、苷类、糖、苦味质等，也能溶解生物碱、挥发油、树脂、内酯、芳烃及少量脂肪油等极性较小的药用成分。

乙醇能与水按任意比例进行混合。乙醇的浓度越高，极性越小；相反，浓度越小，极性越大，因此，药剂生产中经常利用不同浓度的乙醇有选择性地浸出所需要的药用成分。通常选用20%～35%的乙醇用作蒽醌及苷、苦味质等水溶性成分的浸出；选用60%～70%的乙醇用作强心苷、酯类、鞣质等成分的浸出；用70%～80%的乙醇对部分游离生物碱及其盐类等进行浸出；还可用90%～95%的乙醇对挥发油、油树脂、叶绿素等极性较小的成分进行浸出。除此之外，当乙醇的浓度达到20%以上时即有显著的防腐作用；当浓度达到40%以上时，可以延缓酯类、苷类等水解作用的发生，增加浸出液的稳定性。乙醇还有比热小、沸点低、潜热小、易浓缩等优点，故蒸发浓缩工艺过程中的热量耗用小。

乙醇有一定的生理活性，价格较贵，易挥发、燃烧，在生产时应注意安全防护。制剂生产中所使用的乙醇应符合药用乙醇的质量标准。

3. 酒

酒性味甘、辛、大热，具有通血脉、行药势、散风寒、矫臭矫味的作用，它也是一种良好的浸出溶剂，主要用于酒剂的制备。因药酒中含醇量较大，小儿、孕妇、心脏病及高血压病人不宜服用。

浸出所用的酒一般选用黄酒和白酒。黄酒直接由粮食（米）和曲酿制而成，其含醇量在12%～15%（体积分数），内含乙醇、糖类、酸类及矿物质等成分，相对密度为0.98，为淡黄色澄明液体，有特异的醇香气，制剂中多用黄酒制备滋补性药酒和作矫味剂；白酒含醇量在50%～70%（体积分数），主要含乙醇、酯、醛、酚类等成分，相对密度0.82～0.92，为无色液体，有特异醇香味，并有较强的刺激性，制剂生产中多用白酒制备祛风活血、止痛散瘀的药酒。

（九）浸出辅助剂

浸出操作中，为了提高浸出效率，增加药用成分的溶解度和稳定性，除去或减少浸出液杂质，在浸出溶剂中加入的一些物质称为浸出辅助剂，见表16-3。常用的浸出辅助剂有酸、碱及表面活性剂等。在中药制药生产中一般只用于单味药材的浸出，对复方制剂的浸出较少应用。

表16-3 浸出辅助剂

浸出辅助剂类型	使用的目的	采用浸出辅助剂
酸	1. 促进生物碱的溶出 2. 除去酸不溶性杂质	盐酸、硫酸、醋酸、酒石酸、枸橼酸等
碱	1. 促进皂苷、有机酸、黄酮、蒽醌、内酯、酚类等成分的溶出 2. 除去碱不溶性杂质	氨水、碳酸钙、碳酸钠、氢氧化钙、氢氧化钠等
表面活性剂	增加药材的湿润性	非离子型表面活性剂

（十）影响浸出的因素

药用成分的浸出质量及效率，除应选用适当溶剂外，还与下列因素有关。

1. 药材的粉碎程度

一般认为，药材粉碎得愈细，其扩散面积愈大，愈有利于药材成分的浸出。

但实践证明，药材粉碎过细并不能提高浸出的效率，因为过度粉碎常致大量细胞破裂，使浸出过程变为"洗涤浸取"为主，细胞内不溶性高分子物质被大量洗出，增加成品的杂质，增大浸出液的黏度而影响扩散速度，并造成过滤困难，产品浑浊；若用渗漉法进行浸出时，可造成溶剂流通不畅或引起堵塞。药材的粉碎程度要视药材本身的性质、所用浸出溶剂及浸出方法决定。如叶、花、草等质地疏松的药材，粉碎度应小些；而根、茎类等质地坚硬的药材，则粉碎度宜大些。

2. 浸出温度

温度升高，有利于药材组织的软化，增加可溶性成分的溶解度和扩散速度，同时温度升高可使蛋白质凝固、浸出液的黏度降低，而且高温还能杀灭微生物，使酶失去活性，有利于浸出制剂的稳定。升高浸出温度，固液两相相对运动速度增高，能使扩散边界层变薄或边界层更新加快，有利于加速浸出过程。但浸出温度升高会使易挥发性成分挥发损失、某些不耐热成分破坏失效，还能使无效成分的浸出量增加，产生沉淀而影响浸出质量。因此在浸出时一般药材的浸出温度以保持在溶剂沸点温度下或接近沸点温度为宜，通常将浸出温度控制在不破坏药用成分的范围内。

3. 浸出时间

浸出时间与浸出量成正比，但当扩散达到平衡后即使再延长时间也不会增加药用成分的浸出量，反而是时间延长，无效成分的浸出量增多，且会增加某些药用成分（如苷类）被酶解或水解而破坏的可能性，影响制剂质量。若以水为溶剂，长时间的浸出还会造成浸出液的生霉、腐败和变质。所以浸出时间应根据具体药材的性质、浸出溶剂、浸出方法等来确定，不宜太长。

4. 浓度梯度

浓度梯度是指药材粉粒细胞内的浓溶液与其外面周围稀浸出液之间的浓度差。浓度梯度与扩散物质量成正比，即浓度梯度越大，扩散速度越快，扩散的物质量越多。当浓度梯度为零时，扩散停止。在浸出操作中，浓度梯度是影响浸出的主要因素，浓度梯度所致的渗透压差是浸出发生扩散作用的主要动力。因此，在浸出过程中，应尽可能地保证最大的浓度梯度，以加速浸出。可采用更新溶剂或利用流动的溶剂来保持最大浓度梯度。

5. 浸出溶剂

浸出溶剂的溶解性能、质量以及某些理化性质对药材成分的影响较大。应根据浸出成分的溶解性能选择适当的溶剂。如水和醇是药材成分浸出中最常用的溶剂，当水中的 Ca^{2+}、Mg^{2+} 过多时（硬水），能影响药材成分的浸出，若水中的含钙量大于 0.00135% 时，能与药材中的生物碱、苷类、有机酸等起化学反应而呈色或产生沉淀。当水中重金属含量高时，将影响酚类等药用成分的浸出效果及一些成分的稳定性，并可导致产品重金属含量超限。因此，一般采用蒸馏水或去离子水最为适宜。但根据生产实际，洗涤、煎煮等因为用水量很大，应保证在不影响制剂质量的前提下选用符合卫生标准的饮用水。

6. 浸出压力

提高浸出压力可加速溶剂对药材的浸润与渗透过程，使药材组织内部更快地充满溶剂，并形成浓浸出液，使发生溶质扩散过程所需的时间缩短。同时，在加压条件下细胞壁破裂，亦有利于浸出成分的扩散。若药材组织内部充满溶剂后，加大压力对扩散速度则没有影响。对组织松软的药材、容易浸润的药材，加压对浸出影响也不显著。

（十一）浸出原理

浸出是指用适宜的溶媒和方法将药用成分从药材中提出的操作过程。用于浸出的溶剂称为浸出溶剂或浸出溶媒；浸出后得到的液体称浸出液；用浸出法制得的制剂称为浸出制剂。浸出制剂可以直接用于临床，也可作为其他制剂的原料。

浸出过程是指溶剂进入药材细胞组织将其药用成分溶解后形成浸出液的全部过程。它的实质就是溶质由药材固相转移到溶剂液相中的传质过程。浸出过程不是简单的溶解作用，一般需经过下列几个阶段。

1. 浸润与渗透阶段

用于浸出的药材多数为干燥品，其细胞干涸，药用成分一般在细胞组织内呈结晶或无定形状态存在。浸出前药材应进行适当粉碎。浸出时，溶剂首先将药材的表面润湿，再通过毛细管或细胞间隙逐渐渗入到药材细胞组织中。药材能否被润湿，取决于药材粉粒与溶剂二者之间的界面情况。如果药材与溶剂之间的附着力大于溶剂分子间的内聚力则药材易被润湿，反之，如果溶剂的内聚力大于药材与溶剂之间的附着力，则药材不易被润湿。

药材粉粒表面并不光滑，当其表面与溶剂接触时，附着于表面的空气便形成气膜，阻止溶剂将药材润湿。溶剂的界面张力越大，形成的气膜越不易被破坏，药材也越不易润湿。由此，在制剂生产上可加入适量的表面活性剂或强力搅拌等降低或破坏界面张力达到润湿的目的。

药材浸润、渗透过程的速度与溶剂性质，药材表面状态，药材粉碎程度，药材内毛细管状态、大小、分布，浸润时的温度及压力等因素有关。生产中应结合具体情况，选择适当的条件及措施，有利于加速浸润过程。

2. 解吸与溶解阶段

溶剂进入细胞组织后，可溶性成分逐渐溶解，胶性物质由于胶溶作用亦转入溶液中或膨胀生成凝胶。随着可溶性成分的溶解和胶溶，浸出液的浓度逐渐增大，渗透压提高，溶剂继续向细胞内透入，部分细胞壁膨胀破裂，为已溶解的成分向外扩散创造了有利条件。

细胞内的各种成分并非各自独立存在，而是相互之间以一定的亲和力相吸附。当溶剂渗入药材时，溶剂必须首先解除这种吸附作用（这一过程即为解吸），才可使药用成分以分子、离子或胶体粒子等形式或状态分散于溶剂中（这一过程即为溶解）。例如，叶绿素本身可溶于苯或石油醚中，但单纯用苯或石油醚并不能很好地自药材组织中浸出叶绿素，这是因为叶绿素的周围被蛋白质等亲水性物质包围所致。若在苯或石油醚中加入少量乙醇或甲醇，可促使苯或石油醚渗过细胞组织的亲水层，将叶绿素溶解浸出。药用成分能否被溶解，取决于药用成分的结构和溶剂的性质，通常遵循"相似相溶"的规律。

3. 扩散与置换阶段

扩散是浸出过程的关键阶段，扩散的速度决定浸出的快慢。在进行药材浸出工艺设计时，用浸出溶剂或稀浸出液随时置换药材周围的浓浸出液，应力求创造出最大的浓度差，以求取得最佳的浸出效果。如在浸渍法中，搅拌、药材粉粒悬于溶剂上部；渗漉法中浸出溶剂或稀溶液缓缓从上向下流，上部浸出溶剂浓度最低，底部流出液为浓溶液，形成了最大的浓度差，获得最好的浸出效果，达到浸出完全的目的。生产中最重要的是保持最大的浓度梯度。

（十二）浸出液的纯化技术

将浸出液纯化，即为使固体与液体的进行分离。药材通过各种浸出方法后得到浸出液，由于蛋白质、淀粉、黏液质等高分子的混入，药物的氧化、还原、聚合、分解，以及有意识地将药用成分进行沉淀等而导致浸出液中出现沉淀，通过固-液分离可以得到澄清的液体或纯净的固体。

固-液分离是将固体-液体非均相体系用适当方法分开的操作过程。中药浸出液的精制、药物重结晶以及注射剂的除菌均要使用固-液的分离技术。分离方法一般有三类：沉降法、过滤法和离心分离法。

1. 沉降法

沉降法是利用固体微粒与液体介质密度的差异，固体微粒依靠自身重量自然下沉，再通过虹吸法或倾泻法分离上层澄清液，使固体与液体分离的操作方法。当固体与液体相对密度相差悬殊时，固体物易于下沉，故凡不易变质的溶液可用沉降法分离固体与液体。此法简单易行，不需要特殊设备，但所需时间长，分离不完全，工效低，通常将本法与其他方法配合使用。料液中固体物含量少、粒子细而轻者不宜使用此法。

2. 过滤法

过滤法是将固-液混悬液通过一种多孔介质，固体粒子被截留在介质上，液体经介质孔道流出，使固-液分离的操作方法。

（1）过滤原理　过滤原理有两种，一种是过筛作用，即料液中大于滤器孔隙的微粒全部被截留在过滤介质表面，如薄膜过滤；另一种是深层过滤，微粒截留在滤器的深层，如砂滤棒。

（2）影响过滤的因素

① 过滤面积：在过滤初期，过滤的速度与滤器的面积成正比，即过滤面积越大，过滤速度越快。为加快过滤速度可增加过滤的面积。

② 滤器两侧的压力差：两侧的压力差愈大，则过滤速度愈快。在过滤操作中常通过加压或减压来提高过滤的效率。

③ 滤材的性质：滤材的孔径大小、孔数多少、毛细管长度等都会影响过滤的速度。

④ 滤液的黏度：滤液的黏度与过滤的速度成反比，黏度愈大，滤速愈慢。故采用趁热或保温过滤。同时还应注意过滤的顺序，应先过清液，再过稠液。

⑤ 滤饼的性质：滤饼有可压缩与不可压缩两种。不可压缩滤饼在压力作用下不易变形，通过单位床层厚度的流体阻力不变，过滤速度受影响较小。而可压缩滤饼在压力增大时，流道变细，堵塞通道，流动阻力加大，过滤速度减慢。为提高过滤速度，常在滤材上先铺上一层助滤剂（活性炭、滑石粉、硅藻土、纸浆等），防止流道堵塞。

（3）过滤方法

① 常压过滤：利用滤液本身在过滤介质上的重量所产生的压力作为过滤动力进行的过滤操作。本法设备简单，但过滤速度慢，生产能力低，一般用于初滤。常用滤器有玻璃漏斗、搪瓷、金属夹层保温漏斗等。此类滤器采用滤纸或脱脂棉作过滤介质。

② 减压过滤：又称真空过滤。通过在过滤介质下方抽真空，增加过滤介质两侧压力差，达到加快过滤速度的过滤操作。此法过滤、洗涤沉淀的速度较快，固-液分离完全，但对滤渣的彻底洗涤和干燥困难，滤液和洗液难于分别排除，减压过滤后所得滤饼一般含液量约为18%～50%。可用于实验室或口服液、注射液配液后的精滤。常用布氏漏斗、垂熔玻璃滤器。

③ 加压过滤：利用压缩空气或往复泵、离心泵等物料所形成的压力为推动力进行的过滤操作。压力一般在290～490kPa。由于压力差大，过滤速度快，所以本法适用于黏度大、颗粒细小及可压缩性各类物料的过滤。但滤饼洗涤困难，滤布易损坏。常用压滤器和板框式压滤机。

④ 薄膜过滤：薄膜过滤是利用对组分有选择透过性的薄膜，实现混合物组分分离的操作方法。膜分离过程通常是一个高效的分离过程，被分离的物质大多数不发生相的变化；膜

分离一般在接近室温的条件下进行，能耗低；且操作方便，不产生二次污染。本法与蒸发、萃取、离子交换等分离操作比较，不仅可避免组分受热变质或混入杂质，而且还具有显著的经济效益。常用的有微孔滤膜过滤、超滤等方法。

微孔滤膜是由高分子材料制成的多孔性薄膜过滤介质，其孔径为 0.025～14μm，主要滤除≥50μm 的细菌和悬浮颗粒。

超滤是一种能够将溶液进行净化、分离或者浓缩的膜透过法分离技术。超滤非对称结构的多孔膜孔径为 1～20nm，主要滤除 5～100nm 的颗粒。所以超滤又是在纳米数量级进行选择性过滤的技术。

3. 离心分离法

离心分离法是指将待分离的药液置于离心机中，借助离心机的高速旋转，使药液中的固体和液体或两种不相混溶的液体产生大小不同的离心力，从而达到固-液分离的操作方法。由于离心力比重力大 2000～3000 倍，故分离效率高，净化度高。本法适用于分离细小微粒，黏度大的待滤液及用一般的过滤或沉淀方法不易奏效或难以进行分离的物料。

离心机按转速常分为：①常速离心机，转速在 3000r/min 以下，适用于易分离的浸出液分离及固体物料的脱水；②高速离心机，转速在 3000～6000r/min，用于细粒子、黏度大的浸出液及乳浊液的分离；③超高速离心机，转速为 50000r/min 以上，主要用于分离高分散度的浸出液和胶体溶液。

目前常用的离心机有：三足式离心机、上悬式离心机、管式超速离心机、碟片式高速离心机、卧式自动离心机、离心沉淀机等。

（十三）蒸发

1. 概述

蒸发是指借汽化作用从溶液中除去溶剂的操作过程。用于蒸发的设备叫蒸发器。通过蒸发，可以使溶液中部分溶剂汽化并除去，从而提高浸出液的浓度。蒸发在中药制剂生产中应用广泛。

蒸发有自然蒸发和沸腾蒸发两种。所谓自然蒸发是指溶液中的溶剂在不加热的情况下进行汽化蒸发；而沸腾蒸发是指通过加热使溶液中的溶剂在沸腾条件下汽化蒸发。由于沸腾蒸发的效率远远超过自然蒸发，故在生产中一般采用沸腾蒸发。为了使溶液维持沸腾而溶剂不断汽化，应不断地向蒸发器输送热能，并随时排除被汽化出来的溶剂蒸汽。药厂生产应用最广的是用水蒸气夹层加热的方法。一般把热源蒸汽叫做加热蒸汽或一次蒸汽，从溶液中汽化出来的蒸汽叫二次蒸汽。若将二次蒸汽多次利用作为其他蒸发器的热源时，则此类蒸发称为多效蒸发。

2. 蒸发时应注意的因素

（1）加热温度与液体温度应有一定的温度差　要使蒸发速度加快，就需要加热温度高于液体沸腾的温度，以使溶剂分子获得足够的热能而不断汽化。一般要求加热温度与液体沸腾的温度差应不低于 20℃。

（2）蒸发面积　单位时间内溶剂的蒸发量与蒸发面积成正比，蒸发面积愈大，蒸发速度越快。所以在常压蒸发时多采用锅底浅、直径大的广口蒸发锅。在密闭容器内可利用液体形成薄膜达到增加液体蒸发面积的目的。

（3）搅拌　溶剂汽化时总是在表面进行，特别是敞口蒸发，由于浸出液中溶剂的蒸发，导致液体表面的浓度增大而使液面产生结膜现象。液面结膜后阻止了溶液的汽化，不利于传热和蒸发，所以在蒸发时必须加强搅拌，使蒸发速度加快。

（4）液体静压力　液体静压力的大小对液体的对流与沸点有一定影响。液层愈厚，静压愈大，所需的热量也大，因此蒸发不能很好地进行；由于下部液体受较大液柱静压力而致液体沸点高于上部，影响蒸发操作。可以通过分次投入或加大液面或采用沸腾蒸发加以克服。

（5）液体表面压力　液体表面压力愈大，蒸发速度愈慢。可以通过减低蒸发器内的压力来提高蒸发效率。

（6）蒸汽浓度　在温度、蒸发面积以及液面压力等因素不变的情况下，蒸发速度与蒸发时液面上的蒸汽浓度成反比，蒸气浓度越大，分子逸出受阻，蒸发速度慢，反之则快。在进行蒸发操作时可使用电扇、排风扇等通风设备及时地排除液面蒸汽，加速蒸发。

3. 常用蒸发方法

（1）常压蒸发　常压蒸发是指液体在一个大气压（101.33kPa）条件下进行的蒸发操作。本法用于被蒸发溶剂无毒、无害、无燃烧性、无经济价值者，且被蒸发液体中的药用成分是耐热的。常压蒸发的设备简单，操作方便，可保持最大的蒸气压差；但存在蒸发速度慢，温度高，操作环境湿度大，易污染等问题。

进行常压蒸发操作时，小量可用瓷质蒸发皿，大量生产用蒸发锅。若以水为溶剂得到的浸出液多采用敞口可倾式夹层锅。若以乙醇等有机溶剂得到的浸出液，应采用蒸馏装置。

（2）减压蒸发　在密闭容器内，利用抽真空以降低容器内部压力，使浸出液的沸点降低进行蒸发的方法，又称为减压浓缩。本法具有温度低（40～60℃）、蒸发速度快等优点，适用于药用成分不耐热的浸出液的蒸发。如含生物碱、苷类等药用成分的浸出液常采用本法进行浓缩。

（3）薄膜蒸发　薄膜蒸发系指使浸出液形成液膜而进行的蒸发操作，为目前制药生产中广泛应用的较先进的蒸发方法。在蒸发操作中，增加汽化表面积是加速蒸发的重要因素。浸出液形成液膜时，能极大地增大汽化表面积，从而提高蒸发效率。所以，薄膜蒸发的特点是热传播速度快而且均匀，不受液体静压力和过热现象的影响，浸出液的总受热时间短，能连续操作，缩短生产周期，浓缩效率高，能将溶剂回收重复利用，可在常压或减压条件下进行操作。特别适用于药用成分不耐热浸出液的蒸发。

薄膜蒸发的方式有两种：一种是使浸出液快速流过加热面形成液膜进行蒸发，此类蒸发可在短暂的时间内达到最大的蒸发量，但蒸发速度与热量供应的平衡较难掌握，浸出液变稠后易黏附在加热面上，增加热阻，影响蒸发，目前生产上较少应用；另一种是使浸出液剧烈沸腾使之产生大量泡沫，以泡沫的内外表面为蒸发面进行蒸发，此类蒸发速度快，易控制，故目前使用较多。一般采用流量计控制浸出液的流速以保持液面恒定，否则也会出现第一种薄膜蒸发的弊端。

（4）多效蒸发　多效蒸发是根据能量守恒定律，在低温低压（真空）条件下，蒸汽所含有的热能与高温高压含有的热能相差很小，而汽化热反而高的原理设计。由于二次蒸汽的反复利用，多效蒸发器是一类节能蒸发器。

① 顺流：料液与加热蒸汽走向一致，随着浓缩液稠度的逐渐增大，蒸汽温度逐渐降低。适用于随温度的降低黏度增高不大或随浓度增大而热敏性增加的料液。

② 逆流：料液与加热蒸汽走向相反，即随着加热蒸汽的温度逐渐升高，而浓缩液稠度逐渐增大。适用于与顺流相反的情况。

③ 平流：料液分别通过各效蒸发器，浓缩到一定程度后再集中浓缩。适用于各效易于析出结晶的料液。中药颗粒剂的生产多用此操作。

实训项目3 双黄连中各有效成分、有效部位的提取

【处方】 黄芩2000g 金银花1000g 连翘2000g

【制法】 黄芩加水煎煮两次,每次1h,滤过,合并滤液,用2mol/L盐酸溶液调节pH值至1.0~2.0,在80℃保温30min,静置12h,滤过,沉淀加8倍量水,搅拌,用40%氢氧化钠溶液调节pH值至6.0~7.0,加入等量乙醇,搅拌使溶解,滤过,滤液用2mol/L盐酸溶液调节pH值至2.0,在80℃保温30min,静置12h,滤过,沉淀用乙醇洗至pH值4.0,加适量水,搅拌,用40%氢氧化钠溶液调节pH值至6.0~7.0,加入适量的活性炭,

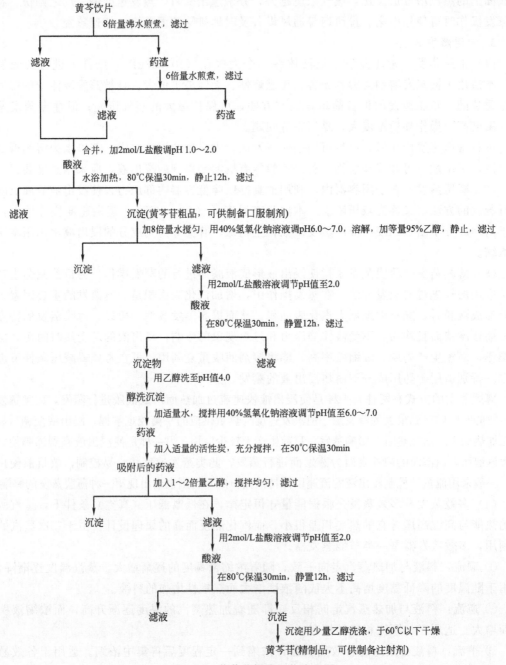

图16-6 黄芩苷提取工艺流程图

充分搅拌,在50℃保温30min,加入1~2倍量乙醇,搅拌均匀,滤过,滤液用2mol/L盐酸溶液调节pH值至2.0,在80℃保温30min,静置12h,滤过,沉淀用少量乙醇洗涤,于60℃以下干燥,备用。

金银花、连翘加水温浸30min,煎煮二次,每次1h,滤过,合并滤液,浓缩至相对密度为1.20~1.25(70~80℃),放冷至40℃,缓缓加入乙醇,使其体积分数为75%,充分搅拌,静置12h,滤取上清液。回收乙醇至无醇味,加入3~4倍量水,静置12h,滤取上清液,浓缩至相对密度为1.10~1.15(70~80℃),放冷至40℃,缓缓加入乙醇,使其体积分数为85%,充分搅拌,静置12h以上,滤取上清液。回收乙醇至无醇味,备用。

【工艺流程】 黄芩苷提取工艺流程,见图16-6;金银花、连翘有效部位提取工艺流程,见图16-7。

【项目考核】 黄芩苷制备项目考核见表16-4;金银花、连翘浸膏制备项目考核见表16-5。

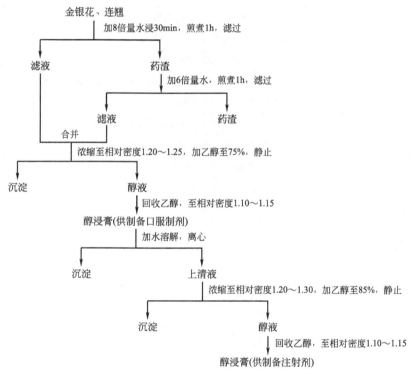

图16-7 金银花、连翘有效部位提取工艺流程图

(十四) 精制方法

精制是采用适当的方法和设备除去药材浸出液中杂质的操作过程。生产中常用的传统精制方法有:水提醇沉淀法、醇提水沉淀法、酸碱法、盐析法、透析法、萃取法等,以水提醇沉淀法应用最多。现代精制方法如超滤法、澄清法、大孔树脂吸附法也愈来愈受到重视,已在药材浸出液的精制过程中得到了较多的研究和应用。

1. 水提醇沉淀法

水提醇沉淀法是以水为溶剂将药材中药用成分浸出,再用不同浓度的乙醇沉淀浸出液中杂质的方法。通过此法处理,可以达到降低制剂服用量、增加制剂稳定性、改善澄明度等精制目的。

表 16-4　黄芩苷制备考核

专业及班级：　　　　　　　组别：　　　　　姓名及学号：

场所		设备		得分
处方	黄芩 2000g			
制法	黄芩加水煎煮两次，每次 1h，滤过，合并滤液，用 2mol/L 盐酸溶液调节 pH 值至 1.0～2.0，在 80℃保温 30min，静置 12h，滤过，沉淀加 8 倍量水，搅拌，用 40%氢氧化钠溶液调节 pH 值至 6.0～7.0，加入等量乙醇，搅拌使溶解，滤过，滤液用 2mol/L 盐酸溶液调节 pH 值至 2.0，在 80℃保温 30min，静置 12h，滤过，沉淀用乙醇洗至 pH 值 4.0，加适量水，搅拌，用 40%氢氧化钠溶液调节 pH 值至 6.0～7.0，加入适量的活性炭，充分搅拌，在 50℃保温 30min，加入 1～2 倍量乙醇，搅拌均匀，滤过，滤液用 2mol/L 盐酸溶液调节 pH 值至 2.0，在 80℃保温 30min，静置 12h，滤过，沉淀用少量乙醇洗涤，于 60℃以下干燥，备用			
工艺设计(5 分)	拟出工艺流程			
备料、提取(5 分)	熟练使用提取装置，投料、提取过程正确，固液分离彻底			
调酸(5 分)	加入的盐酸浓度正确，pH 值恰当			
保温(5 分)	温度、时间掌握准确			
滤过(5 分)	固液分离彻底，沉淀无损失			
调碱、醇沉(5)	碱浓度正确，pH 值恰当，乙醇加入方法正确，乙醇量准确			
再调酸、保温(5 分)	pH 值、温度、时间均正确			
滤过、乙醇洗涤(5 分)	固液分离彻底，沉淀无损失，洗至 pH 值正确			
再调碱、加炭、保温(5 分)	pH 值、加炭量、温度、时间等均正确			
醇沉、滤过(5 分)	固液分离彻底，沉淀无损失			
三次调酸、保温(5 分)	pH 值、温度、时间均正确			
沉淀醇洗、干燥(5 分)	洗涤彻底，温度正确			
生产开始时间		结束时间	生产工时	
各项记录完成情况(10 分)	记录真实、完整，字迹工整清晰			
清场完成情况(10 分)	清场全面、彻底			
产品合格率(5 分)	不低于 90%			
生产事故(5 分)	不出现			
物料平衡率(10 分)	60%≤V＜100%			
总结				

考核教师：　　　　　　　考核时间：　　　年　　月　　日

表 16-5　双花连翘浸膏制备考核

专业及班级：　　　　　组别：　　　　姓名及学号：

场所		设备		得分
处方	金银花 1000g　连翘 2000g			
制法	金银花、连翘加水温浸 30min，煎煮二次，每次 1h，滤过，合并滤液，浓缩至相对密度为 1.20～1.25(70～80℃)，放冷至 40℃，缓缓加入乙醇，使其体积分数为 75%，充分搅拌，静置 12h，滤取上清液。回收乙醇至无醇味，加入 3～4 倍量水，静置 12h，滤取上清液，浓缩至相对密度为 1.10～1.15(70～80℃)，放冷至 40℃，缓缓加入乙醇使其体积分数为 85%，充分搅拌，静置 12h 以上，滤取上清液。回收乙醇至无醇味，备用			
工艺设计(5分)		拟出工艺流程		
备料(5分)		所选原料、辅料及投料量准确		
煎煮(5分)		药材充分浸泡，加水量、煎煮时间、温度、次数正确		
滤过(5分)		固液分离彻底		
浓缩(5分)		温度、时间掌握恰当		
醇沉(5分)		加入乙醇的数量正确，操作准确		
回收乙醇(5分)		正确操作乙醇回收装置，乙醇回收彻底，会使用酒度计		
加水、滤过、浓缩(5分)		加水量、固液分离彻底，浓缩收膏温度适宜		
二次醇沉(5分)		加入乙醇的量正确，操作准确		
二次回收乙醇(5分)		乙醇回收彻底		
收膏(5分)		温度、时间掌握适宜，浸膏无损失		
储存(5分)		保存方法适宜		
生产开始时间		结束时间	生产工时	
各项记录完成情况(10分)		记录真实、完整，字迹工整清晰		
清场完成情况(10分)		清场全面、彻底		
产品合格率(5分)		不低于 90%		
生产事故(5分)		不出现		
物料平衡率(10分)		$95\% \leqslant V < 100\%$		
总结				

考核教师：　　　　　　　　　　考核时间：　　年　　月　　日

(1) 原理　药材中所含的药用成分大多数在水和乙醇中都能溶解，通过水和不同浓度的乙醇交替处理，可保留生物碱盐类、苷类、氨基酸、有机酸等。而蛋白质、糊化淀粉、黏液质、油脂、脂溶性色素、树脂、树胶及部分糖类等杂质在水醇交替处理中被除去。通常认为，浸出液中含醇量体积分数为 50%～60% 时，可除去淀粉等杂质；当含醇量体积分数为 75% 以上，除了鞣质、水溶性色素等少数无效成分外，其余大部分杂质均可沉淀除去，而药用成分则仍然保留在浸出液中。

(2) 操作注意事项

① 药液应适当浓缩：煎煮液应浓缩后再加乙醇沉淀，目的是使沉淀完全，减少乙醇用量及药用成分的损失。浓缩时最好采用减压低温，特别是经水醇反复数次沉淀处理后的药液，不宜用直火加热浓缩。由于某些药用成分如多种苷元、香豆精、内酯、黄酮、蒽醌、芳香酸等在水中难溶，故浓缩程度应适宜，在实际生产中一般控制在 1∶(1～2)。浓缩前后可酌情调节 pH 值，以保留更多的药用成分，尽可能去除无效物质。例如，黄酮苷类在弱碱性水溶液中溶解度增大，生物碱在酸性溶液中溶解度增大，而蛋白质在 pH 值接近等电点时易沉淀去除。

② 加醇方式：分次醇沉或以梯度递增方式逐步提高乙醇浓度，有利于除去杂质，减少杂质对药用成分的包裹而引起沉淀损失。浓缩液加入乙醇时应缓缓加入并充分搅拌，使乙醇与药液充分接触，沉淀完全。

③ 冷藏：浓缩液加醇沉淀后应在室温或更低温度冷藏放置 12～24h 以上，以保证杂质充分沉淀。但温度不能太低，否则沉淀会停留在冰层中间，导致沉淀不完全。

2. 醇提水沉淀法

醇提水沉淀法是以醇为溶剂将药材中药用成分浸出，再用水沉淀浸出液中杂质的方法。原理及操作与水提醇沉淀法基本相同。适用于提取药用成分为醇溶性或在醇水中均有较好溶解性的药材。其优点是可避免药材中大量淀粉、蛋白质、黏液质等高分子杂质的浸出，水处理又可较方便地将醇提液中的树脂、油脂、色素等杂质沉淀除去。使用本法精制应特别注意，药用成分在水中难溶或不溶时，则不能采用水沉处理，这样会导致浸出液中药用成分的含量降低，而沉淀中的含量增高。如厚朴中的厚朴酚、五味子中的五味子甲素，这些成分均为药用成分，它们易溶于乙醇而难溶于水，若采用醇提水沉淀法，则水溶液中厚朴酚、五味子甲素的含量甚微，而沉淀物中含量却很高。

3. 酸碱法

酸碱法是利用药材中所含单体成分的溶解度与酸碱度的性质，通过在溶液中加入适量酸或碱，调节 pH 值至一定范围，将单体成分溶解或析出，从而达到分离精制药用成分目的的方法，如芦丁等的提取精制。目前中药生产中常用"石硫法"，即用石灰乳、硫酸调节水煎液使单体成分溶解或析出，杂质沉淀或溶解，以达到精制的目的。

(1) 原理　药材的水煎液加 20% 石灰乳调至 pH12 以上时，生物碱游离析出，黄酮类与 Ca^{2+} 生成螯合物析出，鞣质为多元酚类化合物，与 Ca^{2+} 也能形成螯合物析出，当用 20%～50% 硫酸调 pH 至 5～6 时，游离的生物碱可成盐而溶解，黄酮螯合物消除而溶解，但鞣质螯合物不溶解，经过滤，可将鞣质等除去。

用硫酸调 pH5～6 时，也可使一部分在 pH12 不能沉淀的蛋白质一并沉淀除去。

(2) 操作注意事项

① 煎煮液的浓缩：利用"石硫法"精制药液时，煎煮液应先进行浓缩，浓缩程度一般为 1∶(7～10)，由于个别水煎煮液的黏液质较多，故浓度不宜太高。否则沉淀颗粒太细，导致过滤困难。

② 石灰乳与硫酸规格：石灰乳应取质量较好的新鲜生石灰配制，硫酸应取药用规格的硫酸，工业用硫酸应慎用。

③ 用石灰乳调 pH 值沉淀后不能马上过滤，因为生物碱此时游离析出或与 Ca^{2+} 生成螯合物沉淀，若马上过滤会导致药用成分随沉淀流失。

④ 硫酸调 pH 值一般调至 5～6，但含苷类成分者宜调至 pH7.5～8。如蒲公英与益母草

经石灰乳处理，再用硫酸调 pH3～4 时产生较多的沉淀。滤出沉淀后再用石灰乳调 pH5，药液中药用成分的量并未减少，而稳定性与澄明度却有很大的提高。但当浸出液中含非水溶性有机酸或黄酮、香豆素、酚性化合物等有效成分时，则不宜用硫酸调 pH 值至 3，因为在 pH3～4 时，此类成分也能产生沉淀。

4. 大孔吸附树脂法

大孔树脂的表面积大、交换速度快、机械强度高、抗污染能力强、热稳定性好，在水溶液和非水溶液中都能使用。

(1) 大孔吸附树脂在中药制药中的应用　大孔吸附树脂广泛应用于制药及天然植物中活性成分如皂苷、黄酮、内酯、生物碱等大分子化合物的提取分离。对人参皂苷、三七皂苷、绞股蓝皂苷、薯蓣皂苷、甜菊皂苷、甘草甜素、银杏黄酮内酯、山楂黄酮、黄芪皂苷、橙皮苷、淫羊藿黄酮、大豆异黄酮、茶多酚、洋地黄、强心苷、麻黄精粉、柚苷、毛冬青黄酮苷、红豆杉生物碱、多种天然色素、中药复方药物提取等，以及生物化学制品的净化、分离、回收都有良好的效果。并在抗生素、维生素、氨基酸，蛋白质提纯、生化制药方面有很广泛的应用。利用大孔吸附树脂的多孔结构和选择性吸附功能可从中药提取液中分离精制有效成分或有效部位，最大限度地去粗取精，因此目前这项技术已广泛地运用于各类中药有效成分及中药复方的现代化研究中。

(2) 大孔吸附树脂工艺的特点

① 可提高中药制剂中药用成分的相对含量，仅从固形物收率一项比较，水煮法收率一般为原生药量的 30% 左右，水提醇沉淀法收率一般为原生药量的 15% 左右，而用大孔树脂技术仅为原生药的 2%～5% 左右。

② 产品不吸潮，水煎液中大量的糖类、无机盐、黏液质等强吸潮性成分，因不被大孔树脂吸附而除去，所以在制备固体制剂时吸潮性小，易于操作和保存。

③ 缩短生产周期，免去静置沉淀、浓缩等耗时多的工序，节约生产成本。

④ 去除重金属污染。

5. 其他精制方法

(1) 澄清剂法　澄清剂法是在中药浸出液中加入一定量的澄清剂，利用它们具有可降解某些高分子杂质，降低药液黏度或能吸附、包合固体微粒等特性来加速药液中悬浮粒子的沉降，经滤过除去沉淀物而获得澄清药液的一种方法。它能较好地保留药液中的药用成分（包括多糖等高分子有效成分），除去杂质，操作简单，澄清剂用量小，能耗低。本法在中药制剂的制备中用于除去药液中粒度较大及有沉淀趋势的悬浮颗粒，以获得澄清的药液。

常用的澄清剂有壳聚糖、101 果汁澄清剂、ZTC1+1 天然澄清剂等。

(2) 透析法　透析法是利用小分子物质在溶液中可通过半透膜，而大分子物质不能通过的性质，借以达到精制目的的一种方法。在中药生产中主要用于除去浸出液中的鞣质、蛋白质、树脂等高分子杂质，也用于某些具有生物活性的植物多糖的纯化。

操作时，先将中药浸出液进行醇沉、离心等预处理，以避免在透析时药液中的混悬微粒阻塞半透膜微孔。为提高透析膜内药物分子的扩散速度、加速透析过程，可在加温条件下进行。始终保持透析膜外有一定的液面，以维持相对的透析时间，使透析达到一定的程度，避免由于液面过小导致透析很快达到动态平衡而增加透析次数，给操作带来麻烦。不断更换透析膜外的蒸馏水，并经常搅拌，使透析膜袋周围的浓透析液能较快地扩散到膜外的水中而降低膜内的药物浓度。

十七、中药浸出设备

从药材中浸出药用成分是药物制剂的重要环节,常用的浸出设备有敞口可倾式夹层锅、中药多功能提取罐、渗漉罐、超声波提取罐、微波提取罐、超临界萃取装置等。

(一) 中药多功能提取罐

1. 结构

中药多功能提取罐(见图17-1)主要由提取罐、泡沫捕集器、冷凝器、冷却器、油水分离器、气液分离器、管道过滤器等组成。

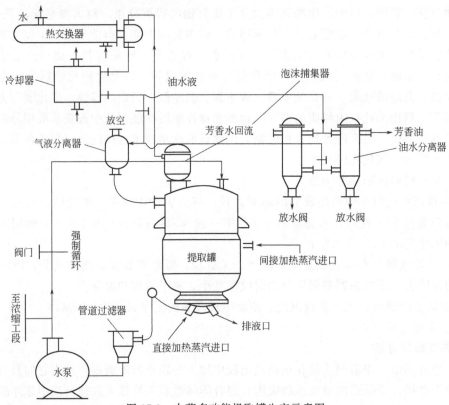

图 17-1　中药多功能提取罐生产示意图

2. 工作原理

① 水提取,直接向罐内通入蒸汽加热,达到工艺规定温度后,停止向罐内通蒸汽,改为夹层加热,维持工艺规定温度;醇提取,通过夹层加热,进行药材提取。

② 回流过程,加热后产生大量蒸汽,经泡沫捕集器、冷凝器、冷却器形成冷却液,由气液分离器回到提取罐。

③ 提取挥发油,在回流过程形成的冷却液直接进入油水分离器,将挥发油分离后收集,其余液体回到提取罐。

④ 提取结束,药液抽尽,药渣排出。

3. 应用

可用于浸渍提取、渗漉提取、水煎煮提取、热回流提取、挥发油提取、有机溶剂回收等。

(二) 超声波提取设备

1. 结构

超声波提取设备(见图17-2)主要由提取罐、超声装置(超声波发生器、超声波振荡器、高频电缆线)、加料口、冷凝器、冷却器、出料口、控制系统等组成。提取时常用的超声波频率在 20~80kHz 范围。

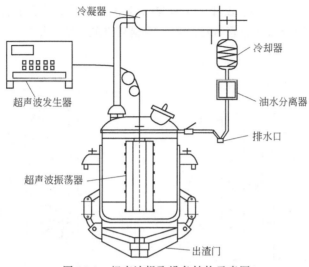

图 17-2 超声波提取设备结构示意图

2. 工作原理

由超声波发生器发出的高频振荡信号，通过超声波振荡器浸入式振合转换成高频机械振荡而传播到介质提取液中，超声波在提取液中疏密相间地向前辐射，使液体振荡，通过强烈的机械效应、空化效应及热效应等，促使物料中所含药用成分快速、高效率溶出。

3. 特点

① 提取效率高：超声波独具的物理特性，能促使植物细胞组织破壁或变形，使中药有效成分提取更充分，提取率比传统工艺显著提高。

② 提取时间短：超声波强化中药提取，通常在 24~40min 即可获得最佳提取率，提取时间较传统方法缩短 2/3 以上，药材原材料处理量大。

③ 提取温度低：超声提取中药材的最佳温度为 40~60℃，对遇热不稳定、易水解或氧化药材中有效成分具有保护作用，并可节约能耗。

④ 适应性广：超声提取中药材不受成分极性、分子量大小的限制，适用于绝大多数种类中药材和各类成分的提取。

⑤ 提取药液杂质少，有效成分易于分离、纯化。

⑥ 提取工艺运行成本低，综合经济效益显著。

⑦ 操作简单易行，设备维护、保养方便。

> **知识延伸**
>
> **空化效应**
>
> 空化效应是在超声波作用下，液体中产生微气泡，这些微小气泡在超声波作用下逐渐长大，当尺寸适当时产生共振而闭合。在小泡湮灭时自中心向外产生微驻波，随之产生高压、高温，小泡涨大时会摩擦生电，于湮灭时又中和，伴随有放电、发光现象，气泡附近的微冲流增加了流体搅拌及冲刷作用。在超声波的作用下，微气泡不断冲刷与湮灭，空化不息。

(三) 微波提取设备

1. 结构

微波提取设备（见图 17-3、图 17-4）主要由微波提取罐、泡沫捕集器、冷凝器、冷却器、油水分离器、气液分离器、管道过滤器、控制与检测系统等组成。提取时微波频率通常为 2450MHz。

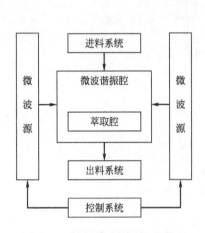 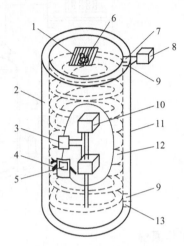

图 17-3 微波萃取罐结构示意图　　图 17-4 植物有效成分提取微波装置

1—通风散热孔；2—炉体；3—继电器；4—温度计；
5—温度数显装置；6—散热风扇；7—进料口；8—泵；
9—微波防泄漏装置；10—微波发生器；11—防护罩；
12—管道反应器；13—出料口

2. 工作原理

微波透过萃取介质到达植物内部，由于药材维管束和腺胞系统含水量高，水分子吸收微波能量，使细胞内温度迅速上升，压力增大。当水汽化后产生的压力超过细胞壁可承受的能力时，细胞破裂，药用成分被溶解出来。

3. 特点

① 微波穿透力强，在物料内外部同时均匀、迅速加热，提取时间短，收率高。
② 药材不需要干燥等预处理。
③ 热效率高，节约能源。
④ 溶剂用量少，可降低排污量。

(四) 超临界 CO_2 流体萃取设备

1. 结构

超临界 CO_2 流体萃取设备主要由萃取釜、分离釜、高压泵、CO_2 贮罐、冷凝器、换热器、控制系统等组成。

2. 工作原理

超临界 CO_2 流体萃取（见图 17-5）包括萃取和解析两个基本阶段。萃取阶段：当温度、压力调节到超过 CO_2 临界状态以上时，其对药材中的某些特定溶质具有足够高的溶解度，溶质进入到 CO_2 流体中；解析阶段：对含有溶质的 CO_2 流体进行节流减压，在热交换器中通过调节温度变为气体，对溶质的溶解度降低，使溶质析出，当析出的溶质和气体一同进入

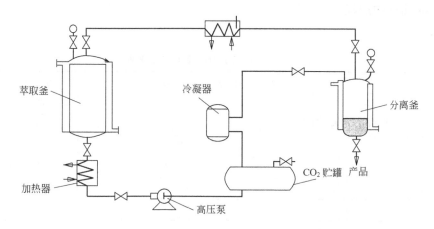

图 17-5　超临界 CO_2 流体萃取工艺流程示意图

分离釜后,溶质与气体分离而沉降于分离釜底部。气体进入冷凝器冷凝液化后,经高压泵升压,在流经换热器时被加热,重新达到临界状态,进入萃取釜中进行再次提取。

3. 超临界 CO_2 萃取的特点

① 提取温度低,适用于热敏性药物。
② 萃取分离一次完成,提取速度快、效率高。
③ 整个萃取过程处于密闭状态,排除了药物氧化和见光分解的可能性。
④ 提取的产品中没有溶剂残留。
⑤ 二氧化碳无毒、无腐蚀性,廉价,可循环使用。
⑥ 适于脂溶性、分子量较小的成分的提取。
⑦ 属于高压设备,一次性投资大。
⑧ CO_2 超临界萃取的操作条件为压力一般为 8~30MPa,温度一般为 30~80℃。

4. 超临界流体

物质有气、液、固三种存在形态(见图 17-6)。随着温度、压力的变化,物质的形态会发生变化。例如水,0℃以下为冰,常温常压下为水,100℃以上为水蒸气。将水置于在耐热耐压的密闭容器内,当温度为 374.4℃、压力为 22.2MPa 时,则为全部为蒸汽。此温度与压力就为临界温度与临界压力,该点为临界点,超过临界点的水为超临界水。因此,超临界流体是指处于临界温度(T_c)和临界压力(P_c)以上的流体,是介于液体和气体之间的一种状态。

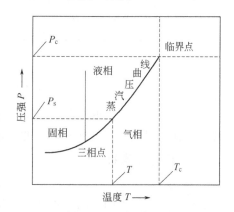

图 17-6　纯物质相图

5. 超临界流体的特性

① 密度接近于液体。
② 黏度接近气体,扩散系数比普通液体大约 100 倍。

超临界流体同时具有液体的高密度和气体的低黏度,因此,既具有液体对溶质溶解度较大的特点,又具有气体易于扩散和运动的特性,可加快溶质溶出的速率。

(五) 标准操作规程

参见表17-1。

表17-1 多功能提取罐标准操作规程

×××××制药有限公司			编号:HD-SB-000-00		
文件名称:	多功能提取罐标准操作规程		页码:第/页		
			类别:操 作		
制定人		制定日期	年	月	日
审核人		审核日期	年	月	日
批准人		批准日期	年	月	日
颁发部门		生效日期	年	月	日
分发部门:					
1. 检查设备的仪表是否灵敏,是否在校验期内,料渣门是否开启灵活,滤网是否完好,发现问题及时检修及更换; 2. 检查设备有无状态标志牌,是否处于清洁状态并在有效清洁期内,凡超出有效期的应重新清洁后方可使用; 3. 在提取罐中加入一定量水,检查料渣门是否有渗漏现象,若有,及时更换密封垫。经检查一切正常后,才能投料生产; 4. 按产品批生产指令认真核对所领药材的品名、规格、数量、检验合格证等均准确无误后,按药材投料原则进行投料,再按工艺要求补足水量,按工艺要求进行浸泡和搅拌; 5. 在设备指定位置加挂设备运行状态标志牌,注明生产的品种、日期、班次、操作人; 6. 浸泡结束后,开启直通蒸汽进气阀,使蒸汽直接通入锅内加热,严格控制煎煮过程中蒸汽压力。沸腾后,关闭蒸汽直通阀门,开启夹层蒸汽阀门,使药液保存微沸,并开始计时,至工艺要求时间; 7. 关闭蒸汽阀门,约10min,开泵过滤,将药液打入储药罐,完成第1次煎煮; 8. 当药液过滤完毕后,按操作步骤6进行工艺要求的第2、第3次煎煮; 9. 按操作步骤7分别完成第2、第3次煎煮、滤过; 10. 提取完毕,将药渣车开至排渣门正下方,确认料渣门垂直下方直径3m内无人后,打开排渣门,使药渣直接落入废渣车中,然后按指定路线倾倒在指定废渣存放处; 11. 一个批次生产结束后,按照提取清场SOP的要求进行清场; 12. 做好生产记录及设备运行记录。					

十八、固液分离设备

在进行药用成分提取或药剂制作时,通常要进行固液分离。常用的固液分离设备有加压过滤机、真空过滤机、过滤式离心机、分离式离心机、沉降式离心机等。

(一) 板框压滤机

1. 结构

板框压滤机(见图18-1)主要由框架、滤板、滤布、滤框、泵、接盘等组成。

2. 工作原理

板、框一角的通道和框上该角的暗孔供滤浆流入框中,框与板之间装有滤材,滤材-框-滤材形成容纳滤液和滤饼的空间,滤板两侧凹凸表面的凸者支撑滤材,凹者供滤液流动;板上对角的暗孔和板、框上该角的通道供板上滤液流出。

(二) 过滤式离心机

过滤式离心机的转筒壁上有许多大小、排布均匀的孔。操作时将过滤介质铺在转筒内壁,

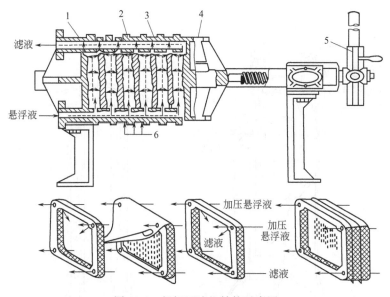

图 18-1 板框压滤机结构示意图

1—止推板；2—滤框；3—滤板；4—压紧板；5—手动压紧轮；6—滤材

加入混悬液于转筒内，旋转。在离心力作用下，液体滤出，固相颗粒被截留在过滤介质表面，实现固液分离。过滤式离心机有多种结构类型，以三足式离心机为制药企业普遍采用。

1. 结构

过滤式离心机（见图 18-2）主要由柱脚、底盘、主轴、机壳、转筒等组成。

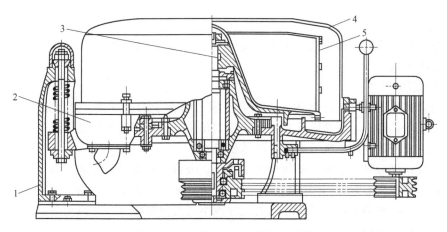

图 18-2 三足式离心机结构示意图

1—柱脚；2—底盘；3—主轴；4—机壳；5—转筒

2. 工作原理

分离悬浮液时，在离心机启动后将料液加入转筒；分离膏状物料或物料甩干时，应先加入物料，并使之平衡，再启动离心机。

（三）分离式离心机

分离式离心机主要用于分离乳浊液或含少量固体微粒的混悬液，可分为管式分离机、室式分离机。

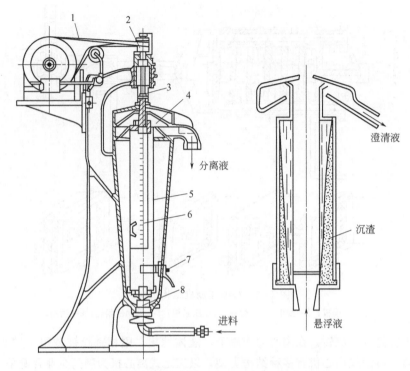

图 18-3 澄清型管式离心机结构示意图
1—平带；2—皮带轮；3—主轴；4—液体收集器；5—转鼓；
6—三叶板；7—制动器；8—转鼓下轴承

1. 结构

管式分离机的圆筒形转鼓长径比大于或等于 4，分为澄清型管式离心机（见图 18-3）和分离型管式离心机。

2. 工作原理

澄清型管式离心机用于澄清的含少量高分散固体粒子的悬浮液。悬浮液由下部进入转鼓，在向上流动过程中，所含固体粒子在离心力作用下沉积在转鼓内壁，清夜从转鼓上部溢流口排出。澄清型管式离心机只有一个液体出口。

分离型管式离心机用于轻、重两相密度差小、分散性很高的乳浊液及液-液-固三相混合物分离。乳浊液在离心力的作用下，在转鼓内分为轻液层和重液层，两相分界面位置可通过改变重液出口半径来调节，以适应不同的乳浊液不同的分离要求。分离型管式分离机的液体收集器有轻液和重液两个出口。

十九、蒸发与蒸馏设备

常用的蒸发与蒸馏设备有夹层锅、中央循环管式蒸发器、外循环式蒸发器、强制循环蒸发器、升膜式蒸发器、降膜式蒸发器、多效蒸发器，常压蒸馏设备、减压蒸馏设备、精馏设备。

（一）中央循环管式蒸发器与外循环式蒸发器

中央循环管式蒸发器（图 19-1）与外循环式蒸发器（图 19-2）的比较，见表 19-1。

第一部分 基本知识与基本技术

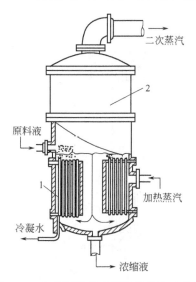

图 19-1 中央循环管式蒸发器结构示意图

1—加热室；2—蒸发室

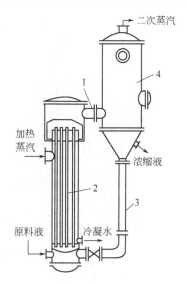

图 19-2 外循环式蒸发器结构示意图

1,3—循环管；2—加热室；4—蒸发室

表 19-1 中央循环管式蒸发器与外循环式蒸发器结构、原理及特点比较

名称	结构	工作原理	特点
中央循环管式蒸发器	中央循环管式蒸发器呈一个圆筒形，上部为蒸发室，下部为加热室。加热室是由固定在上下管板之间的一组直立沸腾管与一个直径较大的中央循环管组成，管内走料液，管间走蒸汽	蒸发时，加热蒸汽在管间流动，由于管径悬殊，使管内料液受热程度不同，形成料液在沸腾管内沸腾汽化上升，而中央循环管内料液受热程度较低，料液相对密度较大而下降，即形成了料液自沸腾管上升经中央管下降，完成自然循环过程。料液在沸腾管上部汽化，二次蒸汽在蒸发室上升，经除沫器、冷凝器后排出，所夹带的液沫自然下降至药液中	结构紧凑，占用空间小；清理、维修麻烦
外循环式蒸发器	外循环式蒸发器的加热室与蒸发室为两体，通过循环管连接	当料液在加热室被加热至沸腾后，部分溶液被汽化沸腾的液体连同汽化的蒸汽快速沿壁进入蒸发室，液体受重力作用而下降，通过循环管回到蒸发室，二次蒸汽从上部排出。由于液体在循环管内流动不受热，使料液在此处的相对密度远大于加热室料液的相对密度，从而使液体循环速度加快	两体结构，占用空间相对较大；清洗、维修相对简单

（二）升膜式蒸发器、降膜式蒸发器

升膜式蒸发器（图 19-3）、降膜式蒸发器（图 19-4）的比较，见表 19-2。

表 19-2 升膜式蒸发器、降膜式蒸发器结构、原理及特点比较

名称	结构	工作原理	特点
升膜式蒸发器	蒸发室、分离室、高位液槽、预热器	料液经预热器底部进入加热管，受管外蒸汽加热，使料液在管内迅速沸腾汽化，生成的二次蒸汽于加热管的中部形成蒸汽柱，蒸汽密度急剧变小继而迅速上升，并拉引料液形成薄膜状沿管壁快速向上流动，迅速蒸发。气液两相在分离器中分离，浓缩液由分离器底部排出收集，二次蒸汽则由分离器顶部排出，引至预热器，作为热源对料液进行预热	适于处理蒸发量较大的稀溶液及热敏性或易生泡沫的溶液；不适合高黏度、易结晶、易结垢的溶液
降膜式蒸发器	蒸发室、分离室	料液从蒸发器的顶部加入，通过分布器均匀地进入蒸发室，在重力作用下沿管壁成膜状下降，并在成膜过程中不断被蒸发增浓，在底部进入气液分离室得到浓缩液	料液受热时间更短，适用于处理热敏性、浓度较高或黏度较大的物料；不适用易结晶、易结垢的溶液

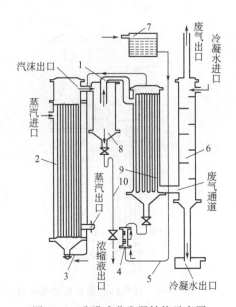 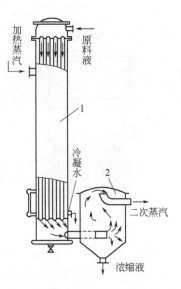

图 19-3 升膜式蒸发器结构示意图

1—二次蒸汽导管；2—蒸发室；3,5—输液管；4—流量计；
6—混合冷凝器；7—高位液槽；8—气液分离器；9—预热器；
10—浓缩液导管

图 19-4 降膜式蒸发器结构示意图

1—加热蒸发室；2—分离室

(三) 多效蒸发器

1. 结构

常用多效蒸发器的效数为 2~4，有外加热式多效蒸发器、升降膜式多效蒸发器、降膜式多效蒸发器等。

2. 工作原理

第一效通入加热蒸汽，从第一效产生的二次蒸汽作为第二效的加热蒸汽，同时，第二效

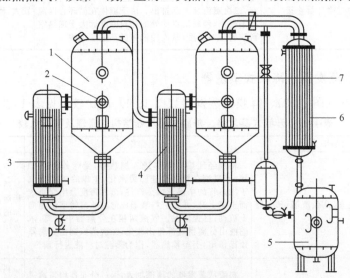

图 19-5 二效外加热蒸发器

1——效蒸发室；2—视镜；3——效加热室；4—二效加热室；5—受水器；
6—冷凝器；7—二效蒸发室

的加热室相当于第一效的冷凝器;第二效产生的蒸汽作为第三效的加热蒸汽,以此类推,至多效,可以充分利用热能,节省外源蒸汽。

3. 二效外加热蒸发器

二效外加热蒸发器(见图19-5)由一效加热室、一效蒸发室、二效加热室、二效蒸发室、受水器、冷凝器、真空系统等组成。

(四) 减压蒸馏设备

1. 结构

减压蒸馏器(见图19-6)主要有蒸馏器、冷凝器、接收器、真空装置等构成。

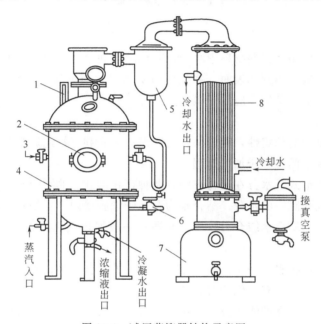

图19-6 减压蒸馏器结构示意图

1—温度计;2—观察窗;3—原料入口;4—蒸馏器;5—除沫器;6—排气阀;7—接收器;8—冷凝器

2. 工作原理

开启真空装置,抽出内部空气。将料液吸入蒸馏器内,保持负压状态,打开蒸汽阀门,加热料液。开启冷凝器阀门,保持料液适度沸腾,回收冷凝液。蒸馏完毕,先关闭真空装置,开启放气阀,使容器内恢复常压,浓缩液即可经出液口放出。

(五) 精馏设备

1. 结构

精馏设备(见图19-7)主要由蒸馏釜、精馏塔、冷凝器及其他辅助设备等组成。

2. 工作原理

关闭平衡器与冷却器之间、蒸馏釜出口阀门,开启蒸馏塔顶部流量计前阀门。将稀

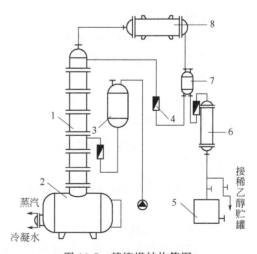

图19-7 精馏塔结构简图

1—主塔;2—蒸馏釜;3—高位槽;4—流量计;5—成品槽;6—冷却器;7—平衡器;8—冷凝器

乙醇溶液自高位槽经流量计注入蒸馏釜，待液面超过釜内加热管后，开启蒸馏釜加热阀，同时开启冷却水进水阀。进行全回流操作一段时间后，逐步开启平衡器与冷却器之间阀门，逐渐关小回流塔顶的冷凝液阀门，使回收的乙醇相对密度合格后，进入稳定操作，乙醇进入成品槽。待乙醇相对密度达不到工艺要求时，关闭进入成品槽阀门，开启不合格乙醇阀，另器回收，直至蒸馏釜内残留乙醇全部蒸出。蒸馏结束，先关闭加热蒸汽阀，待冷却器无精馏液流出后，关闭冷却水阀，最后放出釜内残液。

二十、干燥技术

(一) 概述

干燥是通过汽化作用除去湿物料中水分或其他溶剂而获得干燥物品的操作。干燥过程是水分从物料内部借扩散作用到达表面，并从表面受热汽化而被除去。在中药干浸膏、散剂、丸剂、颗粒剂、片剂等制备均要应用干燥。

(1) 干燥的目的

①提高原料和制剂的稳定性，利于保管与贮藏；②有利于控制原料和制剂达到一定的规格和数量；③便于制剂的进一步加工处理。

(2) 水分存在的形式　水分在湿物料中有两种存在形式，非结合水和结合水。非结合水为存在于物料表面或孔隙中的水分；结合水为存在于细胞壁内、毛细管中以及物料内可溶性固体溶液中的水分。非结合水结合力较弱，易通过一般加热汽化除去；结合水结合力较强，较难从物料中除去。

(3) 平衡水分　该物料在一定温度和相对湿度下的水分。平衡水分不能用干燥的方法除去，要降低这部分水分，只有降低相对湿度。

(4) 干物料储存　干燥的物料应密闭保存，否则物料将吸收湿空气中的水分而使平衡水分数据增大。

(二) 影响干燥的因素

1. 物料的性质

包括物料本身的结构、形状和大小、水分的结合方式等是决定干燥速率的主要因素。一般说来，颗粒状物料比粉末状干燥快；结晶性物料和有组织细胞的药材比浸出液浓缩后的膏状物料干燥快。

2. 温度与时间

温度越高，干燥介质与湿物料间温度差越大，分子运动速度加快，干燥速度越快。但过高的干燥温度会使不耐热药物成分破坏，所以应根据物料的性质，在不破坏药物成分的前提下提高温度。

时间长，干燥效果好，但当物料中水分达到平衡水分时，即使无限制地延长干燥时间也不能改变物料的干燥程度。

3. 空气的湿度与流速

干燥介质的相对湿度愈低，流速愈快，则湿度差愈大，愈利于干燥。因此，在静态干燥（如烘箱、烘房等）时，为避免相对湿度饱和而停止蒸发，常采用加大空气流动速度，及时将汽化了的湿气带走。在更新气流时，为使干燥介质的相对湿度降低，应对补充的空气进行预热。

4. 干燥方法与暴露面积

干燥速度与物料暴露面积成正比。在静态下进行干燥，气流只在物料层表面掠过，干燥的暴露面小，干燥效率差。在动态下进行干燥，使物料处于悬浮的气流中，粉粒彼此分开，能增大被干燥物料的暴露面，干燥速度快，如沸腾干燥、喷雾干燥等。

5. 压力

压力与干燥的速度成反比，压力越小，干燥速度越快。因此减压是加快干燥的有效手段，如真空干燥。减压干燥既能加快干燥速度，且能降低干燥温度，并使物料干燥后疏松易碎，有利于保证制剂质量。

（三）常用干燥方法

由于被干燥物料形式、性质各有差异，且干燥产品的要求、生产规模及生产能力各不相同，因此，在制药工业中采用的干燥方法与设备也不相同。以下为制剂生产中最常用的几种干燥方法。

1. 接触干燥

接触干燥是指被干燥物料直接与加热面接触而进行的干燥方法，由于直接与加热面接触，故干燥速度快，产品脆性大易碎，尤适合于对热稳定的浓缩液及稠膏等物料的干燥。

滚筒式干燥器是常用的接触干燥设备，其干燥原理是利用光滑表面的金属鼓，鼓内用热空气或电阻丝加热，当鼓转动时，从贮液槽中流出的稠膏在鼓面涂成一薄层，鼓转动3/4～7/8圆周后，此薄层已达干燥而被刮刀刮下。如此连续转动，达到干燥稠膏的目的。

2. 气流干燥

气流干燥是指利用湿热干燥空气或干燥气流进行干燥的方法。是通过控制气流的温度、湿度和流速来达到干燥目的。常用干燥设备有烘箱、烘房、隧道式烘箱等。

（1）烘箱　又称为干燥箱。适用于少量药物及玻璃仪器等的干燥和灭菌。由于为间歇式操作，在向设备装料时热量损失较大，若无鼓风装置，则上下层温差较大。

（2）烘房　干燥原理与烘箱基本一致，但须注意温度、气流路线及流速等因素的相互影响，以保证干燥效率。

（3）隧道式烘箱　被干燥物料置传送带上，开动传送带，并根据物料性质调整速度。物料从入口进入烘箱，在箱内随履带移动并被加热。当移动至出口时应完成干燥过程，达到干燥要求。加热的装置可用红外线、远红外线、加热蒸汽、电炉丝或微波等。隧道式烘箱的原理是被烘物料在动态移动中进行干燥，因而适当提高温度可相应地降低相对湿度，控制气流速度可以缩短干燥时间。中药制剂生产中多用该设备干燥药材饮片。

3. 减压干燥

减压干燥又称真空干燥。它是指在可加热的密闭容器中，通过抽去空气，降低压力进行的干燥方法。其特点是干燥温度低、速度快，干燥后的物料呈疏松海绵状且易粉碎；密闭操作减少了物料与空气接触的机会，避免了污染或氧化变质；挥发性液体可以回收利用。

减压干燥器由干燥柜、冷凝器与冷凝液收集器、真空泵三部分组成。操作时，将湿物料置浅盘内，放于干燥柜的搁板上，加热蒸汽由蒸汽入口引入至夹层搁板内，冷凝水自干燥箱下部出口流出。冷凝液收集器分上下两部，上与冷凝器连接，并通过侧口与真空泵相连接，上部与下部之间用导管与阀相通。当蒸发干燥进行时，将阀门开启，冷凝液可直接流入收集器的下部，收集满后关闭，使上部与下部隔离，打开放气阀门恢复常压，冷凝液经冷凝水出口放出，使操作连续进行。注意浸膏等黏稠物料干燥时，装盘量不宜太多，以免起泡溢出盘外，污染干燥器；同时应控制真空度不能太高，真空管路上的阀门应慢慢打开，否则也易发生起泡现象，一般真空度为 3.3~6.6kPa。

4. 喷雾干燥

喷雾干燥是流化技术在液态物料干燥应用的较好方法。它是将被干燥的液体物料浓缩到一定的相对密度后，经喷雾嘴喷成细小雾粒，再与一定流速的热气流进行热交换，使水分迅速蒸发，物料干燥成粉末或颗粒状。由于干燥的总面积能达到极大（当雾粒直径为 $10\mu m$ 左右时，每升液体所成的雾滴总面积可达 400~$600m^2$），故干燥速度快、产品质量高、成品溶解度好；因干燥后的成品粉末极细，不需再进行粉碎，缩短了生产工序；且生产过程处在密闭系统中，有利于 GMP 管理。喷雾干燥特别适用于热敏性物料的干燥，例如将双黄连（金银花、黄芩、连翘）注射液通过喷雾干燥法改制成粉针剂，从而提高了产品稳定性。

喷雾干燥装置主要包括空气加热系统和干粉收集系统。操作时，将浓缩至一定相对密度（1.1~1.2）的药液输入贮液器内，开启鼓风机、预热器，空气经滤过器除尘和预热器加热至 280℃ 左右后，自干燥器上部沿切线方向进入干燥室，干燥室温度一般控制在 120℃ 以下，待达到该温度数分钟后，将药液自贮液罐经导管、流量计至喷头后，在进入喷头的压缩空气（压力为 392.4~490.5kPa）作用下形成雾滴喷入干燥室，与热气流混合进行热交换，即被干燥。已干燥的细粉落入收集桶中，部分干燥的粉末随热气流进入气粉分离室后捕集于布袋中，热废气自排气口排出。气粉分离室可用其下部预热器预热，并在操作过程中维持排气温度不使其过度降低，以防发生冷凝，影响操作的进行。

喷雾干燥的效果取决于雾滴的大小，雾滴的大小与喷雾器的性能和压缩空气的压力有关，喷嘴愈小，喷速愈高，雾滴愈小，液体总面积愈大，愈容易干燥。

5. 沸腾干燥

沸腾干燥又称流化床干燥。它是利用热空气流使湿颗粒悬浮，呈流态化，如"沸腾状"，热空气在湿颗粒间通过，在动态条件下进行热交换，带走水汽而达到干燥目的。适用于湿粒性物料如片剂、颗粒剂、水丸的干燥。沸腾干燥的气流阻力较小，物料磨损较轻，热利用率较高；干燥速度快，一般湿颗粒流化干燥时间为 20min 左右；产品质量好，制品干湿度均匀，无杂质带入；干燥时不需翻料，且能自动出料，节省劳动力；适用于大规模生产和片剂的流水线作业。但热能消耗大，清扫设备较麻烦，不适于有色物料的干燥。

此种沸腾干燥床流体阻力较低，操作稳定可靠，产品的干燥程度均匀，且物料的破碎率低。主要结构由空气预热器、沸腾干燥室、旋风分离器、细粉捕集室和排风机等组成。操作时，冷空气经滤过进入热交换器加热后由高压风机在干燥箱中造成负压进入风箱体（温度在 60~120℃），经稳压室通过孔板，被烘物料成沸腾状进行烘干，然后经集粉系统捕集飞粉后，废气经风道由风机排出，捕集器将干燥后的物料收集待用。

6. 冷冻干燥

冷冻干燥是将被干燥液体物料冷冻成固体，在低温减压条件下利用冰的升华性能，使物料低温脱水而达到干燥目的的干燥方法，又称升华干燥。它的特点是物料在高度真空及低温条件下干燥，故适用于极不耐热物品的干燥，如血浆、血清、抗生素等生物制品，天花粉针和淀粉止血海绵等；它能避免药品因高温分解变质；干燥制品多孔疏松、易溶解；含水量低，一般为 1%~3%，用于药品长期储存。但冷冻干燥需要高度真空与低温，能耗大，成本高。

7. 远红外线干燥

远红外线干燥是利用红外线辐射器所产生的电磁波被湿物料吸收后直接转变成为热能，使物料中水分汽化而达到干燥的一种方法。红外线是波长介于可见光与微波之间的电磁波，其波长范围为 $0.76\sim1000\mu m$。通常将波长在 $0.77\sim3.0\mu m$ 的红外辐射称为近红外，波长在 $30.0\sim1000\mu m$ 的红外线红外辐射称为远红外。由于物料对红外线的吸收光谱大部分分布在远红外区域，特别是有机物、高分子化合物及水等在远红外区域有很宽的吸收带，因此，利用远红外干燥的效率优于近红外线干燥，而且药物受热均匀，还可节约 30% 左右的能源。如隧道式烘箱就是采用红外线作热源。

8. 微波干燥

微波是一种高频波，其频率在 300MHz～300kMHz。制药工业上只用 915MHz 和 2450MHz 两个频率，后者在一定条件下兼有灭菌作用。含水的物料采用微波加热干燥比其他溶剂更易干燥，中药饮片、水丸、蜜丸、袋泡茶等利用微波进行干燥，不仅干燥速度快，而且产品质量高。因为微波穿透介质的程度较深，热的产生来自被加热物料的内部，物料内部与表面可同时均匀加热，热效率高，干燥时间短，并且不影响产品的色香味及组织结构，还兼有杀虫和灭菌作用。但投资费用高，产品成本费用也高，对人体，尤其对眼睛有一定的影响，应注意微波的泄漏和防护。

二十一、干燥设备

药物制剂中主要的干燥设备有滚筒式干燥器、厢式干燥器、真空干燥器、沸腾干燥器、喷雾干燥器、流化床干燥器、冷冻干燥器、红外线干燥器、微波干燥器等。

（一）喷雾干燥器

1. 结构

喷雾干燥器主要包括原料液供给系统、空气加热系统、干燥系统、气固分离系统、控制系统等。

2. 工作原理

喷雾干燥器的工作原理（见图 21-1）是利用雾化器将溶液、乳浊液、混悬液、膏状料液分散成细小雾状液滴，在其下落过程中，与热气体接触进行传热传质，瞬间将大部分水分除去而成为粉末状或颗粒状的产品。

（二）冷冻干燥器

1. 结构

冷冻干燥器（见图 21-2）主要由冷冻干燥箱；制冷系统：冷冻机组、冷冻干燥室、低温冷凝器内部的管道等；加热系统；真空系统：低温冷凝器、真空泵等；控制及辅助系统组成。

2. 工作原理

冷冻干燥是在低温低压下水的物态变化及其迁移的过程。水的三种相态之间达到平衡时必有一定的条件，称为相平衡关系（见图 21-3）。图中 OA、OB、OC 分别为升华、汽化、溶解曲线，三线交叉点 O 为固、液、气三相共存的状态，称为三相平衡点，该点的温度、压力为 0.0098℃、610.5Pa。当压力低于三相点压力时，不论温度如何变化，液态水都不可能存在。如果此时对冰进行加温，固态冰直接升华为气态的水蒸气。

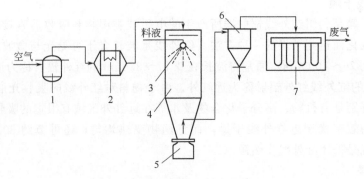

图 21-1 喷雾干燥器工作原理示意图
1—空气过滤器；2—加热器；3—喷嘴；4—干燥器；5—干料贮器；
6—旋风分离器；7—袋滤器

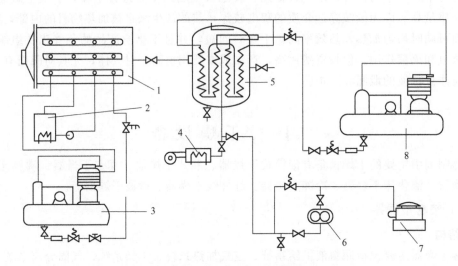

图 21-2 冷冻干燥器示意图
1—干燥室；2—加热系统；3,8—制冷机组；4—加热器；
5—冷凝器；6—罗茨泵；7—旋片式真空泵

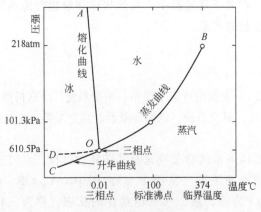

图 21-3 水的三相图

3. 冷冻干燥曲线

在冻干制品的生产过程中，一般根据物料性质和冻干机性能，通过实验确定冻干过程各阶段的温度、压力变化，绘制冷冻干燥曲线（见图21-4）。冻干曲线描述了隔板温度、物料温度、冷凝器温度与真空系统随时间的变化关系，是控制冷冻干燥过程的基本依据。

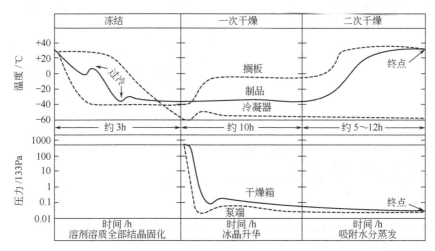

图 21-4　冷冻干燥曲线图

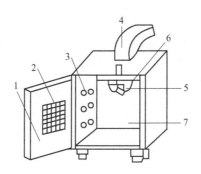

图 21-5　微波干燥器结构示意图
1—微波箱门；2—透视观察窗；3—排湿孔；4—波导；
5—搅拌器；6—反射板；7—腔体

（三）微波干燥器

1. 结构

微波干燥器（见图21-5）主要由直流电源、微波管、传输线或波导、微波炉、冷却系统等组成。

2. 工作原理

利用微波在快速变化的高频电磁场中与物质分子相互作用，被吸收而产生热效应，把微波能量直接转换为介质热能，从而达到物料干燥的目的。

（四）标准操作规程

参见表 21-1。

表 21-1　沸腾干燥机标准操作规程

×××××制药有限公司		编号：HD-SB-000-00	
文件名称： 沸腾干燥机标准操作规程		页码：第/页	
		类别：操　作	
制定人		制定日期	年　月　日
审核人		审核日期	年　月　日
批准人		批准日期	年　月　日
颁发部门		生效日期	年　月　日
分发部门：			
1. 准备工作 ① 检查机器状态，开空车无异声、不漏油、运转正常； ② 检查蒸汽、压缩空气是否供应正常； ③ 检查预投物料是否齐全，品名、数量、批号、物理性状是否与生产指令相符； ④ 安装捕集袋 2. 操作 ① 接通控制箱电源打开压缩空气阀，调节气体压力(0.5～0.6MPa)； ② 根据需要设定进风温度； ③ 将湿颗粒投入料斗，将料斗推进箱体，待料斗就位正确后，方可推入充气开关，上下气囊进入 0.1～0.15MPa 压缩空气，使料斗上下处于密封状态； ④ 开启加热气进出手动截止阀； ⑤ 按引风机启动键，待风机启动结束后，按启动搅拌键，搅拌运转，干燥开始； ⑥ 进风温度通过自动控制系统慢慢上升到设定温度，待出风温度上升到 60℃ 左右，物料即将干燥； ⑦ 若烘干过程中颗粒有不均匀现象，必须停止烘干，将料斗拉出来翻粒，再推进去烘干； ⑧ 取样测定颗粒水分是否达到要求； ⑨ 颗粒干燥程度达到要求后，拉出冷风门开关，用洁净冷空气冷却物料数分钟； ⑩ 按风机停止键，使风机和搅拌同时停止，推拉捕集袋升降气缸数次，使袋上的积料抖入料斗； ⑪ 拉出充气开关，待气囊密封圈放气复原后方可将料斗拉出； ⑫ 关闭控制箱电源、蒸汽源和压缩空气源。			

二十二、表面活性剂

（一）表面活性剂的含义

溶液的表面张力与溶质的性质和浓度有关，例如肥皂的水溶液，其表面张力随溶质浓度的增加而急剧下降。把能够显著降低两相间表面张力的物质，称为表面活性剂。

（二）表面活性剂的性质

1. 两亲性

表面活性剂分子中既有亲水基团，又有亲油基团。亲水基团是一些电负性较强的原子团或原子，包括羧酸、磺酸、硫酸酯、磷酸酯基、氨基及其盐，也包括羟基、酰胺基、醚键等，与水有较强的亲和力；亲油基团多为含 8 个碳原子以上的碳氢链结构，对非极性物质有较强的亲和力。如肥皂（即脂肪酸钠）R—COONa，其中碳氢链 R—为亲油基团，羧基—COONa 为亲水基团。

2. 溶液表面吸附

指表面活性剂在溶液表面的浓度大于在溶液内部的浓度。如表面活性剂溶于水中，在低浓度时，其亲水基团插入水中，而亲油基团朝向空气或油相，并在表面定向排列。此时，就形成"溶液表面吸附"。如图 22-1 所示。

(三) 表面活性剂的分类

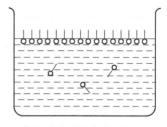

图 22-1 表面活性剂在液体表面吸附

表面活性剂按其分子能否解离成离子，分为离子型和非离子型两大类。离子型表面活性剂又分为阴离子型、阳离子型及两性离子型三类。

1. 阴离子型表面活性剂

起表面活性作用的部分是阴离子，带负电荷的表面活性剂称为阴离子型表面活性剂（见表 22-1）。

表 22-1 阴离子型表面活性剂

种类	分类	性质与用途
肥皂类	通式为 $(RCOO^-)_nM^{n+}$，系脂肪酸（如月桂酸、软脂酸、硬脂酸、油酸等）盐。因 M 不同，分一价金属皂（如钾皂、钠皂）、二价或多价金属皂（如钙皂、铅皂、铝皂等）及有机胺皂（如三乙醇胺皂）等	具有良好的乳化能力，但易被酸及高价盐破坏，电解质可使之盐析，临床应用有一定刺激性，一般只供外用
硫酸化物	通式为 $R \cdot O \cdot SO_3^- M^+$，系硫酸化油和高级脂肪酸硫酸酯类。如硫酸化蓖麻油（又称土耳其红油）、十二烷基硫酸钠（即月桂醇硫酸钠）、十六烷基硫酸钠（鲸蜡醇硫酸钠）、十八烷基硫酸钠（硬脂醇硫酸钠）等	有较强的乳化能力，比肥皂类稳定，较能耐酸和钙，在低浓度时对黏膜也有一定的刺激性，主要用作外用软膏的乳化剂
磺酸化物	通式为 $R \cdot SO_3^- M^+$，系脂肪族磺酸化物、烷基芳基磺酸化物、烷基萘磺酸化物等，如二辛基琥珀酸磺酸钠、十二烷基苯磺酸钠等	在酸性水溶液中较稳定，渗透力强，易起泡、去污力好，广泛用作洗涤剂

2. 阳离子型表面活性剂

起表面活性作用的部分是阳离子，带正电荷的表面活性剂称为阳离子型表面活性剂（见表 22-2），又叫阳性皂，其分子结构的主要部分是一个五价的氮原子，因此称为季铵盐型阳离子表面活性剂。

表 22-2 阳离子型表面活性剂

种类	特点	用途
苯扎氯铵（洁尔灭）、苯扎溴铵（新洁尔灭）、度米芬（消毒宁）及消毒净等	水溶性大，在酸性与碱性溶液中均较稳定，除具有良好的表面活性作用外，都具有很强的杀菌作用	临床主要用于皮肤、黏膜、手术器械的消毒，有的品种也可作为眼用溶液的抑菌剂

3. 两性离子型表面活性剂

分子中同时具有正负电荷基团或阳阴离子的表面活性剂称为两性离子型表面活性剂（见表 22-3）。这类表面活性剂随介质的 pH 不同，可形成不同离子型表面活性剂。

表 22-3　两性离子型表面活性剂

种类	特点	用途
天然两性离子型表面活性剂	卵磷脂是天然的两性离子表面活性剂。其主要来源是大豆和蛋黄，根据来源不同，又可称大豆卵磷脂或蛋黄卵磷脂	制备注射用乳剂及脂质微粒制剂的主要辅料
合成两性离子型表面活性剂	氨基酸型和甜菜碱型这两类表面活性剂为合成化合物，阴离子部分主要是羧酸盐，其阳离子部分为季铵盐或有机胺盐，由有机胺盐构成者即为氨基酸型（$R \cdot NH_2^+ \cdot CH_2CH_2 \cdot COO^-$）；由季铵盐构成者即为甜菜碱型 $[R \cdot N^+(CH_3)_2CH_2COO^-]$。氨基酸型在等电点时亲水性减弱，并可能产生沉淀，而甜菜碱型则无论在酸性、中性及碱性溶液中均易溶，在等电点时也无沉淀	在碱性水溶液中呈阴离子表面活性剂的性质，具有很好的起泡、去污作用；在酸性溶液中则呈阳离子表面活性剂的性质，具有很强的杀菌能力。常用的一类氨基酸型两性离子表面活性剂"Tego"杀菌力很强而毒性小于阳离子表面活性剂

4. 非离子型表面活性剂

这类表面活性剂在溶液中不呈解离状态，故称为非解离型表面活性剂（见表 22-4）。多为酯类或醚类化合物。其分子中的亲水基团多为—OH（羟基）或—O—（醚键）结合而成。一般为甘油、聚乙（烯）二醇和山梨醇等多元醇，亲油基团为长链脂肪酸或长链脂肪醇等。因其毒性及溶血作用较小，化学性质稳定，不易受溶液 pH 影响，能与大多数药物配伍，故目前应用较广。不仅供外用，亦供内服，有的尚可作注射剂中的附加剂使用。

表 22-4　非离子型表面活性剂

种类	特点	用途
脱水山梨醇脂肪酸酯类	由脱水山梨醇与各种不同的脂肪酸所组成的酯类化合物，商品名称为司盘类。可分为司盘 20、司盘 40、司盘 60、司盘 65、司盘 80 和司盘 85 等多个品种	本类大多为黏稠液体或白色蜡状固体，有特臭，味淡，难溶于水，多数溶于醇、醚、液状石蜡或脂肪油等。由于亲油性较强，为油溶性，是常用的油包水型乳化剂，但在水包油型乳剂中，司盘 20 和司盘 40 常与吐温配伍用做混合乳化剂；而司盘 150、司盘 155 等则适合在油包水型乳剂中与吐温配合使用
聚氧乙烯脱水山梨醇脂肪酸酯类	这类表面活性剂是在司盘类的剩余—OH 基上，再结合聚氧乙烯基而制得的醚类化合物，商品名称为吐温类。根据脂肪酸不同，有吐温 20、吐温 40、吐温 60、吐温 65、吐温 80、吐温 85 等多种种类	本类为黄色油状黏稠液体，低温时呈半凝胶状，有特臭。由于分子中增加了亲水性的聚氧乙烯基，因此大大增强了亲水性，成为水溶性的表面活性剂，目前常用于增溶剂、乳化剂、分散剂和润湿剂
聚氧乙烯脂肪酸酯类	由聚乙二醇与长链脂肪酸缩合而成。商品名称为卖泽	均具水溶性，有一定的乳化力，主要作增溶剂和油/水型乳剂的乳化剂应用
聚氧乙烯脂肪醇醚类	由聚乙二醇与脂肪酸缩合而成的醚类，商品名为苄泽	常用作油/水型乳剂的乳化剂或增溶剂用
聚氧乙烯-聚氧丙烯共聚物	由聚氧乙烯和聚氧丙烯聚合而成。普罗尼克是其中最常用的一类	本类物质随分子量增大，可由液体逐渐变为固体，普流罗尼对皮肤无刺激性和过敏性，对黏膜刺激性极小，毒性也比其他非离子型表面活性剂小，可作静脉注射用乳剂的乳化剂
其他	有脂肪酸蔗糖酯与蔗糖醚、烷基酚聚醇醚类等、国产的乳化剂 OP，是壬烷基酚与聚氧乙烯基的醚类产品	为黄棕色膏状物，易溶于水，乳化力很强，多用作油/水型乳膏基质的乳化剂

（四）表面活性剂的基本特征

1. 胶团和临界胶团浓度

表面活性剂溶于水中，在低浓度时，呈单分子分散或被吸附在溶液的表面上，即"溶液表面吸附"现象。当其浓度增加至溶液表面已饱和不能再吸附时，表面活性剂分子即开始转入溶液内部。由于表面活性剂分子的疏水部分与水的亲和力较小，疏水部分相互吸引、缔合在一起，形成了多分子或离子（通常是50～150个）组成的聚合体，这种聚合体称为胶团或胶束。

开始形成胶团的浓度，即表面活性剂在溶剂中形成胶团的最低浓度称为临界胶团浓度（cmc）。每一种表面活性剂都有它自己的临界胶团浓度，这与表面活性剂的结构和组成有关。随着外部条件，如温度、溶液pH值及电解质的变化，临界胶团浓度也发生改变，如表面张力降低、增溶作用增强、起泡性能及去污力增大，出现了丁达尔效应，还有渗透压、黏度等的变化。

2. 亲水亲油平衡值（HLB）

表面活性剂亲水亲油性的强弱，是以亲水亲油平衡值来表示的，简称为HLB值。表面活性剂的HLB值愈高，其亲水性愈强；HLB值愈低，其亲油性愈强。如果分子过分亲水或过分亲油，表面活性剂就会完全溶解在水相或油相中，很少存在于界面上，就难以降低界面张力。因此，表面活性剂分子的亲水和亲油基团的适当平衡就尤为重要。

3. 起昙与昙点

表面活性剂的溶解度与温度有关，通常温度升高溶解度增大。某些含聚氧乙烯基的非离子型表面活性剂的溶解度，开始时随温度升高而增大，但当达到某一温度时，其溶解度急剧下降，使制得的澄明溶液变浑浊，甚至分层，可是冷却后又恢复为澄明。这种因温度升高而使含表面活性剂的溶液由澄明变浑浊的现象称为起昙（又称起浊）。出现起浊时的温度称为昙点（又称浊点）。

产生起昙的原因，主要是由于含聚氧乙烯基的表面活性剂，在水中其亲水基团-聚氧乙烯基与水发生氢键络合而呈溶解状态。当温度升高到某一点时，氢键断裂使表面活性剂溶解度突然下降，出现浑浊或沉淀。在温度降到昙点以下则氢键能重新形成，溶液又变澄明。

通常昙点在30～100℃，吐温20、吐温60、吐温80的昙点分别是95℃、76℃、93℃。

4. 表面活性剂的毒性

表面活性剂的毒性大小，一般是阳离子型＞阴离子型＞非离子型，作为杀菌剂的一些两性离子型表面活性剂，例如氨基酸型表面活性剂等其毒性、刺激性均比阳离子型小。

离子型表面活性剂不仅毒性较大，而且还具有较强的溶血作用，故一般只限于外用。非离子型表面活性剂有的也有溶血作用，但一般较小。吐温类的溶血作用通常比其他含聚氧乙烯基的表面活性剂小，其溶血作用的顺序是：吐温20＞吐温60＞吐温40＞吐温80。表面活性剂外用时，对皮肤、黏膜的刺激性，也是非离子型最小。表面活性剂的毒性、溶血作用、刺激性等，通常随着处方中配合其他成分而发生相应的变化。

（五）表面活性剂在药物制剂中的应用

表面活性剂在工业、农业、日用品生产中的应用非常广泛，任何一种表面活性剂都在不同程度上具有润湿、乳化、增溶、去垢等作用，在实践中也常常采用HLB值法。HLB值法是表面活性剂的选用最广泛的一种方法，主要是根据其HLB值的大小选用。应用范围如图22-2所示。

在生产过程中，通常是两种或两种以上表面活性剂合并使用，以提高制剂的质量和稳定性。非离子型表面活性剂混合后的HLB值，一般可按如下公式求得：

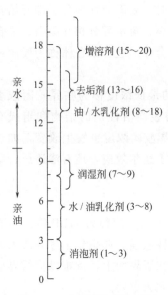

图 22-2 表面活性剂在不同 HLB 值的应用范围

$$HLB_{AB}=\frac{HLB_A \times W_A + HLB_B \times W_B}{W_A+W_B}$$

式中，HLB_A 是 A 乳化剂的 HLB 值，W_A 是 A 乳化剂的重量，HLB_B 是 B 乳化剂的 HLB 值，W_B 是 B 乳化剂的重量，HLB_{AB} 是混合乳化剂的 HLB 值。（注：上式不能用于混合离子型表面活性剂的 HLB 值的计算。）

例如：用 40％的司盘 20（HLB 值为 8.6）和 60％的吐温 80（HLB 值为 15）两种表面活性剂混合后，其 HLB 值是多少？

根据上式：$HLB_{混合}=\dfrac{8.6 \times 40\%+15 \times 60\%}{40\%+60\%}=12.4$

在药物制剂中表面活性剂是极为重要的一类附加剂，各类表面活性剂由于它们表现的性质不同，因此有不同的用途。

1. 用作增溶剂

增溶系指物质由于表面活性剂胶团的作用，而增大溶解度的过程。具有增溶能力的表面活性剂称为增溶剂。

应用：①用于难溶药物的增溶；②改善注射剂的澄明度；③增加药物制剂的稳定性。

2. 用作乳化剂

两种或两种以上不相混溶或部分混溶液体组成的体系，由于第三种物质的存在，使其中一种液体以细小液滴分散在另一液体中，这一过程称为乳化。具有乳化作用的物质称为乳化剂。

表面活性剂在乳浊液中能降低油-水界面张力，从而使乳浊液易于形成，同时表面活性剂的分子能在分散相液滴周围形成一层保护膜，防止了液滴相互碰撞时的聚结合并，从而提高乳浊液的稳定性。

3. 用作润湿剂

润湿是指液体在固体表面上的黏附现象。促进液体在固体表面铺展或渗透的表面活性剂称为润湿剂。表面活性剂可降低疏水性固体药物和润湿液体之间的界面张力，使液体能黏附在固体表面，在固-液界面上定向吸附，排除固体表面上所吸附的气体，降低了润湿液体与固体表面间的接触角，使固体被润湿。

4. 用作分散稳定剂

在混悬液的制备中，常发生用作分散媒的液体不易在药物粉末或颗粒表面铺展，结果后者在液体表面漂浮或下沉。例如硫黄粉末，若不加入润湿剂，就难以得到合乎要求的硫黄洗剂。润湿剂还用于片剂制备中，在片剂颗粒成分中加入适当润湿剂，由于表面活性剂的两亲性，增加了制剂或颗粒表面与胃肠液的亲和性，加速了片剂的润湿、崩解和溶解过程。

5. 用作起泡剂与消泡剂

由于亲水性较强的表面活性剂吸附在液-气表面，降低了液体的表面张力以及增加液体黏度，使泡沫形成并稳定，有发生泡沫作用和有稳定泡沫作用的表面活性剂分别称为起泡剂和稳泡剂。表面活性剂作为起泡剂和稳泡剂主要应用在皮肤、腔道黏膜给药剂型中。

在制药过程中，常遇到天然药物水浸出液，含有一些天然两亲物质如皂苷、蛋白质、树胶和高分子化合物,在蒸发浓缩或剧烈搅拌时,产生大量而稳定的泡沫,给操作带来许多困难,加入 HLB 值在 1~3 的表面活性剂,可消除泡沫。加入的用来消泡的物质称消泡剂或防泡剂。

6. 用作去污剂

去污系指除去污垢,用于除去污垢的表面活性剂称为去污剂或洗涤剂。常用的去污剂有油酸或其他脂肪酸的钠皂、钾皂、十二烷基磺酸钠或其他烷基磷酸钠等。去污剂的 HLB 值一般为 13~16。

由于表面活性剂的诸多作用,在药物制剂中广泛应用,与我们日常生活亦有密切联系,通过认真观察和使用肥皂、洗衣粉、洗洁精等日常生活用品,熟悉它们的作用,就能掌握表面活性剂的含义和性质,熟悉和了解表面活性剂在药物制剂中的应用。

二十三、热　原

(一) 热原的含义与组成

1. 热原含义

热原系指能引起恒温动物体温异常升高的物质的总称。当含有热原的注射剂,特别是输液剂注入人体,约半小时后,就会产生发冷、寒战、体温升高、身痛、出汗和恶心呕吐等不良反应,有时体温可升高至 40℃ 以上,严重者出现昏迷、虚脱休克,甚至有生命危险。临床上称这种现象为"热原反应"。

2. 热原组成

热原是微生物的代谢产物,为细菌的内毒素,存在于细菌的细胞膜和固体膜之间,是磷脂、脂多糖和蛋白质组成的复合物。其中脂多糖是内毒素的主要成分,具有特别强的致热活性。因而大致可认为热原＝内毒素＝脂多糖。脂多糖组成因菌种不同,其化学组成也有差异,一般脂多糖的分子量越大其致热作用也越强。

大多数细菌都能产生热原,致热能力最强的是革兰阴性杆菌,霉菌甚至病毒也能产生热原。热原的分子量一般为 1×10^6 左右。

(二) 热原的性质

1. 水溶性

由于磷脂结构上连接有多糖,所以热原能溶于水。其浓缩的水溶液往往带有乳光,所以带乳光的水与药液提示有可能热原不合格。

2. 不挥发性

热原本身不挥发。但因其溶于水,在蒸馏时,可随水蒸气中的雾滴带入蒸馏水,故蒸馏水器上应装备完好的隔沫装置,以防止热原污染。

3. 耐热性

热原的耐热性因热原的种类不同而有差异。一般来说,热原在 60℃ 加热 1h 不受影响,100℃ 加热也不发生热解,但在 250℃ 30~45min,200℃ 60min 或 180℃ 3~4h 可使热原彻底破坏。在通常注射剂的热压灭菌法中热原不易被破坏。

4. 过滤性

热原小,约在 1~5nm,能通过一般滤器。但活性炭可以吸附热原,石棉板、纸浆等滤材对热原也有一定的吸附作用。

5. 其他性质

热原能被强酸强碱破坏，也能被强氧化剂，如高锰酸钾或过氧化氢等破坏，超声波及某些表面活性剂（如去氧胆酸钠）也能使之失活。另外，热原在水溶液中带有电荷，也可被某些离子交换树脂所吸附。

（三）注射剂污染热原的途径

1. 由溶剂带入

注射剂的溶剂主要是注射用水及注射用油。注射用水是注射剂最常用的溶剂，是热原污染的主要途径。尽管水本身并非是微生物良好的培养基，但易被空气或含尘空气中的微生物污染。如注射用水制备时操作不当或蒸馏水器结构不合理，都有可能使蒸馏水中带有热原。即使原有的注射用水或注射用油不带有热原，但如果储存时间较长或存放容器不洁，也有可能由于污染微生物而产生大量热原。故应使用新鲜注射用水，蒸馏器质量要好，环境应洁净，操作过程要正确。

2. 由原辅料带入

原辅料本身质量不佳、贮藏时间过长或包装不符合要求甚至破损，均能受到微生物污染而导致热原产生。如以中药材为原料的制剂，原料中带有大量微生物，易产生热原。又如用微生物方法制备的药品如右旋糖酐、水解蛋白、抗生素等，更容易被热原污染。因此在制备注射剂时应特别注意。

3. 由容器或用具带入

注射剂制备时所用的用具、管道、装置、灌装注射剂的容器，在使用前如果没有按规定严格清洗和灭菌，均易污染药液而导致热原产生。因此，注射剂制备时，在相关工艺过程中涉及的用具、器皿、管道以及容器，均应按GMP的操作规程做清洁或灭菌处理，符合要求后方能使用。

4. 由制备过程带入

注射剂制备过程中由于生产环境达不到规定要求，工作人员未能严格执行操作规程，产品原料从投入到成品产出的时间过长，产品灌封后没有及时灭菌或灭菌不彻底，这些原因都会增加微生物的污染机会，从而产生热原。因此，在注射剂制备的各个环节，都必须注意避菌操作，尽可能缩短生产周期。

5. 由使用过程带入

输液剂本身不含热原，但临床使用时仍发现有热原反应，这往往是由于注射器具（注射器、输液瓶、玻璃管、乳胶管、针头与针筒及其他用具）被污染导致热原反应，因此，必须做到注射器具无菌无热原，这也是防止热原反应不能忽视的措施。

（四）除去热原的方法

1. 高温法

凡能经受高温加热处理的容器与用具，如针头、针筒或其他玻璃器皿，在洗净后，于180℃加热2h以上或250℃加热30min以上，可破坏热原。

2. 酸碱法

对于耐酸碱的玻璃容器、瓷器或其他用具可用重铬酸钾硫酸清洗液、硝酸硫酸洗液或稀氢氧化钠液处理，可将热原破坏。热原亦能被强氧化剂破坏。

3. 吸附法

注射液常用优质针剂用活性炭处理，用量为0.05%～0.5%（W/V）。使用时，将一定量的针用活性炭加入溶液中,煮沸,搅拌 15min 即能除去液体中大部分热原。活性炭的吸附作用强,除了吸附热原外,还有脱色、助滤作用。但由于用活性炭处理吸附热原,也会吸附溶液中的药物成分,如生物碱、黄酮等,因此应注意控制使用量。此外,将 0.2% 活性炭与 0.2% 硅藻土合用,吸附除去热原效果较好,如处理 20% 甘露醇注射液即用此法除去热原。

4. 离子交换法

热原分子上含有磷酸根和羧酸根,带有负电荷,可以被碱性阴离子交换树脂吸附。国内有合用 301# 弱碱性阴离子交换树脂 10% 与 122# 弱酸性阳离子交换树脂 8%,成功地除去丙种胎盘球蛋白注射液中热原的报道。

5. 凝胶过滤法

也称分子筛滤过法,是利用凝胶物质作为滤过介质,当溶液通过凝胶柱时。分子量较小的成分渗入到凝胶颗粒内部而被阻滞,分子量较大的成分则沿凝胶颗粒间隙随溶剂流出。当制备的注射剂,其药物分子量明显大于热原分子时,可用此法除去热原。

6. 反渗透法

用反渗透法通过三醋酸纤维膜除去热原,这是近几年发展起来的有使用价值的新方法。

7. 超滤法

是利用高分子薄膜的选择性与渗透性,在常温条件下,依靠一定的压力和流速,达到除去溶液中热原的目的。一般用 3.0～15nm 超滤膜除去热原。如超滤膜过滤 10%～15% 的葡萄糖注射液可除去热原。Sulliven 等采用超滤法除去 β-内酰胺类抗生素中内毒素等。

(五) 热原的检查方法

1. 家兔致热实验法

由于家兔对热原的反应与人体相同,目前各国药典法定的方法仍为家兔致热实验法。对家兔的要求、实验前的准备、检查法、结果判断均有明确规定。对家兔致热实验时应注意动物的状况、房屋条件和操作。

家兔致热实验法是指将一定剂量的供试品,静脉注入家兔体内,在规定时间内,观察家兔体温升高的情况,以判定供试品中所含热原的限度是否符合规定。

2. 细菌内毒素法

本法系利用鲎试剂来检测或量化由革兰阴性菌产生的细菌内毒素,以判断供试品中细菌内毒素的限量是否符合规定的一种方法。

细菌内毒素检查包括浊度法、显色基质法。供试品检测时,可使用其中任何一种方法进行试验。当测定结果有争议时,除另有规定外,以凝胶法结果为准。

细菌内毒素的量用内毒素单位(EU)表示。

第二部分　中药制剂的制备与制药设备

二十四、散剂的制备

剂型沿革

散剂的发展史

散剂是中药古老的传统剂型之一，在早期中医药典籍《黄帝内经》以及现存最早的方书《五十二病方》中均记载了散剂，《伤寒论》、《金匮要略》中载方50余首，《名医别录》对散剂的制备有"先切细曝燥乃捣，有各捣者，有合捣者……"的论述。《本草纲目》中有"汤散荡涤之急方，下咽易散而行速也"等奏效快的阐述。散剂是古代最常用的剂型之一，散剂在《药典》中是重要的组成部分，尤其针对动物用药更为广泛。

（一）实训项目

实训项目1　麻杏石甘散制备

【处方】　麻黄 50g　杏仁 90g　石膏 180g　甘草 60g

【功能与主治】　辛凉宣泄，清肺平喘。用于外感风邪。

【制法】　以上四味，除杏仁外，其余石膏等三味粉碎成最粗粉，与杏仁混合粉碎成细粉，过筛，混匀，分剂量，即得。

【工艺流程】　麻杏石甘散制备工艺流程，见图24-1。

【项目考核】　麻杏石甘散制备项目考核，见表24-1。

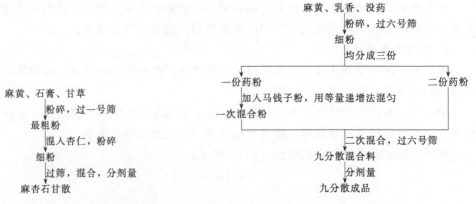

图24-1　麻杏石甘散制备工艺流程图　　　　图24-2　九分散制备工艺流程图

实训项目2　九分散制备

【处方】　马钱子粉（制）250g　麻黄 250g　乳香（制）250g　没药（制）250g

【制法】　以上四味，除马钱子粉外，其余麻黄等三味粉碎成细粉，与马钱子粉配研，过筛，混匀，分剂量，即得。

【功能与主治】 活血散淤，消肿止痛。用于跌打损伤，淤血肿痛。
【用量与用法】 饭后服。一次一包，一日一次；外用适量，创伤青肿未破者以酒调敷。
【工艺流程】 九分散制备工艺流程，见图24-2。
【项目考核】 九分散制备项目考核，见表24-2。

表24-1 麻杏石甘散制备考核

专业及班级： 组别： 姓名及学号：

场 所		设 备		得 分
处 方	麻黄50g 杏仁90g 石膏180g 甘草60g			
制 法	以上四味，除杏仁外，其余石膏等三味粉碎成最粗粉，与杏仁混合粉碎成细粉，过筛，混匀,分剂量,即得			
工艺设计(5分)	拟出工艺流程			
备料(5分)	所选原料、辅料及投料量准确			
前处理(10分)	针对特别药材进行特殊的处理			
粉碎(20分)	选用粉碎设备正确，能够正确操作设备			
过筛(5分)	筛分达到标准			
混合(5分)	物料均匀			
分剂量(5分)	每剂重量差异在规定范围内			
外包装(5分)	没有散漏现象			
生产开始时间	结束时间		生产用工时	
各项记录完成情况(10分)	记录真实、完整,字迹工整清晰			
清场完成情况(10分)	清场全面、彻底			
产品合格率(5分)	不低于90%			
生产事故(5分)	不出现			
物料平衡率(10分)	$85\% \leqslant V < 100\%$			
总结				

考核教师： 考核时间： 年 月 日

散剂制备流程图

流程：备料 → 粉碎 → 过筛 → 混合 → 分剂量

备料

1. 操作者看着处方，认准药材，准确称量，并复核。
2. 药材按处方要求加工炮制，需要特殊处理的药材要分开放置。

粉碎

根据欲粉碎药物的性质和使用要求及生产条件采用不同的粉碎方法。
单独粉碎或混合粉碎；干法粉碎或湿法粉碎；低温粉碎。

易溶于水的药物不必粉碎得太细；难溶性药物应粉碎得细些，以加速溶解和吸收。

过筛

1. 根据所需药粉细度，正确选用适当筛号的药筛。
2. 过筛时要不断地振动。
3. 粉末要干燥，防止阻塞筛孔。
4. 药粉的厚度应适中，保证过筛效率。

混合

物料比例相近时，采用搅拌或容器旋转等方式使物料混合均匀。

物料性状和比例相差较大时采用"打底套色法"和"等量递增法"。

打底套色法 打底，指将量少的、色深的、质轻的药粉放于研钵中作为基础；然后，将量多的、色浅的、质重的药粉逐渐分次加入研钵中，药粉增加直至研钵体积的 1/3，轻研匀，即为套色。

等量递增法 取量小的组分及等量大组分于混合器中混匀，再加入与混合物等量的量大组分混合，如此倍量增加直至完全加完全部量大的组分为止。

分剂量

将混合均匀的散剂按照所需重量份数剂量分成相等重量份的过程或操作。

1. 目测法（估分法）
2. 重量法
3. 容量法

目测法 称取总量的散剂，以目测分成若干等份的方法。操作简便，准确性差。仅用于药房临时调配少量普通药物散剂。对含细料药和毒性药物的散剂及大量生产不可用此法。

重量法 用戥称或天平逐包称重的方法。该法虽剂量准确，但效率低，不适于大生产。主要用于含毒性药物、贵细药物散剂的分剂量。

容量法 用固定容量的容器进行分剂量的方法。过去可调整剂量药匙，现在大量生产采用散剂定量包装机。该法效率高，可连续操作，但由于物料的物理性质、分剂量速度影响，其准确性不如重量法。

操作完毕应按 GMP 要求进行清场。

图 24-3 散剂的生产工艺流程及解析图

包装材料：包药纸（有光纸、玻璃纸、蜡纸）、塑料袋（瓶）、玻璃瓶、复合膜袋等。

制药企业多采用散剂定量包装机进行分剂量包装和包装。

内包装物的选择是依据被包装物料的性质而定。

有光纸适用于低质量稳定的普通药物，不适用于吸湿性散剂；玻璃纸适用于含挥发性成分及油脂类的散剂，不适用于引湿性、易风化或分解二氧化碳等气体分解的散剂；蜡纸适用于包装易引湿、易风化或易被二氧化碳等气体分解的散剂，不适用于包装含冰片、樟脑、薄荷脑等挥发性成分的散剂。塑料袋在低温时脆裂、存在透湿、透气问题，在应用时受到一定限制。复合膜袋密闭性较好，较为常用。玻璃瓶。

→ （中检）→ 包装 → 成品（储存）→ 质量检查

密闭防潮，置阴凉、避光、空气流通的库房分装保管，定期检查。

1. 外观均匀度 取供试品适量，置 5cm² 光滑纸上平铺，将其表面压平，再亮处观察，应呈现均匀的色泽，无花纹与色斑。

2. 粒度 用于烧伤或严重创伤的外用散剂，照《中国药典》散剂粒度检查，除另有规定外，通过六号筛的粉末重量，不得少于 95%。

3. 水分 普通散剂的水分含量按《中国药典》规定的水法测定，含挥发油成分的散剂按甲苯法测定，除另有规定外，一般不得超过 9.0%。

4. 装量差异 单剂量、一日剂量包装的散剂，均应检查装量差异，并不得超过表 1 散剂装量差异限度的规定。

5. 装量 多剂量装的散剂应检查装量，照《中国药典》现行版最低装量检查法检查，应符合表 2 规定。如有 1 个容器装量不符合规定，则复试。

6. 无菌 用于烧伤或严重外伤的外用散剂，照《中国药典》无菌检查法检查，应符合规定。

7. 微生物限度 照《中国药典》微生物限度检查法检查，应符合规定。

表 1 散剂装量差异限度

标示装量	装量差异限度 /%
0.1g 或 0.1g 以下	±15%
0.1g 以上至 0.5g	±10%
0.5g 以上至 1.5g	±8%
1.5g 以上至 6g	±7%
6g 以上	±5%

表 2 装量限度

标示装量	平均装量	每个容器装量
20g 及 20g 以下	不少于标示装量	不少于标示装量的 93%
20g 以上至 50g	不少于标示装量	不少于标示装量的 95%
50g 以上至 500g	不少于标示装量	不少于标示装量的 97%

操作完毕应按 GMP 要求进行清场

表 24-2　九分散制备考核

专业及班级：　　　　　　组别：　　　　　姓名及学号：

场　所		设　备		得　分
处　方	马钱子粉(制)250g　麻黄250g　乳香(制)250g　没药(制)250g			
制　法	以上四味,除马钱子粉外,其余麻黄等三味粉碎成细粉,与马钱子粉配研,过筛,混匀,分剂量,即得			
工艺设计(5分)	拟出工艺流程			
备料(5分)	所选原料、辅料及投料量准确			
前处理(10分)	针对特别药材进行特殊的处理			
粉碎(20分)	选用粉碎设备正确,能够正确操作设备			
过筛(5分)	筛分达到标准			
混合(5分)	物料均匀			
分剂量(5分)	每剂重量差异在规定范围内			
外包装(5分)	没有散漏现象			
生产开始时间	结束时间		生产用工时	
各项记录完成情况(10分)	记录真实、完整,字迹工整清晰			
清场完成情况(10分)	清场全面、彻底			
产品合格率(5分)	不低于90%			
生产事故(5分)	不出现			
物料平衡率(10分)	$85\% \leqslant V < 100\%$			
总结				

考核教师：　　　　　　　考核时间：　　年　　月　　日

(二) 散剂的基本知识

1. 含义

散剂系指药材或药材提取物经粉碎、均匀混合制成的粉末状制剂,分为内服散剂和外用散剂。

2. 特点
① 比表面积大，易分散、奏效快。
② 能够对皮肤、黏膜的创伤面产生覆盖、保护、收敛、止血等作用。
③ 剂量可随证加减，易于控制。
④ 制法简单，运输、携带、贮藏方便。
⑤ 一些有特殊异味、刺激性、腐蚀性、易吸潮的药物，不宜制成散剂。

（三）特殊散剂的制备方法

1. 低剂量散剂的制备

毒性药物、麻醉药品、精神药品等特殊药品的用药剂量小，称取、使用时易损耗，造成给药误差。因此，常在这类药物中添加一定比例量的辅料制成倍散（或称稀释散），以利于制备与服用。

倍散的稀释比例可按要求的剂量而定，如剂量在 $0.01 \sim 0.1g$ 者，可能制成 10 倍散，即 1 份药物加入 9 份辅料，如剂量在 $0.01g$ 以下者，则可配成 100 倍散或 1000 倍散。配制倍散时，应采用等量递增法。

为便于判断混合的均匀性，一般于倍散中加入食用着色剂（胭脂红、苋菜红、靛蓝等），使用浓度一般为 $0.005\% \sim 0.01\%$。

2. 含低共熔化合物的散剂的制备

某些药物如水合氯醛、樟脑、薄荷脑、苯酚、冰片等，在配制时可发生低共熔现象，一般采用以下几种解决措施。
① 先将两个或两个以上低共熔药物研合，再与处方中其他组分混合；
② 将低共熔药物与少量固体组分研合后，再与其余固体组分混合；
③ 将低共熔药物溶解后，再与其他固体组分混合（包括挥发油或少量液体药物）。

（四）散剂的生产工艺流程

散剂的生产工艺流程及解析图见图 24-3。

二十五、颗粒剂的制备

> **剂型沿革**
>
> **中药颗粒剂的发展简史**
>
> 中药颗粒剂是在汤剂、散剂、糖浆剂和酒剂等的基础上发展起来的一种剂型，1990 年版《中国药典》称为冲剂，1995 年版《中国药典》改称为颗粒剂。2010 年版《中国药典》收载颗粒剂品种 125 个。

（一）实训项目

实训项目　六味地黄颗粒制备

【处方】　熟地黄 320g　山茱萸 160g　山药 160g　牡丹皮 120g　泽泻 120g　茯苓 120g

【制法】　以上六味，熟地黄、茯苓、泽泻加水煎煮二次，煎液滤过，滤液浓缩至相对密度 $1.32 \sim 1.35$（80℃），备用；山茱萸、山药、牡丹皮粉碎成细粉，与浓缩液混合，加糊精适量和甜蜜素适量,并加入体积分数为75%乙醇适量,制成颗粒,干燥,制成1000g,即得。

【性状】 本品为棕褐色的颗粒;味微甜、酸、味苦,有特异香气。

【功能与主治】 滋阴补肾。用于肾阴亏损,头晕耳鸣,腰膝酸软,骨蒸潮热,盗汗遗精,口干口渴。

【用量与用法】 开水冲服。一次5g,一日2次。

【工艺流程】 六味地黄颗粒剂制备工艺流程,见图25-1。

【项目考核】 六味地黄颗粒剂制备项目考核,见表25-1。

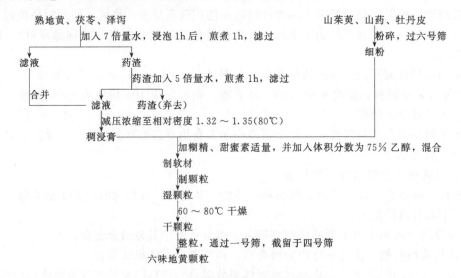

图 25-1　六味地黄颗粒剂制备工艺流程图

表 25-1　六味地黄颗粒剂制备考核

专业及班级:　　　　　组别:　　　　　姓名及学号:

场 所		设 备		得 分
处方	熟地黄 320g　山茱萸 160g　山药 160g　牡丹皮 120g　泽泻 120g 茯苓 120g			
制法	以上六味,熟地黄、茯苓、泽泻加水煎煮二次,煎液滤过,滤液浓缩至相对密度 1.32~1.35(80℃),备用;山茱萸、山药、牡丹皮粉碎成细粉,与浓缩液混合,加糊精适量和甜蜜素适量,并加入体积分数为75%乙醇适量,制成颗粒,干燥,制成1000g,即得			
工艺设计(5分)	拟出工艺流程			
备料(5分)	所选原料、辅料及投料量准确			
制膏(10分)	提取时的加水量、温度、次数、时间正确,收膏恰当			
制粉(5分)	粉碎至达到要求的粒度			
制软材(10分)	手握成团、按之即散			

续表

制粒(10分)	颗粒均匀制出	
干燥(5分)	选择温度适宜	
整粒(5分)	颗粒均匀	
总混(3分)	混合均匀	
包装(2分)	剂量准确、无散漏现象	
生产开始时间	结束时间	生产用工时
各项记录完成情况(10分)	记录真实、完整,字迹工整清晰	
清场完成情况(10分)	清场全面、彻底	
产品合格率(5分)	不低于90%	
生产事故(5分)	不出现	
物料平衡率(10分)	85%≤V<100%	
总结		

考核教师：　　　　　　　考核时间：　　年　　月　　日

（二）颗粒剂的基本知识

1. 含义

中药颗粒剂系指药材提取物与适宜辅料或药材细粉制成具有一定粒度的颗粒状制剂。

2. 类型

包括可溶性颗粒剂、混悬性颗粒剂、泡腾性颗粒剂。

3. 特点

①服用方便，吸收快、显效迅速；②加入矫味剂、芳香剂，能够掩盖药物的不良臭味；③体积小，携带、运输方便；④由于加入辅料较多，吸湿性较强。

（三）颗粒剂的生产工艺流程

颗粒剂的生产工艺流程及解析图见图25-2。

影响干法制粒的因素
1. 浸膏粉的含水量。
2. 辅料的种类和用量。
3. 环境的温度和湿度。

操作完毕应按 GMP 要求进行清场

1. 干法制粒 把药物粉末（干浸膏粉末）加入适宜的辅料（如干黏合剂）混匀，直接加压压缩成较大小颗粒或片状物后，重新粉碎成所需大小颗粒的方法。

（1）重压法制粒 水称压片法制粒，是利用重型压片机将物料压制成直径 20~50mm 的胚片，然后粉碎成一定大小颗粒的方法。

（2）滚压法制粒 利用两个相对转动的滚筒，将物料粉末液压成片状物，然后粉碎成一定大小颗粒的方法。滚压法制粒与重压法制粒相比，具有生产能力大、工艺可操作性强、润滑剂使用量较小等优点，为生产中常用。

干法制粒的特点
1. 干法制粒工艺不受溶剂和温度的影响，易于成型。
2. 所制颗粒均匀、崩解性与溶出性良好、质量稳定。
3. 适用压缩成型药物的制粒及易压热敏性物料，遇水易分解药物的制粒。
4. 方法简单、效率高，操作可自动化。
缺点：生产成本较高。

制粒的目的
1. 改善流动性。将粉末制成颗粒，粒径增大，减少各个粒子间的黏附性、凝聚性。
2. 防止各成分离析。处方中各成分的粒度差异大时容易出现离析现象，将各组分混合后制粒或制粒后再混合，可防止物料离析。
3. 防止粉末飞扬及器壁黏附性。通过制粒，了粉末飞扬及黏附性，防止环境污染及原料损失，达到 GMP 要求。
4. 调整堆密度、改善溶解性能。
5. 改善片剂生产中压力的均匀传递。

备料 → 药材处理（提取或粉碎）→ 精制 → 浓缩 → （制软材）制粒 →

1. 水溶性颗粒剂 采用煎煮法或双提法提取，用水提醇沉淀法、吸附澄清法、离心法、滤过法除去杂质，或采用薄膜浓缩制成清膏，相对密度一般控制在 1.10~1.35（50~60℃）；或采用减压干燥、喷雾干燥、远红外干燥法制成干浸膏，备用。
2. 酒溶性颗粒剂 多采用浸渍法、渗漉法、回流法提取、回收乙醇，浓缩成清膏，备用。
3. 混悬性颗粒剂 将处方中含有难溶性或热敏性或难粉性的药材粉碎成细粉，将其余药材提取制膏。
4. 泡腾性颗粒剂 将药材经提取、纯化、浓缩制成的清膏或干浸膏粉分成两份，一份中加入有机酸，在另一份中加入弱碱，分别制粒。

对酒的要求：60°白酒。

优点：药物既有治疗作用，又作为赋形剂，可降低成本。
常用的酸、碱有：枸橼酸、酒石酸、碳酸氢钠

1. 操作者 看清处方，认准药材，准确称量，并复核。
2. 水 饮用水、纯化水。
3. 药材 按处方要求加工炮制。一般将药材加工成饮片或细粉。
4. 辅料 常用的有蔗糖、糊精、枸橼酸、酒石酸、碳酸氢钠等，粒度要求控制在 80~120 目。

制粒

挤出制粒的特点
1. 颗粒的粒度由筛网的孔径大小调节，粒子形状为圆柱形，粒度分布较窄。
2. 挤出压力大，可制成松软颗粒，较适合压片。
3. 程序多，劳动强度大，技术水平要求高。

影响挤出制粒的因素
1. 黏合剂（或润湿剂）的选择与用量。
2. 揉混强度与混合时间。
3. 筛网的规格。
4. 加料量与筛网安装的松紧。
5. 筛网更换。

高速搅拌制粒的特点
1. 省工序，操作简单，快速。
2. 通过调整设备，可制成紧密度与松软度不同的颗粒。
3. 制备过程密闭，污染小。
4. 物料混合均匀，制成的颗粒圆整均匀，流动性好。

影响高速搅拌制粒的因素
1. 黏合剂的种类、与用量。
2. 黏合剂加入的方法。
3. 物料的粒度。
4. 搅拌的速度。
5. 搅拌器的形状与角度、切割刀的位置。
6. 投料量的控制。

2. 湿法制粒 在混合均匀的物料中加入润湿剂或黏合剂进行制粒的方法。

(1) 挤出制粒法 将药料加适量黏合剂或润湿剂或稠浸膏混合均匀，制成软材，挤压通过筛网的制粒方法。

(2) 高速搅拌制粒 将药料与辅料置于密闭的制粒容器内，通过搅拌器的高速旋转和制粒刀的切割作用，完成混合、制软材、分粒与滚圆的制粒方法。

(3) 滚转制粒法 将药料与辅料混匀或黏合剂呈雾状喷入，置于转动制粒机内，在转料中将润湿剂或黏合剂混合均匀后，粉末逐步粘结成颗粒。

滚转制粒法的制粒过程分为母核形成、母核长大和压实三个阶段。

1. 母核形成阶段 将少量粉末置于转动制粒机中，喷入少量黏合剂或润湿剂使其润湿，在滚动和搓动作用下使粉末聚集在一起形成大量母核。该过程称为起模。
2. 母核长大阶段 母核在滚动时进一步压实，并在转动过程中往母核表面均匀喷入黏合剂或润湿剂和撒入药粉，使其继续长大，如此反复多次，即可得到一定大小的丸粒。该过程称为泛制。
3. 压实阶段 停止加料、继续滚动，颗粒中多余的液体被挤出，吸收到未被充分润湿的层粒中，进而压实形成一定机械强度的颗粒。

操作完毕应
按 GMP 要
求进行清场

图 25-2

→（制粒）

喷雾制粒的特点
1. 由液体直接得到粉状固体颗粒。
2. 热风温度高，雾滴比表面积大，干燥速度快。物料受热时间短，适合热敏性物料。
3. 容易调节和控制产品的质量指标。

缺点：能耗大，颗粒不均一，料液黏度大易粘器壁，设备费用高。

影响喷雾制粒的因素
1. 应根据物料的性质不同制粒目的选择雾化器。
2. 中药浓缩液的相对密度。
3. 中药浓缩液的温度。
4. 中药浓缩液的黏度。

(4)流化喷雾制粒 将混匀的物料粉末置于流化床内自下而上通入热空气，使物料保持流化状态，然后喷入湿润剂或黏合剂使粉末相互接触聚结成粒。

(5)喷雾干燥制粒 将药物溶液或混悬液用雾化器喷雾干燥室的热气流中，使水分迅速蒸发以直接制成干燥颗粒。

流化制粒的特点
1. 在同一设备内可实现混合、制粒、干燥和包衣等多种操作，生产效率高。
2. 产品的粒度分布较窄，颗粒均匀颗粒间色差小，流动性和可压性好，颗粒疏松多孔。
3. 制备过程在密闭制粒机内完成，生产过程不易被污染。

影响流化制粒的因素
1. 物料的粒度控制在80目以上，以保证颗粒色泽、大小均匀。
2. 制粒机内物料量必须充足，以保证成良好的流化状态。
3. 黏合剂可以用一种或几种，也可以用流浸膏作为黏合剂。
4. 黏合剂的浓度控制。
5. 喷雾速率的控制。
6. 进风量大小的控制。
7. 进风温度与出风温度控制。

操作完毕应按GMP要求进行清场

第二部分　中药制剂的制备与制药设备

质量检查部分：

1. **外观性状**：颗粒剂应干燥，粒径均匀，色泽一致，无吸潮、结块、潮解等现象。

2. **粒度**：除另有规定外，取供试品30g，称定重量，置药筛中，保持水平状态过筛，左右往返、边筛动边轻叩3min，不能通过一号筛与能通过五号筛的总和不得过15%。

3. **水分**：按照《中国药典》规定水分测定法测定，除另有规定外，一般不得超过6.0%。

4. **溶化性**：取供试品1袋（多剂量包装取10g），置于200mL 烧杯中，加热水200mL，搅拌5min，立即观察，可溶性颗粒剂应全部溶化，允许有轻微浑浊。泡腾颗粒检查法：取供试品1袋，置于盛有200mL水的烧杯中，水温15～25℃，应迅速产生二氧化碳气体而呈泡腾状，5min内颗粒应全部分散或溶解在水中。颗粒剂均不得有焦屑等异物。

5. **装量差异**：单剂量分装的颗粒剂，取供试品10袋（瓶），分别称定每袋（瓶）内容物的重量，每袋（瓶）装量与标示装量比较按本页表中规定，超出装量差异限度的颗粒剂不得多于2袋（瓶）并不得有1袋（瓶）超出装量差异限度1倍。凡规定检查含量均匀度的颗粒剂，可不再进行装量差异的检查。

6. **装量**：多剂量包装的颗粒剂，按照《中国药典》最低装量检查法检查，应符合规定。

7. **微生物限度**：按照《中国药典》微生物限度检查法检查，应符合规定。

表　颗粒剂装量差异限度

标示装量	装量差异限度/%
1g 或 1g 以下	±10%
1g 以上至 1.5g	±8%
1.5g 以上至 6g	±7%
6g 以上	±5%

工艺流程：

→ 干燥 → 整粒 →（中检）包装 →（储存）成品 → 质量检查

干燥：采用湿法制粒所得的湿颗粒必须立即干燥，否则湿颗粒会结块或变形。干燥时应逐渐升温，否则颗粒表面过快干燥后结成一层硬壳而影响内部水分的蒸发，且颗粒中的糖粉遇高温时会融化，使颗粒变硬，尤其是糖粉与柠檬酸共存时，温度稍高就黏结成块。

整粒：湿粒干燥后，可能有结块、粘连等现象，可用摇摆式颗粒机过一号筛（12～14目），将大颗粒磨碎，再通过四号筛（60目）除去细小颗粒或细粉。将筛出的颗粒重新制粒，或压下次同一批药粉中，混匀制粒。

（中检）包装：颗粒剂处方中若含挥发性成分，一般可溶于适量乙醇中，用雾化器均匀地喷洒在干燥的颗粒上，混合均匀，然后密封放置一定时间，待挥发性成分渗透均匀后，方可包装。为提高挥发性成分的稳定性，也可将其用β-环糊精制成包合物后加入到整粒后的颗粒剂中混合均匀。

成品（储存）：密封，置于干燥处。

用颗粒自动包装机完成颗粒定量并用复合铝塑袋密闭包装。

颗粒剂中含有浸膏或蔗糖，极易吸潮结块，甚至溶化。

复合铝塑不易透湿、透气，储存期内一般不会出现吸潮软化现象。

图 25-2 颗粒剂的生产工艺流程及解析图

二十六、制颗粒设备

制颗粒是制备固体制剂的关键技术,颗粒剂自身为独立剂型,又为制备胶囊剂、片剂的核心工序。常用的制粒设备有干式挤压制粒机、摇摆式颗粒机、湿法混合制粒机、高速搅拌制粒机、沸腾制粒机、喷雾制粒机等。

(一) 几种常用的制颗粒设备

常用的制颗粒设备见表 26-1。

表 26-1 制粒设备的结构、工作原理及特点比较表

名称	结构	工作原理	工作特点
干式挤压制粒机	送料螺旋浆、压缩成形机构、轧辊机构、破碎机组、造粒机组、加压机构、抽真空机构、控制机构、容器	粉末物料经配料混合后,由制粒机顶端的加料口加入送料仓,由一螺旋送粒机构将混合好的粉末物料向下推送,粉末进入两个轧辊的间隙,轧辊旋转并经两端油压的作用力将粉末挤压成片状,向下落入整粒机制成所需目数的颗粒	无需干燥,一步成粒
摇摆式颗粒机	机架、电机、蜗轮蜗杆减速器、料斗、滚筒、棘轮棘爪、筛网夹管	挤出滚为六角滚筒,其上有截面为梯形的固定"刮刀",滚筒正反方向交替转动,刮刀对湿物料进行挤压和剪切,物料经筛网挤出成粒	仅有制粒功能

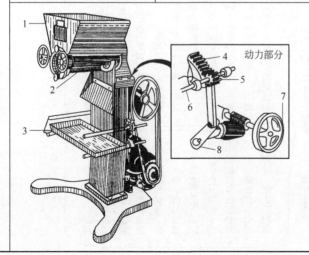

干式挤压制粒机工作示意图
1—颗粒容器;2—粉碎机;
3—挤压轮;4—送料螺杆

摇摆式颗粒机结构示意图
1—加料斗;2—滚筒;3—置架盘;
4—半月形齿轮;5—小齿轮;6—转轴;
7—皮带轮;8—偏心轮

名称	结构	工作原理	工作特点
沸腾制粒机	空气过滤加热系统;物料沸腾喷雾和加热系统;粉末捕集、反吹装置及排风系统;输液泵、喷枪管路、阀门、控制系统	将粉状物料投入流化床内,空气经初效、中效过滤器进入加热室,加热后达到温度的热风送入流化床,物料在床内呈流化状态。黏合剂由输液泵送入双流体雾化器雾化后,喷向流化的物料,粉末相互桥架聚集成粒并长大,水分挥发后排出流化室外	混合、制粒、干燥一步完成

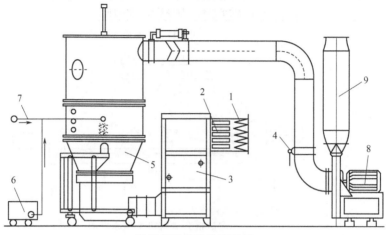

沸腾制粒机结构流程图

1—中效过滤器;2—亚高效过滤器;3—加热器;4—调风阀;5—盛料室;6—输液泵;7—压缩空气;8—引风机;9—消音器

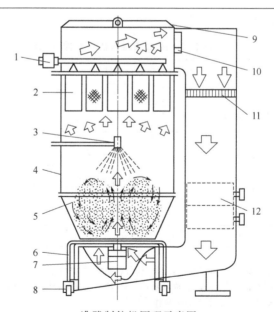

沸腾制粒机原理示意图

1—反冲装置;2—过滤袋;3—喷枪;4—喷雾室;5—盛料室;6—台车;7—顶升气缸;8—排水口;9—安全盖;10—排气口;11—空气过滤器;12—加热器

续表

名称	结构	工作原理	工作特点
湿法混合制粒机	机体、锅体、锥形料斗、搅拌装置、制粒刀、进料装置、出料装置、开盖装置、控制系统及充气密封、充水清洗、夹套水冷却	粉状物料从锥形料斗投入制粒锅内，关闭盖板，物料在搅拌桨的搅拌下，做旋转和沿锥形壁方向由外向中心翻滚运动，物料被剪切、扩散达到充分混合。注入黏合剂，物料逐渐湿润，其性状发生变化，加强了桨叶和筒壁对物料的挤压、摩擦、捏合，生成液桥，制得疏松软材。经过制粒刀的切割，软材在半流动状态下被切割成细小而均匀的颗粒。湿颗粒经出料门被推出	混合、制粒一次完成

湿法混合制粒机工作原理图

（二）标准操作规程

参见表 26-2、表 26-3。

表 26-2　摇摆式颗粒机标准操作规程

××××× 制药有限公司		编号：HD-SB-000-00	
文件名称：摇摆式颗粒机标准操作规程		页码：第 / 页	
		类别：操　作	
制定人		制定日期	年　月　日
审核人		审核日期	年　月　日
批准人		批准日期	年　月　日
颁发部门		生效日期	年　月　日
分发部门：			

1. 准备工作
① 检查机器状态，开空车无异声、不漏油、运转正常，设备状态标志为"完好"；
② 正确安装摇摆机，筛网安装正确，不歪斜，内外松紧一致，法兰装好后转动无摩擦；
③ 接通电源，将摇摆机空转 2min，无异常方可操作。
2. 开机操作
① 生产时，将物料倒入斗内，以盖过法兰为度，时常检查筛网是否损坏，发现损坏及时更换，该部分物料应隔离；
② 机器运转发生失常，应立即停机，排除故障后方可使用；
③ 机器运转时，不得将手或生产工具放进物料斗口以下；
④ 停机前停止加料，待机器内物料做完后关机；
⑤ 关闭总电源。

表 26-3 制粒岗位标准操作规程

×××××制药有限公司				编号:HD-SB-000-00	
文件名称: 制粒岗位标准操作规程				页码:第 / 页	
				类别:操　作	
制定人			制定日期	年　月　日	
审核人			审核日期	年　月　日	
批准人			批准日期	年　月　日	
颁发部门			生效日期	年　月　日	
分发部门:					

1. 生产前准备
① 按人员进入 10 万级洁净生产区更衣程序和净化要求进入操作间;
② 按批生产指令从仓库领取原辅料,按物料进入 10 万级洁净生产区程序和净化要求,将药材、原辅料等物料传运进入生产区,存放于物料存放间;
③ 检查工作现场、工具、容器清场合格标志,核对有效期;
④ 检查设备是否具有"完好"标志卡及"已清洁"标志,设备是否运行正常;
⑤ 校准称量器具,检查所需物料检验报告单、合格证是否齐全,核对原辅料、药材、中间产品名称、数量与生产指令是否一致;
⑥ 生产操作开始前,操作人员按照生产指令、产品生产工艺规程认真核对投料计算情况,准备好生产所需的相关技术文件和生产记录;
⑦ 挂本次运行标志。
2. 制粒操作
① 依据领料单核对原辅料名称、规格、批号,检查质量检验报告单。依据处方计算物料量,并称量;
② 对投料进行复核,操作者和复核者均应在记录表上签名;
③ 将配好的物料盛放在洁净的容器里,容器内、外贴上标签,注明物料名称、规格、批号、数量、日期和操作者的姓名;
④ 启动制粒机,让设备空转运行,听转动声音是否正常;按《制粒机标准操作规程》进行操作;
⑤ 按《干燥机标准操作规程》进行操作,将制好的湿颗粒制成符合工艺要求的干燥颗粒,操作中注意干燥温度、颗粒流动情况,检查有无结块;
⑥ 干燥后颗粒用快速整粒机进行整粒;
⑦ 总混后颗粒盛装于洁净容器中密封,交中间站,并称量贴签、填写请验单,由化验室检验,每件容器均应附有物料状态标记,注明品名、批号、数量、日期、操作人等及时送中转站。
3. 清场
① 按 10 万级洁净生产区清场、消毒程序和要求清理工作现场、设备、工具、容器、管道等;
② 取下工作状态标志牌,挂清场标志牌;
③ 未用完的原辅料、包装材料办理退库;
④ 各工序剩余物料、中间产品按规定进中间站,已包装产品入库;
⑤ 清理作业场地,清除生产废弃物;
⑥ 按不同区域清场要求和程序清理工作现场、设备、工具、容器、管道等;
⑦ 清场完毕,填写清场记录。经 QA 监督员检查合格,挂清场合格证;
⑧ 撤掉运行标志,挂清场合格标志。
4. 结束
① 整理、汇总批生产记录等相关记录;
② 关闭水、电、汽阀门,关好门窗,按进入程序的相反程序退出,离开作业现场。

二十七、胶囊剂的制备

> **剂型沿革**
>
> 胶囊剂的发展简史
>
> 我国明代已出现了胶囊剂的雏形,将药物用食物包裹后服用,类似于胶囊剂的应用。1834 年法国的 Mothes 和 Dublane 最早在橄榄形明胶胶壳中填充药物后,用一滴浓的温热明胶溶液进行封闭,从而发明了软胶囊。1848 年美国的 Murdock 发明了两节套入式胶囊而出现了硬胶囊。
>
> 国产软胶囊制剂在 20 世纪 70 年代前期均采用模压法生产,设备落后,产品质量差。80 年代以来,软胶囊剂生产厂纷纷引进旋转式软胶囊机,生产能力、技术水平、产品品种有了发展和提高,逐步摆脱了落后的手工操作,向机械化自动化方向发展,在中国软胶囊剂的发展史上是一个新的突破和转折。软胶囊制剂发展迅速,70、80 年代开发了脉通、月见草油和多烯康胶丸等,90 年代开发的藿香正气软胶囊、复方丹参软胶囊、麻仁软胶囊和环孢菌素软胶囊等。

(一) 实训项目

实训项目　六味地黄胶囊的制备

【制法】　将制备的"六味地黄颗粒"整粒,使其全部通过四号筛,填充入空胶囊,即得。

【项目考核】　六味地黄胶囊制备项目考核,见表 27-1。

(二) 基本知识

1. 含义

胶囊剂系指将药材用适宜方法加工后,加入适宜辅料填充于空心胶囊或密封于软质囊材中的制剂。

2. 分类

胶囊剂分为硬胶囊剂、软胶囊剂(胶丸)、肠溶胶囊剂。

(1) 硬胶囊剂　系指将药材提取物、药材提取物加药材细粉或药材细粉与适宜辅料制成的均匀粉末、细小颗粒、小丸、半固体或液体,填充于空心胶囊中的胶囊剂。

(2) 软胶囊剂　指将药材提取物、液体药物或与适宜辅料混匀后用滴制法或压制法密封于软质囊材中的胶囊剂。

(3) 肠溶胶囊剂　系指不溶于胃液,但能在肠液中崩解或释放的胶囊剂。

3. 胶囊壳的原料及规格

胶囊壳组成材料有明胶、增塑剂、着塑剂、避光剂及防腐剂等,明胶为主要成分。胶囊壳的规格由大到小分 000、00、0、1、2、3、4、5 号,共 8 种。其容积(mL±10%)分别为 1.42、0.95、0.67、0.48、0.37、0.27、0.20、0.13。常用的规格为 0、1、2、3 号 4 种;品种有透明、不透明和半透明 3 种。

4. 不宜制成胶囊剂的药物

下述药物不宜制成胶囊剂:①能使胶囊壳溶化的药物,如药物的水溶液或稀乙醇溶液;

表 27-1 六味地黄胶囊制备考核

专业及班级：　　　　　　组别：　　　　　姓名及学号：

场所		设备		得　分
处方	熟地黄 1600g　山茱萸（制）800g　牡丹皮 600g　山药 800g　茯苓 600g　泽泻 600g			
制法	将制备的"六味地黄颗粒"整粒，使其全部通过四号筛，装入胶囊，即得			
工艺设计(5分)	拟出工艺流程			
备料(5分)	所选原料、辅料及投料量准确			
整粒(5分)	颗粒均匀			
过筛(10分)	筛分达到标准			
计算填充量/囊(10分)	计算量合理			
胶囊填充(10分)	操作正确，无损耗			
锁口(5分)	药粉无散漏			
抛光(5分)	胶囊表面光洁			
包装(5分)	严密			
生产开始时间	结束时间		生产用时	
各项记录完成情况(10分)	记录真实、完整，字迹工整清晰			
清场完成情况(10分)	清场全面、彻底			
产品合格率(5分)	不低于90%			
生产事故(5分)	不出现			
物料平衡率(10分)	97%≤V＜100%			
总结				

考核教师：　　　　　　　　　考核时间：　　　年　　月　　日

②易溶或刺激性较强或毒性较大的药物；③易风化和易吸湿的药物。易风化药物能释放水分，使胶囊壳软化变形，易吸湿药物能吸收水分；④使胶囊壳过分干燥而脆裂的原辅料。

（三）胶囊剂的生产工艺流程

硬胶囊剂的生产工艺流程及解析图见图 27-1；软胶囊剂的生产工艺流程及解析图见图 27-2。

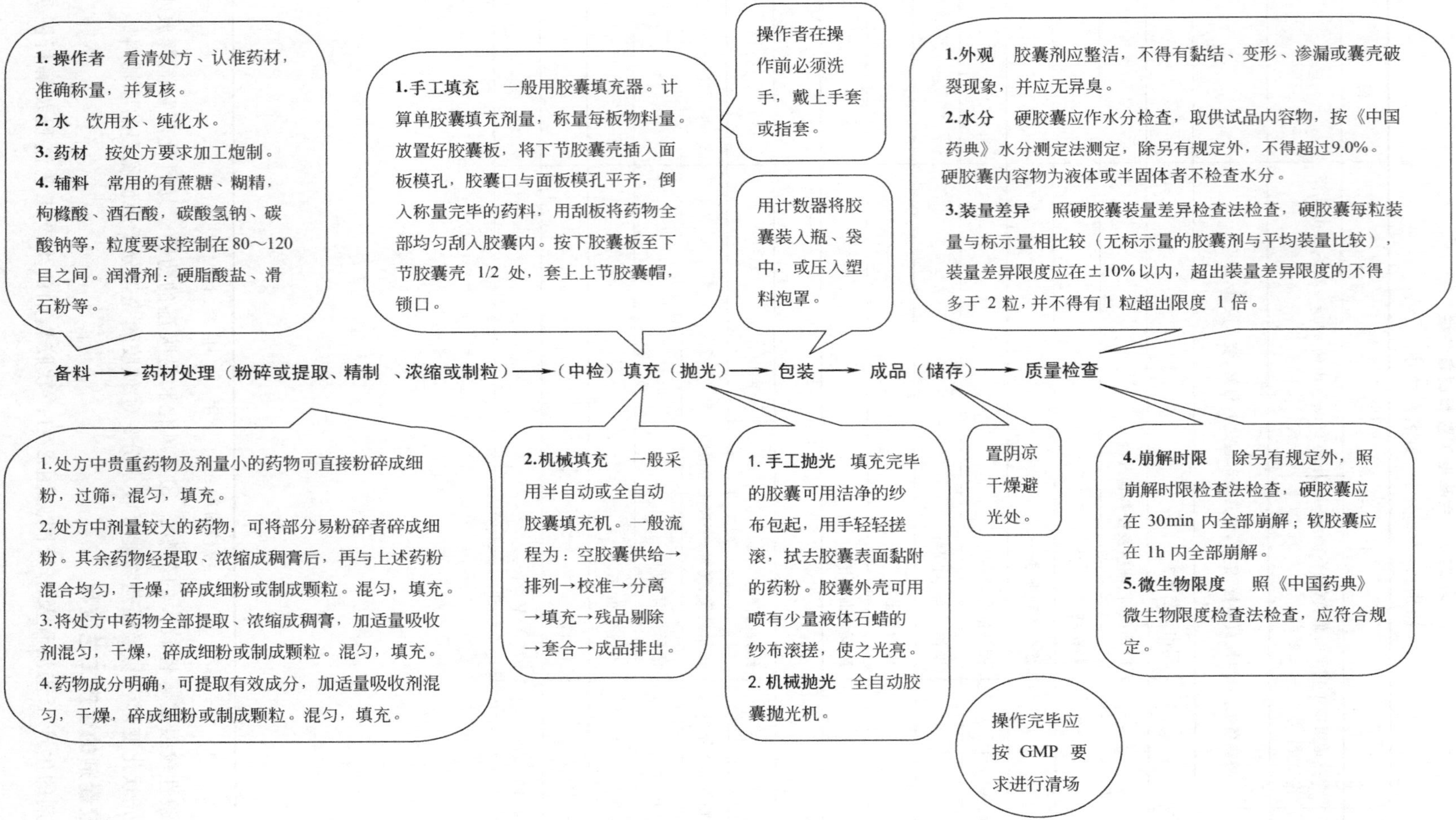

硬胶囊剂的生产工艺流程及解析图

流程： 备料 → 药材处理（粉碎或提取、浓缩或制粒）→ 填充（抛光）→ （中检）→ 包装 → 成品（储存）→ 质量检查

备料

1. 操作者：看清处方、认准药材、准确称量。
2. 水：饮用水、纯化水。
3. 药材：按处方要求加工炮制。
4. 辅料：常用的有蔗糖、糊精、枸橼酸、酒石酸、碳酸氢钠、碳酸钠等；润滑剂：硬脂酸盐、滑石粉等。

药材处理（粉碎或提取、浓缩或制粒）

1. 处方中贵重药物及剂量小的药物可直接粉碎成细粉、过筛、混匀、填充。
2. 处方中剂量较大的药物，可将部分易粉碎者碎成细粉，其余部分经提取、浓缩成稠膏后，再与上述药粉混合均匀、干燥、碎成细粉或制成颗粒，混匀、填充。
3. 将方中药物全部提取、碎成细粉、浓缩成稠膏，加适量吸收剂混匀、干燥、碎成细粉或制成颗粒，混匀、填充。
4. 药物成分明确，碎取有效成分、加适量吸收剂混匀、干燥、碎成细粉或制成颗粒，混匀、填充。

操作者在操作前必须洗手，戴上手套或指套

填充（抛光）

1. 手工填充 一般用胶囊填充器。计算单胶囊填充剂量，称量每板物料量。放置好胶囊板，将下节胶囊完插入面板模孔。胶囊口与胶囊板平齐，倒入称量完毕的药料，用刮板将药物全部均匀刮入胶囊内，按下胶囊板至下节胶囊完 1/2 处，套上上节胶囊帽锁口。

2. 机械填充 一般采用半自动或全自动胶囊填充机。一般流程为：空胶囊供给→校准→分离→排列→填充→残品剔除→成品排出。

（中检）

包装（抛光）

1. 手工抛光 填充完毕的胶囊可用洁净的纱布包后，用手轻轻搓滚。拭去胶囊表面黏附的药粉。胶囊外壳可用喷有少量液体石蜡的纱布轻搓，使之光亮。
2. 机械抛光 全自动胶囊抛光机。

成品（储存）

用计数器将胶囊装入瓶、袋中，或压入塑料泡罩。

置阴凉干燥避光处。

质量检查

1. **外观** 胶囊剂应整洁、不得有黏结、变形、渗漏或囊壳破裂现象，并应无异臭。

2. **水分** 硬胶囊应作水分检查。取供试品内容物，按《中国药典》水分测定法测定，除另有规定外，不得超过9.0%。硬胶囊内容物为液体或半固体者不检查水分。

3. **装量差异** 照硬胶囊装量差异检查法检查，硬胶囊每粒装量与标示量相比较（无标示量的胶囊剂与平均装量比较），装量差异限度应在±10%以内，超出装量差异限度的不得多于2粒，并不得有1粒超出限度1倍。

4. **崩解时限** 除另有规定外，照崩解时限检查法检查，硬胶囊应在30min内全部崩解；软胶囊应在1h内全部崩解。

5. **微生物限度** 照《中国药典》微生物限度检查法检查，应符合规定。

操作完毕应按GMP要求进行清场。

图 27-1 硬胶囊剂的生产工艺流程及解析图

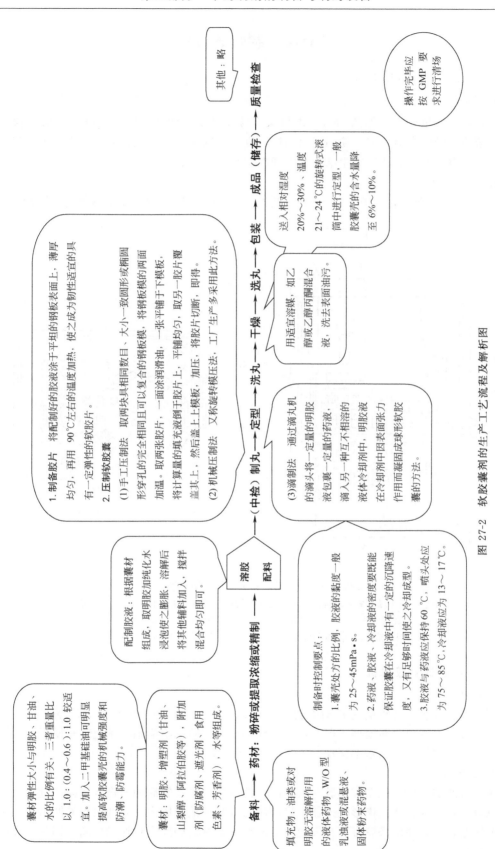

图 27-2 软胶囊剂的生产工艺流程及解析图

二十八、制胶囊设备

(一) 全自动胶囊填充机

1. 结构

全自动胶囊填充机（见图 28-1）由机架、传动系统、回转台结构、胶囊送出结构、胶囊分离结构、颗粒充填结构、粉剂充填结构、废胶囊剔除结构、胶囊封合结构、成品胶囊排出结构、真空泵系统、清洁吸尘结构、电气控制系统等组成。

2. 主要特点

功能齐全、运行平稳、操作安全方便、胶囊上机率高、装量误差小、结构封闭、易清洗。

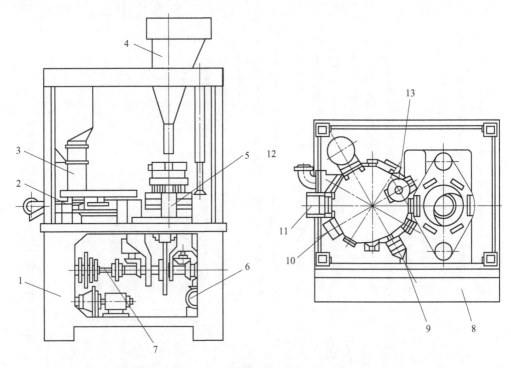

图 28-1　全自动胶囊填充机结构示意图

1—机架；2—胶囊回转台结构；3—胶囊送进结构；4—粉剂搅拌结构；5—粉剂充填结构；
6—真空泵系统；7—传动装置；8—电气控制系统；9—废胶囊剔除结构；
10—胶囊封合结构；11—成品胶囊排出结构；12—清洁吸尘结构；13—颗粒充填结构

(二) 滚模式软胶囊机

1. 结构

滚模式软胶囊机常见的有自动旋转轧囊机，见图 28-2，主要由软胶囊压制主机、输送机、干燥机、电控柜、明胶桶、药液桶等组成。机头有两个滚模轴，轴上装有模子，两模轴可转动，左模轴还可横向水平移动。

2. 工作原理

由主机两侧的胶带鼓轮和明胶盒共同制备的胶带，经过油辊后相向进入滚模夹缝处，药液通过供料装置经导管注入楔形注入器，借助压力等将药液与胶带压入两滚模的凹槽内，由于滚模的连续转动，使两条胶带将药液包封于胶模内，剩余的胶带被切割分离成网状，经回收后可以重新利用。

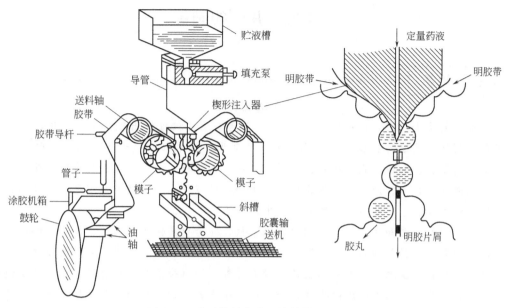

图 28-2 自动旋转轧囊机旋转模压示意图

(三) 滴制式软胶囊机

1. 结构

滴制式软胶囊机（滴丸机）主要由药液贮槽、明胶贮槽、定量控制器、喷头、冷却器等组成。

2. 工作原理

明胶液（明胶∶甘油∶水为 2∶1∶2）与脂溶性药液分别经滴丸机的双层喷头按不同速度定量喷出，先喷出胶液，后喷出药液，待停止喷药液后再停止喷胶液，胶液包裹着药液滴入不相混溶的液状石蜡冷却液中，由于界面张力的作用收缩为球形，并逐渐凝固成胶囊（见图 28-3）。

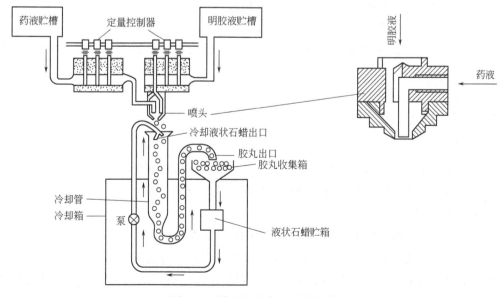

图 28-3 滴丸机生产过程示意图

二十九、片剂的制备

剂型沿革

片剂的发展史

片剂始创于19世纪40年代,到19世纪末随着压片机械的出现和不断改进,片剂的生产和应用得到迅速的发展。近十几年来,片剂生产技术与机械设备方面也有较大的发展,如沸腾制粒、全粉末直接压片、半薄膜包衣、新辅料、新工艺以及生产联动化等。目前片剂已成为品种多、产量大、用途广,使用和贮运方便,质量稳定剂型之一,片剂在中国以及其他许多国家的药典所收载的制剂中,均占1/3以上。

中药片剂的研究和生产始于20世纪50年代,随着中药化学、药理、制剂与临床几方面的综合研究,中药片剂的品种、数量不断增加,工艺技术日益改进,片剂的质量逐渐提高。中药片剂在类型上除一般的压制片、糖衣片外、还有微囊片、口含片、外用片及泡腾片等。在片剂生产工艺方面逐渐摸索出一套适用于中药片剂生产的工艺条件,如对含脂肪油及挥发油片剂的制备,如何提高中药片剂的硬度、改善崩解度、片剂包衣等逐渐积累经验,使质量不断提高。此外,对中药片剂中药物的溶出速率和生物利用度等方面的研究,已在逐步开展。

(一) 实训项目

实训项目 双黄连片的制备

【处方】 黄芩苷(干燥粗品) 双花、连翘醇浸膏(粗品)

【制法】 取双花、连翘醇浸膏,浓缩成相对密度为1.34~1.40(60℃)的稠膏,减压干燥,加入黄芩苷粗品,粉碎成细粉,加入微晶纤维素、羧甲基淀粉钠,混匀,制成颗粒,干燥,加入硬脂酸镁,混匀,压片,包装,即得。

【性状】 本品为棕黄色片剂,气微,味苦涩。

【功能与主治】 疏风解表,清热解毒。用于外感风热所致的感冒,症见发热、咳嗽、咽痛。

【用量与用法】 口服。一次4片,一日3次;小儿酌减或遵医嘱。

【项目考核】 双黄连片制备项目考核见表29-1。

(二) 基本知识

中药片剂系指药材提取物、药材提取物加药材细粉或药材细粉与适宜的辅料混匀压制或用其他适宜方法制成的圆片状或异形片状的制剂。片剂分类见表29-2。

1. 片剂的辅料

片剂辅料系指片剂中除主药以外的一切附加物质的总称。

(1) 加入辅料的目的 确保压片物料的流动性、可压性及成品的崩解性等。

(2) 对辅料的要求 必须具有较高的物理和化学稳定性;不与主药及其他辅料发生反应;不影响主药的溶出、吸收和含量测定;对人体无害,来源易得,成本低。

表 29-1 双黄连片制备考核

专业及班级：　　　　　　　组别：　　　　　姓名及学号：

场 所		设 备		得 分
处 方	黄芩 2000g　双花 1000g　连翘 2000g			
制 法	取双花、连翘醇浸膏,浓缩成相对密度为 1.34～1.40(60℃)的稠膏,减压干燥,加入黄芩苷粗品,粉碎成细粉,加入微晶纤维素、羧甲基淀粉钠,混匀,制成颗粒,干燥,加入硬脂酸镁,混匀,压片,包装			
工艺设计(5分)	拟出工艺流程			
备料(5分)	所选原料、辅料及投料量准确			
制膏(5分)	收膏时火候恰当,达到稠膏标准			
制软材(10分)	手握成团,按之即散			
制粒(10分)	颗粒均匀制出			
干燥(5分)	选择温度适宜			
整粒(5分)	颗粒均匀			
总混(5分)	辅料加入准确,混合均匀			
压片(10分)	正确操作压片机,片剂硬度适宜,表面光洁平整			
生产开始时间	结束时间		生产用时	
各项记录完成情况(10分)	记录真实、完整,字迹工整清晰			
清场完成情况(10分)	清场全面、彻底			
产品合格率(5分)	不低于90%			
生产事故(5分)	不出现			
物料平衡率(10分)	97%≤V<100%			
总结				

考核教师：　　　　　　　考核时间：　　年　　月　　日

表 29-2　片剂分类

类别	名称
按用途分类	口服片剂:普通压制片(素片)、包衣片、多层片、长效片、咀嚼片、分散片、泡腾片 口腔用片剂:口含片、舌下片、口腔贴片 外用片:外用溶液片、阴道用片 其他片剂:植入片、注射用片、微囊片
按制法分类	全粉末片、半浸膏片、全浸膏片、提纯片

片剂的辅料按其用途（见表 29-3）一般分为稀释剂、吸收剂、润湿剂、黏合剂、崩解剂、润滑剂等。

表 29-3　片剂辅料应用

名称	应用范围
稀释剂	适用于主药剂量小于 0.1g，制片困难者；中药片剂中含浸膏量多，或浸膏黏性太大而制片困难者
吸收剂	原料药中含有较多挥发油、脂肪油或其他液体组分
润湿剂	本身无黏性，但能润湿并诱发药粉黏性以利于制成颗粒。适用于具有一定黏性的药料制粒压片
黏合剂	本身具有黏性，能增加药粉间的黏合作用，以利于制粒和压片的辅料。适用于没有黏性或黏性不足的药料制粒压片。黏合剂有固体型和液体型两类，一般液体型的黏合作用较大，固体型往往兼有稀释剂的作用
崩解剂	系指加入片剂中能促进片剂在胃肠液中迅速崩解成小粒子的辅料。除口含片、舌下片外，一般片剂均需加入
润滑剂	压片时为了能顺利加料和出片，防止黏冲，降低颗粒（或粉末）之间、药片与模孔壁之间的摩擦力，使片剂光滑美观，压片前需在颗粒中加入具有润滑作用的辅料。润滑剂可分为三类：助流剂、抗黏剂、润滑剂（狭义）

（3）淀粉浆制备方法

① 煮浆法：将淀粉混悬于冷水中，置夹层容器内用文火使其糊化。该方法制得的淀粉糊黏性较强，但有碳化点，生产已少用。

② 冲浆法：淀粉加少量［1：（1～1.5）］冷水，搅匀，再冲入全量沸水不断搅拌至成半透明糊状。该法淀粉部分糊化，黏性不如煮浆法，但操作简便，药厂多采用。

（4）崩解剂加入方法

① 内加法：崩解剂与处方粉料混合在一起制成颗粒。该法可使片剂全部崩解成细粒，但由于与水接触迟缓，崩解作用较弱。

② 外加法：崩解剂与干颗粒混合后压片。该法片剂崩解速度较快，但崩解作用主要发生在颗粒之间，崩解后呈颗粒状态，溶出较差。

③ 内外加法：将崩解剂的一部分与处方粉料混合在一起制成颗粒，另一部分与干颗粒混合，压片。该法优于上述两法，内加与外加崩解剂的用量，一般为内加 50%～75%，外加 25%～50%。

④ 特殊加入法：泡腾崩解剂的加入，酸、碱组分一般应分别与处方药料或其他赋形剂混合制成干颗粒后，再混合均匀，压片。制得的片剂应密闭包装，避免受潮。表面活性剂的加入，一般讲表面活性剂制成醇溶液喷在干颗粒上，或溶解于黏合剂内，或与崩解剂混合后加入干颗粒中。

⑤ 常用的制片辅料见表 29-4。

表 29-4　制片常用的辅料

辅料	性质与应用	用途
淀粉	本品为白色细腻粉末，在常温下性质稳定，含水量一般为 10%～14%。淀粉不溶于冷水和乙醇，在水中加热到 62～72℃可糊化。淀粉的流动性、可压性较差，应控制使用量，常与糊精、蔗糖配合使用	稀释剂、吸收剂、崩解剂
糊精	系淀粉不完全水解的中间产物，为白色或微黄色细腻粉末，不溶于醇，微溶于水，溶于热水成胶体溶液。本品黏结性较强，当用量超过 50%时，不宜再用淀粉浆作黏合剂，用 40%～50%乙醇溶液为润湿剂制软材即可。糊精对某些的含量测定有干扰，也不宜用作速溶片的填充剂	稀释剂、吸收剂、黏合剂
糖粉	为蔗糖经低温干燥后粉碎而成的白色粉末，味甜，易溶于水。多用于口含片、咀嚼片及中药片剂中原料纤维性强或质地疏松的药物制片。糖粉具有引湿性，久储会使片剂的硬度增加或崩解、溶出迟缓；不宜与酸性或强碱性药物配伍使用	稀释剂、黏合剂、矫味剂

续表

辅料	性质与应用	用途
可压性淀粉	为白色或类白色粉末,微溶于冷水(20%),不溶于有机溶剂,有良好的可压性、流动性,制成的片剂硬度、崩解性良好,适于粉末直接压片	稀释剂
乳糖	从动物乳中提取制成,为白色结晶性粉末,略带甜味,能溶于水,难溶于醇,无引湿性,具良好的流动性、可压性。其性质稳定,可与大多数药物配伍。用乳糖为稀释剂制成的片剂光洁美观,且不影响药物的溶出,对主药的含量测定影响较小。由于产量小,价格高,一般用淀粉:糊精:糖粉(7:1:1)的混合物代替	稀释剂
甘露醇	为白色结晶性粉末,在口腔中有凉爽和甜味感,易溶于水,无引湿性,常用作咀嚼片、口含片的辅料	稀释剂、矫味剂
硫酸钙	为白色或微黄色粉末,不溶于水,无引湿性,性质稳定,可与大多数药物配伍。对油类有较强的吸收能力,并能降低药物的引湿性,常作为稀释剂和挥发油的吸收剂	吸收剂、稀释剂
磷酸氢钙	为白色细微粉末或晶体,呈微酸性,具良好的稳定性和流动性。可较好的吸收中药浸出物、油类或含油浸膏,并能减轻药物的引湿性。磷酸钙作用与其相同	吸收剂
水	为纯化水。凡药物本身具有一定黏性,用水润湿即能黏结制粒。对不耐热、遇水易变质或易溶于水的药物不宜应用。水很少单独作润湿剂使用	润湿剂
乙醇	凡药物具有黏性,但遇水后黏性过强而不易制粒;或遇水受热易变质;或药物易溶于水难以制粒;或干燥后颗粒过硬,影响片剂质量者,均宜采用不同浓度的乙醇作为润湿剂。中药浸膏粉、半浸膏粉等制粒常采用乙醇作润湿剂,用大量淀粉、糊精或糖粉作赋形剂者亦常用乙醇作润湿剂,一般浓度为30%~70%	润湿剂
淀粉浆	俗称淀粉糊,系由淀粉加水在70℃左右糊化而成的稠厚胶体,放冷后呈胶冻样。使用浓度一般为8%~15%,以10%最为常用。淀粉浆适用于对湿热较稳定、药物本身又不太松散的品种 淀粉浆的制备有煮浆法和冲浆法两种	黏合剂
糖浆	为蔗糖的水溶液,常用浓度为50%~70%,常与淀粉浆或胶浆合用。适用于纤维性强,弹性大及质地疏松的药物。不宜与酸性或强碱性药物配伍使用	黏合剂
明胶浆与阿拉伯胶浆	黏合力大,压成的片剂硬度大。适用于易松散药物或要求硬度大的片剂。常用浓度为2%~10%(g/mL)。使用时须注意浓度与用量,避免影响片剂的崩解度	黏合剂
纤维素衍生物	主要有甲基纤维素(MC)、羧甲基纤维素钠(CMC-Na)、低取代羟丙基纤维素(L-HPC)、羟丙基纤维素(HPC)、羟丙基甲基纤维素(HPMC)等,可用其干粉,亦可用浓度为5%的水溶液作黏合剂;乙基纤维素(EC)溶于乙醇,不溶于水,可用作对水敏感药物的黏合剂,并可作缓释制剂的辅料	黏合剂
聚维酮(PVP)	本品溶于水和乙醇。其水溶液适用于压制咀嚼片;5%~10% PVP水溶液是喷雾干燥制粒的良好黏合剂;其无水乙醇溶液可用于泡腾片的制粒;其干粉可为直接压片的干燥黏合剂,能增加疏水性药物的亲水性,利于片剂崩解	黏合剂
微晶纤维素	为白色或微黄、无臭、无味粉末,不溶于水,有良好的可压性。可作为直接压片的干燥黏合剂和稀释剂。因有吸湿性,不适于包衣片及某些对水敏感的药物	黏合剂、崩解剂、助流剂、稀释剂
干燥淀粉	使用前于100~105℃干燥1h,用量一般为处方总量的5%~20%。适用于不溶性或微溶性药物的片剂。缺点是可压性和流动性不好	崩解剂
羧甲基淀粉钠(CMS-Na)	为白色粉末,具有良好的流动性和可压性,遇水体积可膨胀200~300倍,一般用量为1%~6%。适用于可溶性和不溶性药物	崩解剂、黏合剂
低取代羟丙基纤维素	为白色或类白色结晶性粉末,在水中不易溶解,但有很好的吸水性,吸水膨胀率达500%~700%。由于其在药物粉粒之间的嵌合作用,故有一定的黏结性。一般用量为2%~5%	崩解剂

续表

辅料	性质与应用	用途
泡腾崩解剂	是一种遇水能产生二氧化碳而达到崩解作用的酸碱系统,最常用的是碳酸氢钠和枸橼酸或酒石酸。泡腾片在生产和储存过程中要严格控制水分	崩解剂
表面活性剂	能够增加疏水性或不溶性药物的润湿性,促进水分渗透到片剂内部,使片剂容易崩解。常用的表面活性剂有吐温80、十二烷基硫酸钠等	辅助崩解剂
硬脂酸镁	为白色、细滑、质轻的粉末,有良好的附着性和润滑性。硬脂酸镁为弱碱性,遇碱不稳定的药物不宜使用。硬脂酸镁为疏水性物质,用量过大片剂不宜崩解或产生裂片,一般用量为 0.3%~1%	润滑剂
滑石粉	为白色结晶粉末,润滑性较好,附着性较差,不溶于水,但有亲水性。由于比重大,在压片过程中可因振动与颗粒分离而沉于颗粒底部,常与硬脂酸镁联合应用,一般用量为 1%~3%	润滑剂
氢化植物油	润滑性能好,适用于不宜用碱性润滑剂的品种	润滑剂
聚乙二醇(PEG)	为水溶性,溶解后可得到澄明溶液,适用于需完全溶解的片剂,如溶液片、泡腾片。常用 PEG 4000 或 PEG 6000,一般用量为 1%~4%	润滑剂
月桂醇硫酸镁(钠)	为水溶性表面活性剂,具有良好的润滑作用。能增强片剂的机械强度,并能促进片剂的崩解和药物的溶出作用。一般用量为 1%~3%	润滑剂
微粉硅胶	为轻质白色粉末,不溶于水,化学性质稳定,与绝大多数药物不发生反应。微粉硅胶的比表面积大,特别适宜于油类和浸膏类药物。一般用量为 0.15%~3%	润滑剂

2. 压片时可能发生的问题及解决办法

在压片的过程中由于处方组成、药料性质、生产环境、压片机性能及运转状态等因素,可能会产生松片、黏冲、裂片、叠片、崩解迟缓、片重差异超限、变色或表面有斑点、引湿受潮等质量问题。因此,必须针对原因,找出解决问题的办法,才能确保产品质量。归纳起来主要从三个方面查找原因:①颗粒是否过硬、过松、过湿、过干、大小悬殊、细粉过多等。②空气中的湿度是否太高。③压片机运转情况,如压力大小、车速过快、冲模是否磨损等。然后根据具体问题,进行具体分析,及时解决,保证生产。可参考表 29-5。

表 29-5 压片过程中发生的问题、产生的原因及解决办法

问题	产生原因	解决办法
松片	1. 药物细粉、纤维、动物角质类和皮类过多、矿物药较多而弹性大或黏性差;颗粒质地疏松、流动性差而致填充量不足;润湿剂或黏合剂品种不当或用量不足	1. 增加黏性的量或另选黏性较强的黏合剂;减少细粉比例,粉碎后过 100 目筛
	2. 原料中含有较多挥发油、脂肪油等	2. 加适当吸收剂吸收;采用微囊化或制成包合物等
	3. 颗粒中含水量过少或过多	3. 控制颗粒水分在适宜范围
	4. 润滑剂和黏合剂选择不当;乙醇浓度过高;浓缩时浸膏有碳化或干浸膏粉碎不细等而降低黏性	4. 除对因解决外,稠膏与黏合剂趁热与粉料混合,增加黏性
	5. 冲头长短不齐,片剂受压不均;下冲不灵活,模孔填料不足	5. 更换冲头
	6. 压力不够或车速过快	6. 增加压力;减慢车速
	7. 片剂露置空气中时间过久或包装不密闭而吸潮	7. 注意保存
叠片	1. 因黏冲或上冲卷边原因使片剂黏在上冲	1. 见黏冲项的解决方法或调换冲头
	2. 下冲上升位置太低,压好的片不能顺利出片	2. 调节机器或立即停机检修

续表

问题	产生原因	解决办法
黏冲	1. 颗粒太潮	1. 颗粒重新干燥
	2. 室内温度、湿度过高	2. 保持室内恒温、干燥
	3. 润滑剂用量不足或分布不均匀	3. 适当增加润滑剂，混匀物料
	4. 冲模表面粗糙或不洁净或有缺损，冲头刻字（线）太深	4. 修理或调换冲头
裂片	1. 制粒时黏合剂或润湿剂选择不当或用量不足	1. 加入干燥黏合剂或另选适宜黏合剂重新制粒压片
	2. 细粉过多；颗粒过粗或过细	2. 加入黏合剂重新制粒
	3. 颗粒中油类成分较多而减弱了颗粒间的黏合力；纤维性成分较多，弹性大	3. 加入吸收剂或糖粉
	4. 颗粒过分干燥或药物失去较多结晶水	4. 喷入适量乙醇或加入含水量高的颗粒再次混合后压片或增加环境湿度
	5. 压力过大或车速过快，空气不及逸出	5. 调整压力或减慢车速
	6. 冲模不合要求	6. 更换冲模
崩解迟缓	1. 崩解剂的品种、用量和加入方法不当或干燥程度不够	1. 调整崩解剂的品种或用量，改进加入方法；干燥淀粉应干燥至含水量达到要求
	2. 黏合剂黏性太强或用量过多或疏水性润滑剂用量过大	2. 选用宜的黏合剂或润滑剂，并调整其用量或适当增加崩解剂用量
	3. 颗粒粗硬或压力过大，致使片剂坚硬，崩解迟缓	3. 将颗粒适当破碎或适当减少压力
	4. 含胶、糖或浸膏的药片储存温度较高或引湿	4. 注意储存条件
片重差异超限	1. 颗粒粗细相差悬殊	1. 筛出过多细粉，重新制粒
	2. 润滑剂用量不足或混合不均，下料时流速不一，颗粒填充量不均	2. 增加润滑剂用量，充分混匀
	3. 两侧加料器安装高度不同或加料器堵塞，颗粒流速不一或下冲不灵活，颗粒填充量不一	3. 停机检查
变色或表面有斑点	1. 中药浸膏类制成的颗粒过硬	1. 粉碎后，用乙醇为润湿剂重新制粒
	2. 润滑剂未经过筛混匀	2. 过细筛，与颗粒充分混匀
	3. 上冲润滑油过多，落入物料中	3. 经常擦拭冲头，在上冲装一橡皮圈
	4. 挥发油分散不均匀，产生油斑	4. 均匀喷洒、混匀、增加密闭吸收时间
引湿受潮	浸膏中含有容易引湿的成分：糖、树胶、蛋白质、鞣质、无机盐等	1. 在干浸膏中加入适当辅料，如磷酸氢钙、淀粉或中药细粉
		2. 提取时加乙醇沉淀，除去如糖、蛋白质等吸湿性非有效成分
		3. 用5%～15%的玉米朊乙醇溶液、聚乙烯醇溶液喷雾或混匀于浸膏颗粒中，待干后压片
		4. 片剂包衣；片剂密闭包装或真空包装

3. 片剂包衣

(1) 概述 片剂包衣是在素片的表面包裹上适宜材料的操作。

① 包衣的目的：增加药物的稳定性；控制药物的释放部位；防止有配伍禁忌的药物发生变化；掩盖药物的不良气味；改善片剂的外观，便于识别。

② 包衣种类：糖衣、薄膜衣、半薄膜衣、肠溶衣。

③ 包衣的方法：滚转包衣法、悬浮包衣法、压制包衣法等。

(2) 包糖衣 糖衣系指在片芯之外包一层以蔗糖为主要包衣材料的衣层。

包糖衣的物料：胶浆、糖浆、有色糖浆、滑石粉、白蜡等。

① 包糖衣的一般工艺流程：隔离层→粉衣层→糖衣层→有色糖衣层→打光，各包衣层操作见表29-6。

表29-6 包糖衣各层比较

工序	物料	包衣层数	目的与作用	操作
隔离层	胶浆或胶糖浆、少量滑石粉	4～5层	防止糖浆中水分渗入片芯；增加片剂硬度	将素片置包衣锅中滚转，加入胶浆或胶糖浆，使其均匀黏附于片芯，再加适量滑石粉，吹热风（35～50℃），使衣层充分干燥。然后进行下一层包衣，直至完毕
粉衣层	糖浆（浓度65%～75%）、滑石粉	15～18层	使衣层迅速增厚，片面圆整、平滑	加入适量温热糖浆使表面均匀润湿后，撒入适量滑石粉，使其均匀黏附在片剂表面，继续滚转加热并吹入热风至干燥。重复数次，至圆整、光滑、无棱角
糖衣层	糖浆	10～15层	使糖浆在片剂表面缓缓干燥，蔗糖晶体形成坚实、细腻的薄膜，增加衣层的牢固性和美观	操作同"包粉衣层"
有色糖衣层	有色糖浆（食用色素用量0.3%）	8～15层	片衣有一定颜色，便于区分不同品种；对遇光易分解的药物起保护作用	操作同"包粉衣层"
打光	白蜡（虫蜡，加热熔化后过五号筛）	2层	使片剂表面光亮美观；防止吸潮	先停止转动和加温，然后定时翻转数次至析出微小结晶，分两次（2/3、1/3量）加入白蜡，转动锅体直至衣面极为光亮

② 包糖衣过程中可能发生的问题与解决办法见表29-7。

表29-7 包糖衣过程中发生的问题、产生原因与解决办法

问题	产生原因	解决办法
糖浆不粘锅	1. 锅壁上蜡粉未除尽 2. 包衣锅角度太小	1. 洗净锅壁上蜡粉，或在锅壁涂一层糖浆，撒布一层滑石粉 2. 适当调整包衣锅角度
糖浆粘锅	加糖浆过多，黏性大，搅拌不均匀	保持糖浆的含量恒定，一次用量不宜过多，锅温不宜过低
花斑或色泽不均	1. 片面粗糙不平，粉衣层、糖衣层未包匀 2. 有色糖浆用量少或未搅匀，使片面未均匀着色 3. 包衣时温度高而干燥过快，糖浆在片面析出结晶使片面粗糙 4. 中药片受潮变色	1. 增加粉衣层、糖衣层的包衣层数 2. 增加有色糖浆用量，混匀后重新包衣 3. 控制包衣时温度；洗去糖衣，重新包衣 4. 根据具体情况，可干燥后重新包衣

续表

问题	产生原因	解决办法
片面裂纹	1. 糖浆与滑石粉用量不当	1. 控制糖浆与滑石粉用量
	2. 片芯太松	2. 重新制片
	3. 温度太高而干燥过快,析出的粗晶使片面留有裂纹	3. 控制温度和干燥程度
	4. 酸性药物与滑石粉反应生成二氧化碳	4. 使用不含碳酸盐的滑石粉
脱壳	1. 片芯不干	1. 保证片芯干燥
	2. 隔离层或粉衣层未充分干燥,水分进入片芯	2. 控制胶浆和糖浆用量及滑石粉撒入速度,做到层层干燥
	3. 衣层与片芯膨胀系数不同	3. 洗去衣层,重新包衣
露边	1. 衣料用量不当	1. 调整糖浆与滑石粉用量,糖浆以均匀润湿片芯为度,滑石粉以能在片面均匀黏附一层为宜
	2. 温度过高或吹风过早	2. 控制温度,片面不见水分或产生光亮时再吹风
	3. 包衣锅角度太小,片子在锅内下降速度过快,在滚转中棱角部分糖浆、滑石粉分布少	3. 调整包衣锅角度至适宜状态
打磨不光	1. 片面糖晶大而粗糙	掌控最佳包衣条件,调整衣片干湿度及蜡粉用量
	2. 打光的片剂过干或过湿	
	3. 蜡粉受潮或用量不适宜	

(3) 包薄膜衣 薄膜衣系指在片芯之外包一层比较稳定的高分子聚合物作为衣膜。包薄膜衣物料见表29-8。

表29-8 包薄膜衣的物料

类别	物料名称	特点与应用
成膜材料	羟丙基甲基纤维素(HPMC)	能溶解于任何pH的胃肠液内,生产中常用2%水溶液包薄膜衣
	羟丙基纤维素(HPC)	可溶于胃肠液中,多用2%水溶液包衣,因黏性较大,多与其他薄膜衣料混合使用,或加入少量滑石粉
	丙烯酸树脂类聚合物	该类材料有多种型号,由于溶解性能不同,分为胃溶型、肠溶型和不溶型
溶剂	乙醇、丙酮	制成的溶液黏度低,展性好,易挥发,用于溶解或分散成膜材料
增塑剂	水溶性:甘油、聚乙二醇、丙二醇;水不溶性:甘油三醋酸酯、蓖麻油、乙酰化甘油酸酯	能增加成膜材料的可塑性,使衣层在室温保持较好柔韧性
释放速度调节剂	蔗糖、氯化钠、HPMC、表面活性剂、PEG等	在水不溶性薄膜衣料中加入一些水溶性物质,遇水后水溶性物质迅速溶解,使薄膜衣成为微孔薄膜
着色剂	着色剂有水溶性、水不溶性、色淀等	可利于识别不同类型的片剂,改善产品外观,掩盖某些有色斑的片芯和不同批号的片芯色泽差异
避光剂	二氧化钛	用于遮光

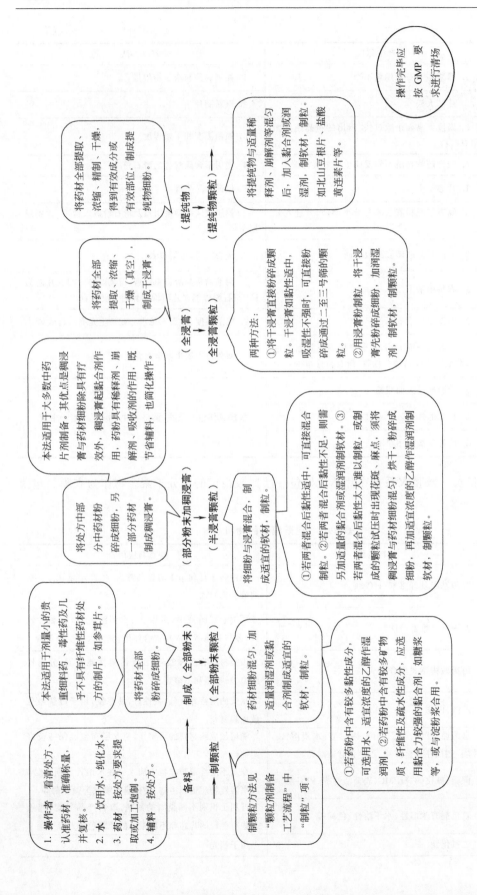

第二部分 中药制剂的制备与制药设备

干燥

干燥温度一般为 60~80℃。温度过高，则淀粉糊化，降低片剂的崩解度，并可使含浸膏的颗粒软化结块。含苷类及可发性成分的中药颗粒干燥温度应控制在 60℃以下。对热稳定的药物，干燥温度可提高到 80~100℃。

整粒

将干颗粒再次通过筛网，使颗粒中的条状物、团块状物全部通过。筛网一般选用二号筛。

润滑剂常在整粒后用细筛筛入颗粒中混匀；若外加崩解剂，则需崩解剂先干燥过筛，在整粒时加入到颗粒中，混匀；亦可将润滑剂、崩解剂与干颗粒一起混匀。压片前已经总混的物料应密闭防潮。

加挥发性药物、辅料

若处方中有挥发油，可与颗粒全部或部分混合均匀；若为薄荷脑、冰片等固体挥发性药物，可先用少量固体乙醇溶解后或与其他成分研磨共熔后喷入颗粒中，混匀；若挥发油含量较多，可加适量吸收剂吸收后，再与颗粒混匀。

以上方法最后均应放置储闭桶内密闭储存数小时，使挥发性成分在颗粒中渗透均匀，否则由于挥发油吸附干颗粒表面，压片时易产生裂片等现象。也可以将挥发油微囊化或制成 β-环糊精包合物后，再加入。

压片

片重计算

1. 处方规定了每一批药料应制得片剂数和每片重量，所得的干颗粒重应按干片数与片重之积，若干颗粒重量不足，应以辅料补充至规定量。

$$片重 (g) = \frac{干颗粒重量 (g) + 赋形剂 (g)}{片数}$$

2. 已知每片主药含量，先测定颗粒中主药含量，再计算片重。

$$片重 (g) = \frac{每片主药含量}{干颗粒测得的主药百分含量}$$

压片过程

① 上冲抬起，饲粒器移动到模孔之上。
② 下冲下降到适宜的深度（根据片重调节），使可容纳的颗粒重等于干片重，饲粒器在模孔上面摆动，颗粒填满模孔。
③ 饲粒器由模孔上移开，是模孔中的颗粒与模孔的上缘相平。
④ 上冲下降到颗粒压缩成片。
⑤ 上冲抬起，下冲随之上升至与模孔上缘相平时，饲粒器再移到模孔之上，将压成的药片推开，并进行第二次饲粒，如此反复进行。

（包衣）

包衣的种类有：糖衣、薄膜衣、肠溶衣。

包衣的方法主要有：滚转包衣法、流化包衣法、干压包衣法。

包装与贮藏

包装的容器多由玻璃、塑料、纸塑、铝塑或铝箔等材料制成。

包装的形式有单剂量和多剂量包装。

密封、避光、阴凉、通风干燥处。

质量检查

操作完毕应按 GMP 要求进行清场。

图 29-1 湿法制粒压片的生产工艺流程及解析图

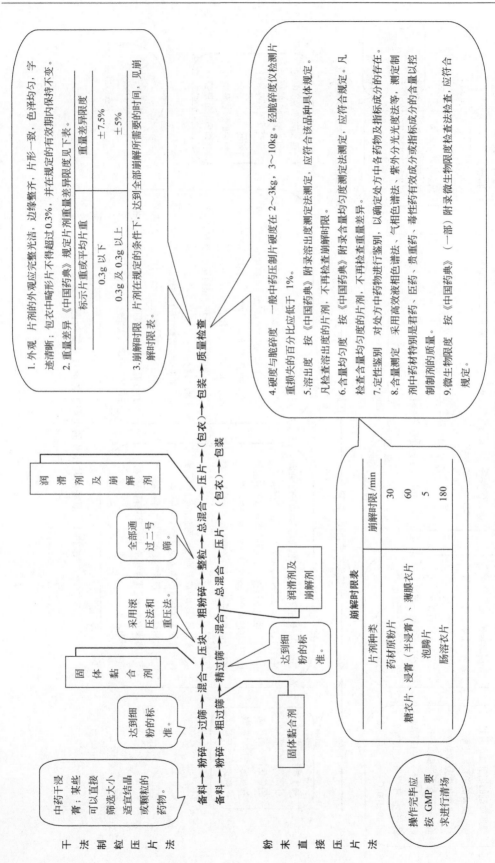

图 29-2 干法制粒压片、粉末直接压片的生产工艺流程及解析图

① 包薄膜衣的操作：薄膜包衣通常采用滚转包衣法和流化包衣法。
② 包薄膜衣过程中可能发生的问题与解决办法见表 29-9。

表 29-9　包薄膜衣过程中发生的问题、产生原因与解决办法

问题	产生原因	解决办法
色差	1. 包衣液用量不足	1. 增加包衣液喷入量或增加喷枪数量
	2. 包衣液雾化程度不够或覆盖不足	2. 调整喷枪雾化压力，增大喷射范围
	3. 包衣过程中片芯分散不匀	3. 增加片芯运动速度
	4. 包衣液固体含量过高	4. 适当降低包衣液固体含量
粘连	1. 喷液量大	1. 控制喷液速度
	2. 包衣时干燥速度慢	2. 提高片芯干燥效率
	3. 包衣锅转速慢	3. 调整包衣锅转速
	4. 包衣液雾化程度不够或覆盖集中	4. 调整喷枪雾化压力，增大喷射覆盖面
	5. 配方黏性太大	5. 改进包衣液处方或降低包衣液中固体含量
剥落	1. 片芯粘连	1. 去衣层，重新包衣
	2. 衣膜与片面间的黏附力差	2. 调整包衣液配方
	3. 片芯含水分量偏高	3. 干燥片芯至水分适宜后包衣
	4. 片剂处方中润滑剂用量大	4. 调整润滑剂用量或更换其他润滑剂
起皱	1. 衣膜未铺展均匀，即已干燥	1. 控制干燥速度
	2. 包衣液黏度太高	2. 降低包衣液黏度
	3. 包衣液雾化程度不够	3. 调整喷枪雾化压力
起泡	1. 片芯不干	1. 保证片芯干燥
	2. 包衣时包进空气	2. 去衣层，重新包衣
桥接	1. 包衣液黏度不够	1. 改进包衣液配方
	2. 片芯表面疏水性太强	2. 改进片芯配方，增加亲水性成分
	3. 刻痕太细或太深或过于复杂	3. 更换冲模
	4. 包衣材料增塑性不足	4. 在衣膜中添加增塑剂
色斑	可溶性着色剂在干燥过程中迁到表面呈不均匀分布	1. 注意配方中各材料的互溶性
起霜	有些增塑剂或组成中有色物质在干燥过程中迁到表面呈不均匀分布	2. 缓慢干燥
片面磨损	1. 片芯松或脆碎度高	1. 通过增加压力或改进片芯的机械强度
	2. 片芯运动太快	2. 降低片芯运动速度
	3. 喷入量或喷液固体含量太低	3. 增加喷入量或选用高固体含量的包衣粉
衣膜表面有针孔	包衣液配制时卷入过多空气	配液时避免过多空气进入

（4）包肠溶衣　肠溶衣是指在胃液中一段时间内保持完整，在肠道内崩解或溶解的衣膜。包肠溶衣材料见表 29-10。

表 29-10　包肠溶衣材料

辅料	性质与应用
邻苯二甲酸醋酸纤维素（CAP）	白色纤维状粉末，不溶于水和乙醇，溶于丙酮或乙醇与丙酮的混合溶剂。包衣时一般用8%~12%的乙醇与丙酮的混合液
丙烯酸树脂类聚合物	由丙烯酸、丙烯酸甲酯、甲基丙烯酸、甲基丙烯酸甲酯等聚合而成。甲基丙烯酸-甲基丙烯酸甲酯的可对抗酸性，在pH低于5的缓冲溶液中不溶，溶于pH高于6的缓冲溶液中。生产中常用Ⅱ号、Ⅲ号两种规格，通常两者混合使用
虫胶	为昆虫分泌的一种天然树脂。不溶于胃液，在pH6.4以上的溶液中迅速溶解

① 包肠溶衣的操作：包肠溶衣可采用滚转包衣法、流化包衣法和压制包衣法。

② 包肠溶衣过程中可能发生的问题与解决办法：包肠溶衣过程中发生的问题与包薄膜衣有相同现象，但包肠溶衣还有不能安全通过胃液，或在肠液中不崩解现象，其原因是衣料选择不当或衣层薄厚不适宜，可通过重新选择衣料或改变包衣液处方、调整工艺来解决。

（三）片剂的生产工艺流程

湿法制粒压片的生产工艺流程及解析图见图29-1；干法制粒压片、粉末直接压片的生产工艺流程及解析图见图29-2。

三十、制 片 设 备

片剂生产设备主要有单冲压片机、旋转式压片机、全自动高速压片机、多层压片机、异形压片机、普通包衣锅、高效包衣机等。

旋转式压片机应用较广，通常按转盘上模孔数分为19冲、21冲、27冲、33冲、35冲、55冲等，我国药厂多采用ZP-19型和ZP-33型压片机。

（一）旋转式压片机

1. 结构

旋转式压片（见图30-1）分为四个部分：动力及传动部分、加料部分、压制部分（转盘；冲模（见图30-2）；上、下导轨；上压轮及安全装置、下压轮调节装置；填充调节装置等）、吸粉装置。

2. 工作原理

动力由电机输出，通过无极调速轮输送到三角皮带轮，再通过传动轴附离合器中的摩擦轮带动蜗杆轴，经蜗杆传给转盘下方的蜗轮，从而带动转盘转动。见图30-3。

（二）全自动高速压片机

1. 结构

全自动高速压片机（图30-4）主要组成部件有传动部件、转台、导轨、加料器、填充和出片部件、片剂计数与剔废部件、润滑系统、液压系统、控制系统、吸尘部件等。

2. 工作原理

与普通压片机相同，但控制系统技术水平显著提高，如片重的自动控制、废片自动剔除及自动采样、故障显色、打印各种统计数据等。

（三）高效包衣机

高效包衣机的结构、原理与滚转式包衣机完全不同。该机干燥时热风是穿过片芯间隙，并与表面的水分或有机溶剂进行热交换,热源得到充分的利用,片芯表面的湿液充分挥发,因而干燥效率高。高效包衣机可用于包中西药片、药丸的糖衣、水相薄膜衣、有机薄膜衣。

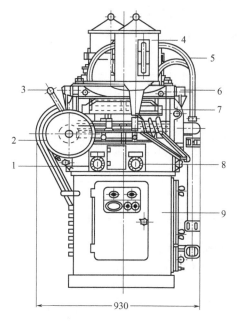

图 30-1　旋转式压片机结构示意图
1—后片重调节器；2—转轮；3—离合器手柄；
4—加料斗；5—吸尘管；6—上压轮及安全调节装置；
7—上冲转盘；8—前片重调节装置；9—机座

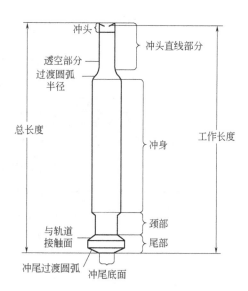

图 30-2　冲模的结构图

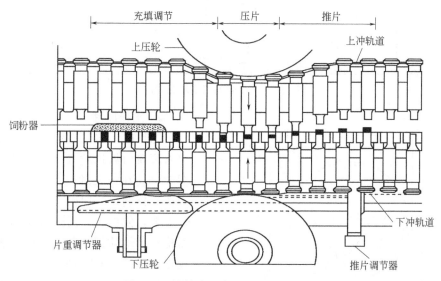

图 30-3　旋转式压片机压片过程示意图

1. 结构

高效包衣机（图 30-5）主要由主机、热风柜、排风柜、电脑可编程控制器（PLC）、有气喷嘴装置、送液装置、薄膜溶液供液桶和出料装置等部件组成。

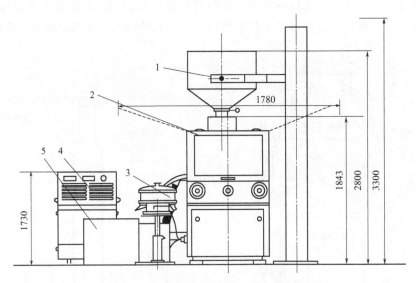

图 30-4 高速压片机系统配置示意图

1—上料机；2—压片机；3—筛片机；4—吸尘器；5—成品桶

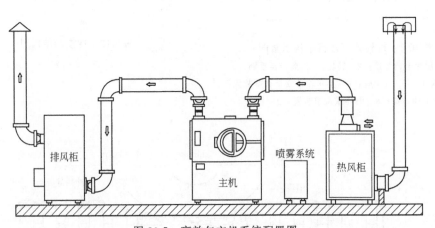

图 30-5 高效包衣机系统配置图

2. 工作原理

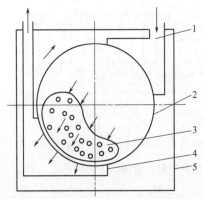

图 30-6 高效有孔包衣机工作原理图

1—进气管；2—锅体；3—片芯；4—排风管；5—外壳

工作时，被包衣的片芯在包衣机的包衣滚筒内做连续复杂的轨迹运动，见图 30-6。在包衣过程中，可编程控制器为核心控制，按照输入的工序顺序和工艺参数，使包衣介质经过蠕动泵和有气喷枪自动地喷洒在片芯表面，热风柜按设定的程序和温度向片床供给 10 万级洁净的热风，对药片进行干燥，热风穿过片芯，从底部筛孔由排风柜把废气排出，使片芯表面快速形成坚固、细密、光滑圆整的表面薄膜。

（四）标准操作规程

参见表 30-1～表 30-3。

表 30-1　旋转式压片机标准操作规程

×××××制药有限公司		编号：HD-SB-000-00	
文件名称： ZP-19 型旋转式压片机标准操作规程		页码：第／页	
		类别：操　　作	
制定人		制定日期	年　月　日
审核人		审核日期	年　月　日
批准人		批准日期	年　月　日
颁发部门		生效日期	年　月　日
分发部门：			

1. 准备工作

① 检查设备各部位是否正常，电源是否接通，冲模质量是否有缺边、裂缝、变形及卷边情况；

② 按设备清洁规程要求消毒；

③ 中模安装：先将下压轮压力调到零，将转台上中模紧固螺钉逐个旋出转台外沿 2cm 左右，勿使中模装入时打入，中模进入孔后，其平面不高出转台平面为合格，然后将紧定螺钉固紧；

④ 上冲安装：将上冲外罩、上平行盖板和嵌轨拆下，然后将上冲插入模圈内，试转动冲杆，检验头部进入中模情况，上下滑动灵活，无卡阻现象为合格。再转动手轮至冲杆颈部接触平行轨，上冲杆全部装毕，将嵌轨、上冲外罩装上；

⑤ 下冲安装：打开机器正面、侧面的不锈钢面罩，先将下冲平行轨盖板移出，小心从盖板孔下方将下冲送至下冲孔内并摇动手轮使转盘前进方向转动将下冲送至平行轨上，按此法依次将下冲装完；

⑥ 安装完最后一支下冲后将盖板盖好并锁紧确保与平行轨相平，摇动手柄确保顺畅旋转一周，合上手柄，盖好不锈钢面罩；

⑦ 安装加料部件：安装加料斗和月形栅式回流加料器，先将月形栅式回流加料器置于中模转盘上用螺钉均匀锁紧，底平面应与转盘间隙为 0.03～0.1mm，再将加料斗从机器上部放入并将螺钉固定，将颗粒流旋钮调至中间位置，并关闭加料闸板；

⑧ 开机前，上下压轮、油杯要加机油，各轴承内补充黄油，机器运转时不得停机加油；

⑨ 试车前把试车手轮卸下，然后启动电动机，空转 5～10min，无异常现象方可进入正常运行状态；

⑩ 检查中间体颗粒干湿、粗细是否符合要求，不要强行开机压片；

⑪ 试机前，将片厚调节至较大位置，填充量调节至较小位置；

⑫ 将颗粒加入料斗内，用手轮转动 2～3 周，试压时先调节填充量，逐步把片子重量调节至规定值，调节压力至片子硬度、厚度符合要求。

2. 开机

① 打开动力电源总开关，检查触摸屏显示内容，先点动操作，每次旋转 90°，共旋转 2 周，再低速空转 5min 左右，无异常现象方可进入正常运行状态；

② 点动 2～3 周，调节填充量，调至符合工艺要求的片重，然后调节压力至产品工艺要求的硬度；

③ 把所需压力设置到压力"设定"档，压力设定到档，预压力的设定应使预压片厚度为要求片厚的 2 倍；

④ 合上离合器，进行正式压片。将振动除粉器连至压片机的出片口并启动，开启真空阀门；

⑤ 压片过程中，必须关闭所有玻璃窗，不得用手触摸运转件，不得钳夹颗粒中的药片、异物，不得用抹布擦抹机身上的油污；

⑥ 换状态标志，挂上"运行中"状态标志；

⑦ 运行中注意机器是否正常，有不正常情况应立即停机检查，自身不能解决的请机修人员排除故障后方可继续使用；

⑧ 根据工艺规程的要求，定时检查片剂是否符合要求，以便随时调整，不得开机离岗。

3. 结束

① 关闭主机电源、总电源、真空泵开关；

② 清洁并保养设备。

表30-2 旋转式压片机清洁操作规程

×××××制药有限公司			编号：HD-SB-000-00	
文件名称： ZP-19型旋转式压片机清洁操作规程			页码：第 / 页	
			类别：操　作	
制定人		制定日期	年　月　日	
审核人		审核日期	年　月　日	
批准人		批准日期	年　月　日	
颁发部门		生效日期	年　月　日	
分发部门：				

1. 每批生产结束，用真空管吸出机台内粉粒；
2. 将上、下冲拆下，再用真空管吸一遍机台内粉粒；
3. 依次用饮用水、纯化水擦拭冲模、机台等每一个部位；
4. 冲模擦净后，待其干燥后放模具保存柜保存；
5. 用75％乙醇擦拭加料斗和月形栅式加料器。

表30-3 高效包衣机标准操作规程

×××××制药有限公司			编号：HD-SB-000-00	
文件名称： BG-D型高效包衣机标准操作规程			页码：第 / 页	
			类别：操　作	
制定人		制定日期	年　月　日	
审核人		审核日期	年　月　日	
批准人		批准日期	年　月　日	
颁发部门		生效日期	年　月　日	
分发部门：				

1. 准备工作
① 检查整机各部件是否完整、干净，开启总电源，检查主机及各系统能否正常运转；
② 按设备清洗规程进行消毒；
③ 安装好蠕动泵，开启蠕动泵。
2. 开机
① 将筛净粉尘的片芯加入包衣锅，关闭进料门，点击"匀浆"开启包衣滚筒，调节转速为4～5r/min；
② 点击"排风"开启排风，依次点击"热风"和"温度"，然后设定合适的加热温度(70～75℃)，启动加热，开始片芯预热；
③ 调节喷枪的位置使其位于片芯流动时片床的上1/3处，喷雾方向尽量平行于进风风向，并垂直于流动片床；
④ 将喷枪移至包衣锅外进行试喷，调节好喷雾的大小；
⑤ "出风温度"稳定至规定值，点击"喷浆"开始包衣。
3. 结束
① 关闭"喷浆"，将蠕动泵反向；
② 降低转速，待药片完全干燥后，依次点击"温度"、"热风"、"排风"和"匀浆"按钮，关闭热风、排风和匀浆；
③ 打开进料门，将旋转臂转出，点击"点动"将药片从卸料斗卸出。

三十一、丸剂的制备

> **剂型沿革**
>
> **丸剂的发展史**
>
> 丸剂是中药传统剂型之一,是在汤剂、散剂的基础上发展起来的。我国最早医药方书《五十二病方》中有对丸剂的名称、处方、规格、剂量,以及服用方法有详细的记述。在医籍《内径》有"四乌鲗骨一蔍茹丸"的记载。《伤寒杂病论》、《金匮要略》中有用蜂蜜、糖、淀粉糊、动物药汁作丸剂黏合剂的记载。宋代《太平惠民和剂局方》记载方剂788个,其中丸剂284个。金元时代开始有丸剂包衣。明代有朱砂包衣。清代有川蜡衣。20世纪80年代以来,随着科技的进步和制药机械工业的发展,中药丸剂逐步摆脱了手工作坊式制作,发展成为工厂化、机械化生产,已有浓缩丸、微丸、滴丸等新型丸剂。目前,丸剂仍是中成药的主要品种之一。

(一) 实训项目

实训项目1 六味地黄丸(大蜜丸)的制备

【处方】 熟地黄320g 山茱萸160g 山药160g
         牡丹皮120g 泽泻120g   茯苓120g

【制法】 以上六味,粉碎成细粉,过筛,混匀。每100g粉末加炼蜜80~110g制成黑褐色的9g大蜜丸。

【性状】 本品为棕黑色的大蜜丸;味甜而酸,有特异香气。

【功能与主治】 滋阴补肾。用于肾阴亏损,头晕耳鸣,腰膝酸软,骨蒸潮热,盗汗遗精,口干口渴。

【用量与用法】 一次1丸,一日2次。

【项目考核】 六味地黄丸(大蜜丸)制备考核见表31-1。

实训项目2 六味地黄丸(浓缩丸)的制备

【处方】 熟地黄320g 山茱萸160g 山药160g
         牡丹皮120g 泽泻120g   茯苓120g

【制法】 以上六味,熟地黄、茯苓、泽泻加水煎煮二次,煎液滤过,滤液浓缩至相对密度1.32~1.35(80℃),备用;山茱萸、山药、牡丹皮粉碎成细粉,混合细粉与稠膏,加糊精适量和甜蜜素适量,和坨,制丸,干燥,选丸,包装,即得。

【性状】 本品为棕黑色的丸粒;味甜而酸。

【项目考核】 六味地黄丸(浓缩丸)制备考核见表31-2。

(二) 基本知识

丸剂系指药材细粉或药材提取物加适宜的黏合剂或其他辅料制成的球形或类球形制剂。

1. 丸剂的分类

(1) 按赋形剂分类 分为水丸、蜜丸、水蜜丸、浓缩丸、糊丸、蜡丸。

水丸:系指药材细粉以水(或根据制法用黄酒、醋、稀药汁、糖液等)为黏合剂制成的丸剂。

表 31-1　六味地黄丸制备考核

专业及班级：　　　　　　组别：　　　　　　姓名及学号：

场所		设备	得分
处方	熟地黄 1600g　山茱萸(制) 800g　牡丹皮 600g 山药 800g　茯苓 600g　泽泻 600g		
制法	取处方量药材,粉碎成细粉,过筛,混匀。每 100g 粉末加炼蜜 80~110g 制成黑褐色的 9g 大蜜丸		
工艺设计(5分)	拟出工艺流程		
备料(5分)	所选原料、辅料及投料量准确		
制粉(10分)	粉碎至达到要求的粒度		
炼蜜(10分)	蜂蜜炼制时温度、时间,测定炼蜜的相对密度		
和坨(10分)	手捏不粘手,随意塑型,色泽一致,滋润柔和		
制丸(15分)	丸粒大小均匀,有光泽		
包装(5分)	包装物消毒,包装严密		
生产开始时间	结束时间	生产工时	
各项记录完成情况(10分)	记录真实、完整,字迹工整清晰		
清场完成情况(10分)	清场全面、彻底		
产品合格率(5分)	不低于 90%		
生产事故(5分)	不出现		
物料平衡率(10分)	97%≤V<100%		
总结			

考核教师：　　　　　　　　考核时间：　　　　年　月　日

表 31-2　六味地黄浓缩丸制备考核

专业及班级：　　　　　　组别：　　　　　　姓名及学号：

场所		仪器与设备	得分
处方	熟地黄 1600g　山茱萸(制)800g　牡丹皮 600g 山药 800g　茯苓 600g　泽泻 600g		
制法	取六味地黄散,过六号筛,得细粉;其他粉料煎煮两次,过滤,浓缩,得稠膏。混合细粉与稠膏,和坨,制丸,干燥,选丸,包装		
工艺设计(5分)	拟出工艺流程		
备料(5分)	所选原料、辅料及投料量准确		
制粉(3分)	粉碎至达到要求的粒度		
制膏(12分)	提取时的加水量、温度、次数、时间正确,收膏恰当		
和坨(10分)	手捏不粘手,随意塑型,色泽一致,滋润柔和		
制丸(15分)	丸粒大小均匀,有光泽		
干燥(5分)	温度适宜		
选丸(3分)	丸粒大小均匀		
包装(2分)	装量准确,包装严密		

生产开始时间	结束时间	生产工时	
各项记录完成情况(10分)	记录真实、完整,字迹工整清晰		
清场完成情况(10分)	清场全面、彻底		
产品合格率(5分)	不低于90%		
生产事故(5分)	不出现		
物料平衡率(10分)	97%≤V<100%		
总结			

考核教师:　　　　　　　　　考核时间:　　　　年　月　日

蜜丸：系指药材细粉以蜂蜜为黏合剂制成的丸剂。其中每丸重量在 0.5g（含 0.5g）以上的称大蜜丸，每丸重量在 0.5g 以下的称小蜜丸。

水蜜丸：系指药材细粉以蜂蜜和水为黏合剂制成的丸剂。

浓缩丸：系指药材或部分药材提取浓缩后，与适宜的辅料或其余药材细粉，以水、蜂蜜或蜂蜜和水为黏合剂制成的丸剂。分为浓缩水丸、浓缩蜜丸、浓缩水蜜丸。

糊丸：系指药材细粉以米粉、米糊或面糊等为黏合剂制成的丸剂。

蜡丸：系指药材细粉以蜂蜡为黏合剂制成的丸剂。

（2）按制法分类　分为泛制丸、塑制丸、滴制丸。

2. 丸剂的制法

丸剂的制备方法有泛制法、塑制法、滴制法等，见表31-3。

表31-3　丸剂制法

制法	含　义	应　用
泛制法	在转动的适宜的容器或机械中，将药材细粉与赋形剂交替润湿、撒布，不断翻滚、逐渐增大的一种制丸方法	水丸、水蜜丸、浓缩丸、糊丸、微丸等制备
塑制法	药材细粉与适宜黏合剂，混合均匀，制成软硬适宜、可塑性较大的丸块，再依次制丸条、分粒、搓圆而成丸粒的一种制丸方法	蜜丸、水蜜丸、浓缩丸、糊丸、蜡丸等制备
滴制法	药物与适宜基质制成溶液或混悬液，滴入另一种不相混溶的液体冷凝剂中，使之冷凝成丸粒的一种制丸方法	滴丸的制备

起模用粉量的经验计算公式：

$$X=\frac{0.625\times D}{C}$$

式中，C 为成品水丸100粒干重，g；D 为药粉总量，kg；X 为一般起模用粉量，kg；0.625 为标准模子100粒重，g。

3. 丸剂制备时可能发生的问题及解决办法

制备丸剂的生产过程中，由于药材、辅料、生产环境、操作者的因素，可能会发生一些问题，影响产品质量。因此，要针对问题，查找原因，寻求解决办法，保证药品安全，见表31-4。

备料

1. 操作者 看清处方、认准药材、准确称量，并复核。
2. 药材 按处方要求净选、炮制后粉碎，药粉通常过六号筛，用七号筛出少量最细粉作盖面用。未通过六号筛的部分加水煎煮，提取药汁，作为润湿剂。
3. 赋形剂 水（饮用水、纯化水）、酒（黄酒、白酒）、米醋、药汁等。

起模

起模系指制备丸粒基本母核的操作。模子（母子）是利用水的润湿作用诱导出药粉的黏性，使药粉之间相互黏合成细小颗粒，并在此基础上层层增大而成的丸模。起模应选用处方中黏性适中的药粉，作为润湿剂。黏性太大的药粉，加入润湿剂后，容易黏合成团；无黏性的药粉不宜于起模。

1. 药粉加水起模

先将起模用粉的一部分置包衣锅中，开动机器，将水雾化喷于药粉上，借机器转动和人工揉搓使药粉分散、全部均匀地受水湿润，成细小颗粒状，再撒入少许干粉、搅拌、搅拌均匀，再撒布少许干粉，使药粉黏附于颗粒表面，如此反复操作至模粉用完、再喷入雾水操作至模粉用完，取出过筛分等，即得。

2. 喷水加粉起模

取起模用水，将锅壁均匀喷水，少量撒药粉，借干锅壁上，然后用塑料刷将附于锅壁的药粉在锅内沿转动相反方向下刷，使其成为细小颗粒，包衣锅继续转动，再喷入水，撒入药粉，搅拌、揉搓，如此反复操作至模粉用完，取出过筛分等，即得。

3. 湿粉制粒起模

将起模用的药粉放包衣锅内喷水，开动机器滚动或揉搓，使粉末均匀润湿、达到手握成团、压之即散的软材状。将用 8~10 目筛制成颗粒，将此颗粒再放入包衣锅内，略加少许干粉，充分搓擦，继续使颗粒在锅内旋转摩擦，搓去棱角成为圆形，取出过筛分等，即得。

成型

成型系指已经筛选均匀的丸模，逐渐加大至接近产品的模，将模子置包衣锅中，加水使模子润湿后，加入药粉旋转，使药粉均匀地黏附于丸模上，再加水加粉，如此反复操作，直至制成所需大小的丸粒。

盖面

盖面是泛丸成型的最后一环节，是将已经筛选过、筛选均匀的丸粒用余粉或其他物料等加至丸粒表面，使其色泽一致、光亮的操作过程。

盖面的方法（三种）

1. 干粉盖面 潮丸干燥后，放入包衣锅中，喷入水使丸粒充分湿润，然后滚动至丸表面用粉均匀地黏附干丸面，快速转动至丸粒全部黏附干丸面，至表面呈湿润时，迅速取出，即得。
2. 清水盖面 方法与干粉盖面相同，而以水充分润湿打光，并迅速取出、立即干燥，否则成丸干燥后色泽不一。
3. 清浆盖面 "清浆"是指用药粉或废丸粒加水制成的药液。本法与清水盖面相同，只是将清浆代替水，丸粒表面无分润湿后迅速取出。

注意事项

1. 加水加粉要分布均匀、用量适中；
2. 由里向外翻拌，使丸粒均匀增大；
3. 质地特别松物料，注意丸粉圆整度，防止打滑结饼；
4. 丸粒在锅内转动时间要适当，避免过松或过紧；
5. 含朱砂、硫黄反酸性成分的丸剂，不能用铜锅。

第二部分 中药制剂的制备与制药设备

干燥 → (包衣) → 选丸 → 包装 → 质量检查

干燥
水丸干燥温度一般应在80℃以下，含挥发性成分的水丸，应控制在50~60℃。若采用沸腾干燥，床内温度一般控制在75~80℃。也可采用隧道式微波干燥，水丸的含水量不得超过9.0%。

包衣准备
1. 将所用的包衣材料粉碎成极细粉。
2. 用于包衣的丸粒，应充分干燥，有一定的硬度。

包衣种类
1. 药物衣：朱砂衣、黄柏衣、雄黄衣、青黛衣、百草霜衣。
2. 保护衣：糖衣、薄膜衣。
3. 肠溶衣：虫蜡、邻苯二甲酸醋酸纤维素。

包衣操作
1. 包药物衣：将干燥的丸粒置包衣锅中，加湿量黏合剂进行转动，当丸粒表面均匀润湿后，缓缓撒入药物极细粉，如此反复操作，将规定量的药物散粉全部包于丸粒表面为止。取出药丸，风干，再放入包衣锅或滚袋机，加入适量虫蜡粉，转动包衣锅或滚袋，使丸粒互相撞击摩擦至丸粒表面光亮。取出，分装，即得。
2. 包保护衣、肠溶衣，包衣方法同片剂包衣。

选丸
可用振动筛、液黛筛、检丸器、连续成丸机组等筛选成丸分离。

包装
包装的容器多为玻璃、塑料、瓷瓶，内塞蜡封。包装的形式多为多剂量包装。

质量检查
1. 外观检查：丸剂外观应圆整均匀，色泽一致，蜜丸应细腻滋润，软硬适中，蜡丸应光滑无裂纹，丸内不得有裂隙，蜡丸表面丸应大小均匀，表面的冷凝剂应除去。

2. 水分：除另有规定外，大蜜丸、小蜜丸、浓缩蜜丸不得超过15.0%；水蜜丸、浓缩水蜜丸不得超过12.0%；水丸、糊丸、浓缩水丸不得超过9.0%；微丸按其所属丸剂类型的规定判定，蜡丸不检查水分。

3. 重量差异：《中国药典》规定丸剂重量差异限度见表。

4. 溶散时限：除另有规定，小蜜丸、水蜜丸、浓缩丸、糊丸应在1h内全部溶散；微丸的溶散时限按所属丸剂类型的规定判定。滴丸应在30min内溶散，包衣滴丸应在1h内溶散，以明胶为基质的滴丸可改在人工胃液中进行检查。蜡丸照肠溶衣片检查法检查，应符合规定。大蜜丸及研碎后或开水、黄酒等分散后服用的丸剂不检查溶散时限。

丸剂重量差异表

标示重量（平均重量）	重量差异限度
0.05g 及 0.05g 以下	±12%
0.05g 以上至 0.1g	±11%
0.1g 以上至 0.3g	±10%
0.3g 以上至 1.5g	±9%
1.5g 以上至 3g	±8%
3g 以上至 6g	±7%
6g 以上至 9g	±6%
9g 以上	±5%

操作完毕应按GMP要求进行清场

图31-1 泛制法制丸（水丸）的生产工艺流程及解析图

备料 → 炼制蜂蜜 →

备料

1. 操作者 看清处方、认准药材、准确称量、并复核。
2. 药材 按处方要求净选、炮制后粉碎成细粉或最细粉。
3. 赋形剂 蜂蜜。
4. 润滑剂 蜂蜡与麻油的混合物（油蜡比一般为 7∶3）。
5. 消毒剂 一般 70%乙醇。

蜂蜜

蜂蜜主要成分为葡萄糖和果糖。蜂蜜在蜜丸中作黏合剂，自身还有补中、润燥、止痛、解毒作用。蜂蜜种类很多，不同种类、生产一般选用有香气，味甜而不酸，不涩，半透明、带光泽、淡黄色的蜂蜜，其 25℃时相对密度在 1.349 以上，还原糖不少于 64.0%。亦有生产企业以果葡糖浆代替蜂蜜，称作人造蜂蜜。

炼制蜂蜜

目的：炼制蜂蜜可除去杂质、降低水分含量、破坏酶类、杀死微生物增加黏性等，以保证蜜丸质量。

方法：将蜂蜜置于锅中，加入适量水，加热煮沸，撇去浮沫，用三号或四号筛滤过，复入锅中加热炼制至规定程度。

种类	指标	黏性	应用
嫩蜜	加热至 105~115℃，含水量 17%~20%，相对密度 1.35 左右	弱	含较多油脂、黏液质、胶质、糖、淀粉、动物组织等药材制丸
炼蜜	加热至 116~118℃，含水量 14%~16%，相对密度 1.37 左右	手捻现白丝	中等黏性药材制丸。炼蜜亦称中蜜
老蜜	加热至 119~122℃，含水量 10%以下，相对密度 1.40 左右，现红棕色气泡	手捻现长白丝；滴水成珠	矿物性和强纤维性药材制丸

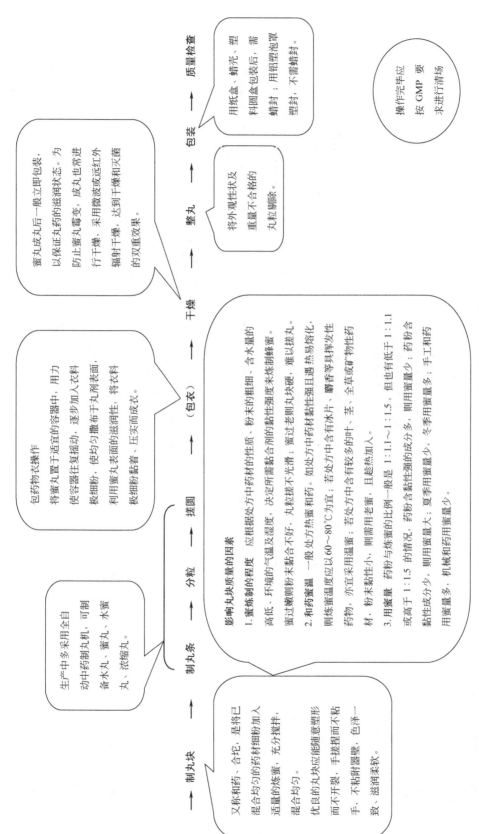

图 31-2 塑制法制丸（蜜丸）的生产工艺流程及解析图

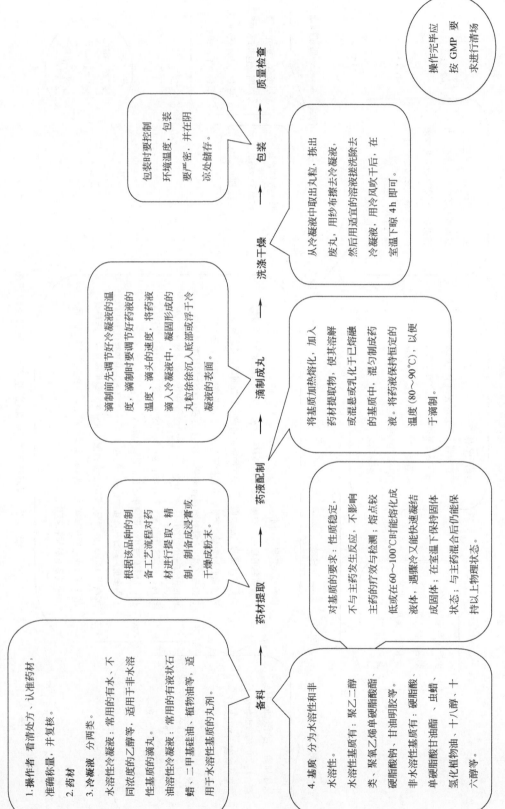

图 31-3 滴制法制备丸的生产工艺流程及解析图

表31-4　丸剂制备时可能发生的问题、产生的原因及解决办法

问题	产生原因	解决办法
丸剂染菌	1. 药材入药时自身带菌	1. 投料前清洗药材，以除去杂菌、活螨、虫卵及泥土，并对药材用适当的方法进行灭菌
	2. 制备过程中染菌	2. 按照操作规程和岗位SOP对设备进行清洁，并加强操作者的个人卫生
	3. 包装过程中染菌	3. 对内包装材料进行消毒或灭菌，加强操作者的个人卫生
	4. 储存期间微生物繁殖	4. 控制好储存条件
丸剂溶散超时限	1. 处方药材中含黏性成分或疏水性成分较多	1. 加入适量的崩解剂
	2. 药材粉碎过细	2. 将药粉过五号筛或六号筛即可
	3. 制备时滚动时间过长，丸粒过于结实	3. 增加每次的加粉量，缩短滚动时间
	4. 含水量低	4. 保持丸粒的含水量在规定范围内
	5. 干燥的方法、温度及速度的影响	5. 可采用真空低温干燥
	6. 黏合剂的黏性大，且用量多	6. 适当加入崩解剂，或用低浓度乙醇起模

（三）丸剂的包衣

在丸粒的表面包裹一层衣料，使之与外界隔绝的操作称为包衣。

1. 丸剂包衣的类型

（1）药物衣　衣料为处方组成部分，具有药效，主要有朱砂衣：朱砂细粉用量一般为干丸重量的5%～17%，如朱砂安神丸。黄柏衣：黄柏粉的用量约为干丸重的10%，如四妙丸。雄黄衣：雄黄细粉的用量约为干丸重量的6%～7%，如化虫丸。青黛衣：青黛粉的用量约为干丸重量的4%，如千金止带丸。百草霜衣：百草霜粉用量约为干丸重量的5%～20%，如六神丸。此外，还有红曲衣、赭石衣、礞石衣、金衣、银衣等。

（2）保护衣　衣料无药理作用，具保护素丸的作用。主要有糖衣，如安神补心丸；薄膜衣，如补肾固齿丸。

（3）肠溶衣　衣料在胃液中不溶而在肠液中溶解。包衣材料主要有虫胶、CAP等。

2. 丸剂包衣的作用

丸剂包衣可使丸面光滑、美观，并掩盖不良气味，便于吞服；隔绝空气，防止吸潮及药物成分氧化变质或挥发；衣层若为药物，可先发挥药效；若包肠溶衣，可安全通过胃，在肠道溶散。

（四）丸剂的生产工艺流程

泛制法制丸（水丸）的生产工艺流程及解析图见图31-1；塑制法制丸（蜜丸）的生产工艺流程及解析图见图31-2；滴制法制丸的生产工艺流程及解析图见图31-3。

三十二、制丸设备

（一）捏合机

1. 结构

捏合机（见图32-1）主要由箱槽、S形桨叶、传动系统等组成。

2. 工作原理

将药粉、炼蜜及其他辅料投入箱槽内,在两组不同转速且反向转动的桨叶作用下,物料被搅拌、捏合,直至全部混匀、色泽一致。

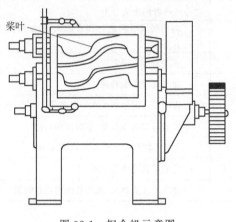

图 32-1 捏合机示意图

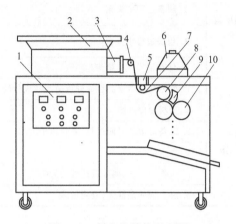

图 32-2 制丸机结构平面图

1—控制面板；2—进料口；3—制条机；4—测速机；5—减速控制器；6—酒精桶；7—药条；8—送条轮；9—顺条器；10—刀轮

(二) 制丸机

1. 结构

制丸机（见图 32-2）主要由加料斗、推进器、自控轮、导轮、制丸刀轮、喷头等组成。

2. 工作原理

由触摸屏操作控制给拖动制条机的变频器一个启动信号,制条电机运转。打出药条后,该信号被放置在出条口的编码器所接收,编码器把收到的信号送给 PLC。PLC 根据信号大小控制拖动伺服机的变频器的输出,从而实现伺服机对制条电机的同步跟踪,实现对丸条动态控制。在经搓丸机的切搓后完成制丸。

(三) 滴丸机

1. 结构

滴丸机（见图 32-3）包括药物调剂供应系统、动态滴制收集系统、循环制冷系统和控制系统。

2. 工作原理

药液与基质加入调料罐内,经加热搅拌制成均匀物料,通过压缩空气将其输送到滴液罐内,在动态滴制系统控制下,由滴头滴入冷却液中,料滴在表面张力作用下适度充分的收缩成丸,使滴丸成型圆滑,丸重均匀。

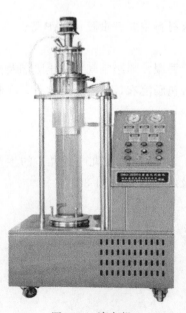

图 32-3 滴丸机

（四）标准操作规程

参见表32-1、表32-2。

表32-1　中药自动制丸机标准操作规程

×××××制药有限公司		编号：HD-SB-000-00	
文件名称： ZW-400型中药自动制丸机标准操作规程		页码：第 / 页	
		类别：操　作	
制定人		制定日期	年　月　日
审核人		审核日期	年　月　日
批准人		批准日期	年　月　日
颁发部门		生效日期	年　月　日
分发部门：			
1. 开机前 ① 检查堆料器丸刀等部位是否正常； ② 检查机后油箱润滑油是否足够； ③ 95％乙醇及乳胶管是否正常，有无异物。 2. 开机操作 ① 将药料放入堆料器内，开启送料按钮，待挤出一段药料后停机，将送料支架位置调整正常后，再次开启送料按钮； ② 开启制丸按钮、润滑液按钮； ③ 如遇异常情况，首先关闭总开关，排除异常后，再接上述①、②条操作； ④ 如异常或故障无法排除，严禁再启动机器，及时与管理人员或维修人员联系。 3. 停机 ① 关闭制丸按钮、润滑液按钮； ② 关闭料按钮； ③ 关闭总电源。			

表32-2　滴丸机标准操作规程

×××××制药有限公司		编号：HD-SB-000-00	
文件名称： DWJ2000S5-D滴丸机标准操作规程		页码：第 / 页	
		类别：操　作	
制定人		制定日期	年　月　日
审核人		审核日期	年　月　日
批准人		批准日期	年　月　日
颁发部门		生效日期	年　月　日
分发部门：			
1. 准备工作 ① 关闭滴头开关； ② 打开电源开关，接通电源； ③ 设置生产所需的制冷温度、油浴温度、药液温度和底盘温度； ④ 按下制冷开关，启动制冷系统，按下油泵开关，启动磁力泵，手动调节柜体左侧下部的液位调节旋钮，使其冷却剂液位平衡，冷却介质输入冷却室内，冷却介质液面控制在冷却室上口之下，达到稳定状态； ⑤ 按下油浴开关，启动加热器为滴灌内的导热油加热； ⑥ 按下滴盘加热开关，启动加热盘为滴盘进行加热保温； ⑦ 启动空气压缩机，使其达到0.7MPa的压力； ⑧ 当药液温度达到所设温度时，将滴头用水加热浸泡5min后，装入滴罐下方； ⑨ 将加热熔融好的滴制液从滴罐加料口处加入，然后盖严加料口；			

⑩ 按下搅拌开关,旋动调速按钮,使搅拌器在要求的转速下工作;
⑪ 根据滴制工艺的要求,启动冷却柱的升降装置,调节滴头下部与液面的距离。
2. 滴制
① 缓慢旋动滴罐上的滴头开关,按下控制板滴头按钮开关;
② 调整丸重按钮,按顺时针方向由小到大,调整至合适;
③ 根据不同药液调整滴速,进入正常工作状态。
3. 清洁工作
① 滴液滴制完毕后,关闭制冷和油泵开关,按照加料的方法,将热水加入滴罐;
② 清洗时,打开搅拌开关,使残留的滴液溶入热水中;打开滴头按钮开关,将热水从滴头排出。如此反复几次至滴罐洗净为止。
③ 清洗完成后,关闭总电源开关,拔下电源插头,清理设备表面和工作现场。

三十三、注射剂的制备

剂型沿革

注射剂的发展史

注射剂的应用有一百多年的历史,为临床治疗上应用最广泛的剂型之一。第一支中药注射剂是在1941年由八路军的利华制药厂研制的柴胡注射液。20世纪50年代末到60年代初,我国先后研制出板蓝根注射液等二十余种中药注射剂。《中国药典》1963年版开始收载中药注射剂,计23种。在70年代"大搞中草药运动"中曾制出上千种中药注射剂。《中国药典》2010年版收载中药注射剂6种。

(一) 实训项目

实训项目 双黄连冻干粉针剂的制备

【处方】 黄芩2000g 双花1000g 连翘2000g

【制法】 黄芩苷(注射级)、双花、连翘醇提物(注射级)的制备方法见"十六、浸出技术"的双黄连中各有效成分、有效部位的提取。

取黄芩提取物,加入适量的水,加热,用40%氢氧化钠溶液调节pH值至7.0使溶解,加入上述双花、连翘提取物,加水至1000mL,加入适量的活性炭,调节pH值至7.0,加热至沸,并保持微沸15min,冷却,滤过,加注射用水至全量,灭菌,冷藏,滤过,分装,冻干,制成粉末。

【性状】 本品为棕黄色疏松固体状物;味苦、涩;有引湿性。

【功能与主治】 疏风解表,清热解毒。用于外感风热所致的发热、咳嗽、咽痛;上呼吸道感染、轻型肺炎、扁桃体炎见上述证候者。

【用量与用法】 静脉滴注。每次每千克体重60mg,一日一次;或遵医嘱。临用前,先以适量灭菌注射用水充分溶解,再用氯化钠注射液或5%葡萄糖注射液500mL稀释。

【项目考核】 双黄连冻干粉针剂制备项目考核见表33-1。

表 33-1　双黄连冻干粉针剂制备考核

专业及班级：　　　　　　组别：　　　　　姓名及学号：

场　所		设　备		得　分
处　方	黄芩 2000g　双花 1000g　连翘 2000g			
制　法	取相当于处方量的黄芩提取物，加入适量的水，加热，用 40% 氢氧化钠溶液调节 pH 值至 7.0 使溶解，加入上述金银花、连翘提取物，加水至 1000mL，加入适量的活性炭，调节 pH 值至 7.0，加热至沸，并保持微沸 15min，冷却，滤过，加注射用水至全量，灭菌，冷藏，滤过，分装，冻干，制成粉末			
工艺设计(5 分)	拟出工艺流程			
备料(5 分)	所选原料、辅料及投料量准确			
配液(20 分)	投料顺序正确，温度与时间掌握合理			
洗瓶(5 分)	选用洗涤用水正确，瓶洗涤达到标准			
灭菌(5 分)	熟练操作灭菌设备，灭菌方法正确，操作准确			
灌封(5 分)	分装方法正确，操作准确			
冻干(10 分)	熟练操作冻干机，冻干药品形状完好，水分合格			
环境卫生(5 分)	在生产全过程注意生产场所、操作和个人卫生			
生产开始时间	结束时间		生产工时	
各项记录完成情况(10 分)	记录真实、完整，字迹工整清晰			
清场完成情况(10 分)	清场全面、彻底			
产品合格率(5 分)	不低于 90%			
生产事故(5 分)	不出现			
物料平衡率(10 分)	85%≤V<100%			
总结				

考核教师：　　　　　　考核时间：　　　年　月　日

(二) 基本知识

中药注射剂：系指药材经提取、纯化后制成的供注入体内的溶液、乳浊液及供临用前配制成溶液的粉末或浓溶液的无菌制剂。注射剂可分为注射液、注射用无菌粉末、注射用浓缩液。

注射液：系指注入体内用的无菌溶液型注射液或乳状液型注射液。可用于肌内注射、静脉注射或静脉滴注等。其中，供静脉滴注用的大体积（除另有规定外，一般不小于 100mL）注射液也称静脉输液。

注射用无菌粉末：系指供临用前用适宜的无菌溶液配制成溶液或混悬液的无菌粉末或无菌块状物。可用适宜的注射用溶剂配制后注射，也可用静脉输液配制后静脉滴注。

注射用浓缩液：系指临用前稀释供静脉滴注用的无菌浓缩液。

1. 注射剂的溶剂

常用的注射剂溶剂见表 33-2。

表 33-2 常用的注射剂溶剂

注射溶剂	性质与质量要求
注射用水	无色的澄明液体;无臭、无味;pH 值为 5.0~7.0;每 1mL 中含细菌内毒素量应小于 0.25EU;细菌、真菌和酵母菌总数每 100mL 不得过 10 个;氨、氯化物、硫酸盐与钙盐、硝酸盐与亚硝酸盐、二氧化碳、易氧化物、不挥发物与重金属等均应符合规定
注射用油	性状:淡黄色的澄明液体,无臭或几乎无臭,相对密度:0.916~0.922;折光率:1.472~1.476;皂化值:188~195;碘值:126~140;酸值:应不大于 0.1
乙醇	浓度超过 10%时肌内或皮下注射刺激性较大
甘油	一般不能单独用作注射溶媒,常与乙醇、丙二醇、水混合应用。常用量为 15%~20%
丙二醇	溶解范围广,常与注射用水配成不同浓度的复合溶媒,用于静脉或肌内注射,并有冰点下降的特点。丙二醇溶液有溶血作用
聚乙二醇	PEG 200~600 的制品为中等黏度的无色略有微臭的液体。化学性质稳定,不易水解,能与水、乙醇互溶,注射给药时毒性较低,但要注意对红细胞的损害
油酸乙酯	为浅黄色油状液体,不溶于水,能与乙醇、乙醚及脂肪油等混合。黏度较小,5℃时仍能保持澄明,久贮后变色

2. 注射剂的附加剂

在制备注射剂时,为了增加制剂的有效性、安全性与稳定性,通常加入一些附加剂,如增溶剂、渗透压调节剂、抗氧剂、pH 调节剂、助溶剂等。

附加剂使用原则:①附加剂的使用剂量对机体应无毒性。②与主药不发生配伍禁忌。③不影响药效,及对药品检验不产生干扰。④尽可能减少附加剂的使用量。⑤性质稳定,不易受温度、pH 值等因素影响而改变使用效果。

(1) 增加主药溶解度的附加剂　见表 33-3。

表 33-3 增加溶解度附加剂

附加剂名称	性质与应用	用量
吐温 80	为增溶剂,常用于肌内注射剂	0.5%~1.0%
胆汁	为天然的增溶剂,其主要成分是胆酸类钠盐,适用于 pH6 以上的某些中药注射剂	0.5%~1.0%
甘油	鞣质和酚性成分的良好溶媒	15%~20%

(2) 防止主药氧化的附加剂

① 抗氧剂:见表 33-4。

表 33-4 常用的抗氧剂

抗氧剂名称	适用情况	使用浓度
焦亚硫酸钠	水溶液呈微酸性,适用于偏酸性药液	0.05%~0.5%
亚硫酸氢钠	水溶液呈微酸性,适用于偏酸性药液	0.05%~0.2%
亚硫酸钠	水溶液呈中性或弱酸性,适用于偏碱性药液	0.1%~0.3%
硫代硫酸钠	水溶液呈中性或弱酸性,适用于偏碱性药液	0.1%~0.3%
硫脲	水溶液呈中性,常用于抗坏血酸等药物	0.01%~0.1%
维生素 C	水溶液呈酸性,适用于偏酸性或微碱性药液	0.05%~0.1%
二甲基羟基甲苯	油溶性	0.05%~0.075%
α-生育酚	油溶性,对热和碱稳定	0.005%~0.02%

② 惰性气体：惰性气体主要有氮气和二氧化碳。是在配液和（或）分装过程中，将氮气或二氧化碳通入药液中，驱除溶解在药液中及容器中的氧气。惰性气体使用前要纯化，防止污染药品。

③ 金属络合剂：常用的金属络合剂为依地酸二钠或依地酸钠钙，常用浓度为0.01%～0.05%。

（3）调节pH值的附加剂　常用的pH值调节剂有盐酸、硫酸、枸橼酸及其盐、氢氧化钠（钾）、碳酸氢钠、磷酸氢二钠、磷酸二氢钠等。

正常人体的pH值在7.35～7.45，血液的pH值突然改变，对细胞代谢影响极大，可能引起酸中毒或碱中毒，甚至危及生命。注射剂的pH只要不超过血液的缓冲极限，即能自行调整。一般要求注射剂的pH值在4～9，大剂量的静脉注射剂要尽可能接近正常人体的pH。

（4）抑制微生物增殖的附加剂　为确保用药安全，在某些注射剂中，可适当加入抑菌剂。见表33-5。剂量超过5mL的注射剂在添加抑菌剂时应特别慎重。除另有规定外，一次注射量超过15mL的注射液不得加抑菌剂。静脉输液或脊髓用的注射剂不得加抑菌剂。加抑菌剂的注射剂仍应采用适当方法灭菌。

表33-5　常用的抑菌剂

名称	溶解性	适用情况	常用量
苯酚	室温时稍溶于水，65℃以上时能与水混溶	偏酸性药液	0.5%
甲酚	难溶于水，易溶于脂肪油	对铁剂生物碱有配伍禁忌	0.25%～0.3%
氯甲酚	极微溶于水	与少数生物碱及甲基纤维素有配伍禁忌	0.05%～0.2%
三氯叔丁醇	微溶于水	微酸性药液	0.25%～0.55%
苯甲醇	溶于水	对热稳定，偏碱性药液	1%～3%
苯乙醇	溶于水	偏酸性药液	0.25%～0.5%

（5）助主药混悬或乳化的附加剂　常用于静脉注射剂的乳化剂有卵磷脂、豆磷脂、普流罗尼克F-68、聚山梨酯80；常用于注射剂的助悬剂有羧甲基纤维素钠、海藻酸钠、聚乙烯吡咯烷酮、明胶、甘露醇、甲基纤维素等。

（6）减轻疼痛与刺激的附加剂　见表33-6。

表33-6　常用的止痛剂

名称	适用情况	常用量
苯甲醇	2%以上浓度可使肌肉硬结，影响部分中药注射剂的澄明度	1%
盐酸普鲁卡因	碱性溶液中易析出沉淀，有过敏现象	0.5%～2.0%
盐酸利多卡因	止痛作用强于普鲁卡因，过敏现象低于过普鲁卡因	0.2%～1.0%
三氯叔丁醇	兼有止痛和抑菌作用	0.3%～0.5%

（7）调节渗透压的附加剂

① 等渗溶液。正常人体的血浆、泪液均具有一定的渗透压。凡与血浆、泪液具有相同

渗透压的溶液称为等渗溶液,如 0.9% 氯化钠溶液和 5% 葡萄糖溶液。

② 常用等渗调节剂见表 33-7。

表 33-7 常用的等渗调节剂

名 称	1%(g/mL)水溶液冰点降低温度/℃	每1g药物氯化钠等渗当量/g	名 称	1%(g/mL)水溶液冰点降低温度/℃	每1g药物氯化钠等渗当量/g
硼酸	0.28	0.47	磷酸氢二钠($2H_2O$)	0.24	0.42
硼砂	0.25	0.35	磷酸二氢钠($2H_2O$)	0.202	0.36
氯化钠	0.58	1.00	甘油	0.20	0.35
聚山梨酯	0.01	0.01	硫酸锌	0.085	0.12
碳酸氢钠	0.375	0.65	盐酸麻黄碱	0.16	0.28
乳酸钠	0.318	0.52	盐酸吗啡	0.086	0.15
氯化钾	0.44	0.76	盐酸普鲁卡因	0.122	0.21
葡萄糖(H_2O)	0.91	0.16	盐酸可卡因	0.091	0.16
无水葡萄糖	0.10	0.18	氢溴酸后马托品	0.097	0.17
依地酸二钠	0.132	0.23	硫酸阿托品	0.073	0.13
枸橼酸钠	0.18	0.31	青霉素 G 钾	0.101	0.16
亚硫酸氢钠	0.35	0.61	氯霉素	0.06	—
无水亚硫酸氢钠	0.375	0.65	甘露醇	0.099	0.17
焦亚硫酸钠	0.389	0.67	硫酸锌($7H_2O$)	0.090	0.12

③ 调节渗透压的计算方法。

a. 冰点降低数据法。

冰点相同的稀溶液具有相等的渗透压。血浆与泪液的冰点均为 −0.52℃,根据物理化学原理,任何溶液冰点降低到 −0.52℃,即与血浆等渗。等渗调节剂的用量计算公式如下:

$$W = \frac{0.52 - a}{b}$$

式中,W 为配制等渗溶液 100mL 所需加入药物的量;a 为调整前药物溶液冰点下降的温度;若溶液中含有两种或两种以上的物质时,则为各物质冰点降低值的总和;b 为等渗调节剂 1% 的溶液的冰点下降的温度。

例 1 用无水葡萄糖配制 100mL 等渗溶液,需用多少克无水葡萄糖?

【解】 查表得 1% 无水葡萄糖的冰点下降度为 0.1℃,水溶液的冰点降低度为 0℃,代入公式得:

$$W = \frac{0.52 - a}{b} = \frac{0.52 - 0}{0.1} = 5.2g$$

所以配制 100mL 葡萄糖等渗溶液需用无水葡萄糖 5.2g。

例 2 欲配制 2%(g/mL)苯甲醇溶液 100mL,需加多少克氯化钠才能成为等渗溶液?

【解】 查表得 1% 苯甲醇溶液的冰点下降温度为 0.095℃,2% 苯甲醇溶液冰点下降温度为:

$$2 \times 0.095℃ = 0.19℃ \quad (a \text{ 值})$$

查表得 1%氯化钠溶液的冰点下降温度为 0.58℃（b 值），将 a、b 值代入公式：

$$W = \frac{0.52 - 0.19}{0.58} = 0.57g$$

所以应加入 0.57g 氯化钠能使其成为等渗溶液。

b. 氯化钠等渗当量法。

氯化钠等渗当量（E）系指 1g 药物相当于具有同等渗透效应氯化钠的克数。计算方法见如下公式：

$$X = 0.009V - E_1W_1 - E_2W_2 - \cdots E_nW_n$$

式中，X 为 VmL 溶液中加入氯化钠的量；W_1，W_2，$\cdots W_n$ 为 VmL 溶液中各溶质的克数；E_1，E_2，$\cdots E_n$ 为药液中各溶质的氯化钠等渗当量数。

例 3 欲配制 1%依地酸二钠溶液 200mL，应加入多少克氯化钠才能成为等渗溶液？

【解】 查表得依地酸二钠的氯化钠等渗当量为 0.23，1%依地酸二钠溶液 200mL 含依地酸二钠 2g，相当于氯化钠 0.23×2＝0.46g；200mL 氯化钠的等渗溶液中含氯化钠 0.9×2＝1.8g，所以应加入氯化钠为 1.8－0.46＝1.34g。

④ 等张溶液。等张溶液系指与红细胞张力相等的溶液，也就是能使在其中的红细胞保持正常体积和形态的溶液。多数药物的等渗溶液往往就是或接近等张溶液，如 0.9%氯化钠溶液既是等渗又是等张溶液。但也有一些药物的等渗溶液并不等张，施于机体时在一定 pH 值下可引起 100%的溶血，加入适量葡萄糖或氯化钠后可避免溶血。

机体对药物溶液特别是对注射剂和滴眼剂的要求应该是等张而不是等渗。静脉注射一般要求溶液等张，鞘内注射则严格要求溶液等张。

等张溶液通常采用溶血实验法测定。

静脉输液是指供静脉滴注输入体内的大剂量（除另有规定外，一般不小于 100mL）注射剂。

静脉输液的包装物通常为玻璃输液瓶、塑料输液瓶或输液袋。

（三）中药注射剂的生产工艺流程

小容量注射剂的生产工艺流程及解析图见图 33-1；静脉输液的生产工艺流程及解析图见图 33-2。

（四）粉针剂制备

1. 概述

凡遇热不稳定或在水溶液中不稳定的药物，如某些抗生素（青霉素、头孢菌素类）、酶制剂（胰蛋白酶、辅酶 A）、生化制品（疫苗）、部分中药针剂等，由于不能制成一般的水溶性注射液或不宜加热灭菌，均需制成注射用无菌粉末。

根据生产工艺条件不同注射用无菌粉末可分为两种，一是将原料药精制成无菌粉末直接进行无菌分装，成为无菌分装制品；另一种是将药物配成无菌溶液或混悬液，无菌分装后，再进行冷冻干燥得到冻干粉末（块），该产品也称冻干制品。注射用无菌粉末生产工艺流程见图 33-3。

粉针剂的质量要求与注射用水溶液基本一致。

备料

1. 操作者 看清处方、认准药材、准确称量，并复核。
2. 药材 选用优质正品药材。
3. 附加剂 适用"注射用"规格。
4. 容器 中性质玻璃器皿、无毒聚氯乙烯或聚乙烯塑料制品、优质不锈钢制品。

↓

药材提取

1. 煎煮法
2. 浸渍法
3. 渗漉法
4. 回流法
5. 水蒸气蒸馏法
6. 超临界 CO_2 萃取技术
7. 半仿生提取技术
8. 超声波提取技术

↓

精制

1. 水提醇沉淀法
2. 醇提水沉淀法
3. 酸碱法
4. 盐析法
5. 透析法
6. 萃取法

鞣质是多元酚的衍生物，既溶于水又溶于乙醇。药液中含有鞣质，会影响注射剂的澄明度。含有鞣质的注射剂肌肉注射后，因其能与蛋白质形成不溶性鞣酸蛋白，使局部组织发生硬结、疼痛。除鞣质的方法有三种方法：

1. 明胶沉淀法 在中药水提取液中，搅拌下加入 2%～5% 的明胶溶液适量，至不再产生沉淀为止，静置、滤过、滤液适当浓缩后，加乙醇使体积分数为 75% 以上，静置、沉淀、滤除过量明胶。在 pH4.0～5.0 时，除鞣质最完全。若药液中含有黄酮、蒽醌等有效成分时，不宜采用此法。

2. 醇溶液调 pH 值法 在中药水提浓缩液中加入乙醇，使体积分数为 80% 或更高，冷藏，滤过，滤除沉淀后的醇液，用 40% 氢氧化钠溶液调 pH 至 8，醇液中的鞣质因其析出而除去。不溶于乙醇而析出，滤除即可。若含有效成分与氢氧化钠形成的钠盐则不宜用此法。

3. 聚酰胺吸附法 在中药水提浓缩液中，加入乙醇沉淀，除去蛋白质、多糖等杂质后，将此醇液通过聚酰胺柱，醇液中的鞣质因其分子中的羟基与酰胺羰基形成氢键而被吸附，其他成分吸附力弱，用醇冲洗后，就可被洗脱，而鞣质被吸附除去。

↓

配液

1. 浓配法 将全部原料药物加入部分溶媒中配成溶液，加热过滤，必要时冷却后再过滤，再用滤过的注射溶媒稀释至所需定的结果，根据含量测定结果。本法适用于易溶性药物，溶解度较小的杂质可在浓配时滤过除去。

2. 稀配法 将原料加入所需的溶媒中直接配制成所需浓度。适用于溶解度不大的药物及小剂量注射剂的生产。

↓

过滤

过滤一般分为初滤和精滤。初滤常用的滤材有滤纸、长丝脱脂棉、绢布、滤布及砂滤棒等。精滤一般用垂熔玻璃滤器、微孔滤膜等。过滤的方式有减压过滤、高位静压过滤、加压过滤三种。

↓

操作完毕应按 GMP 要求进行清场。

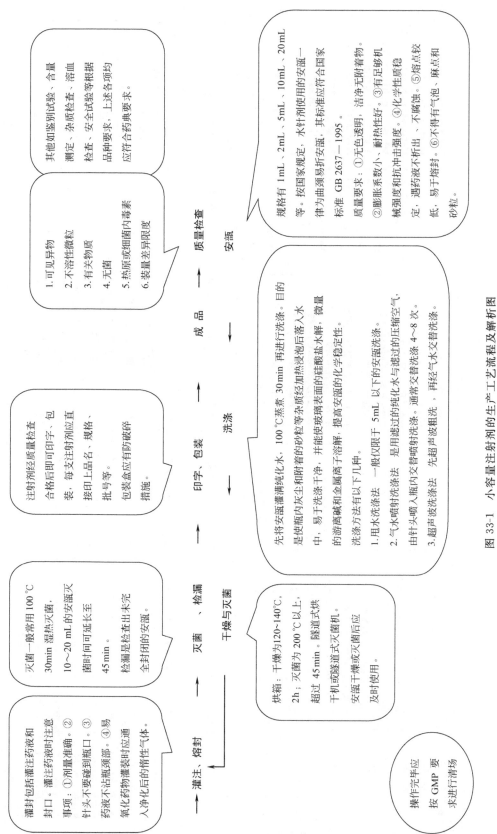

图 33-1 小容量注射剂的生产工艺流程及解析图

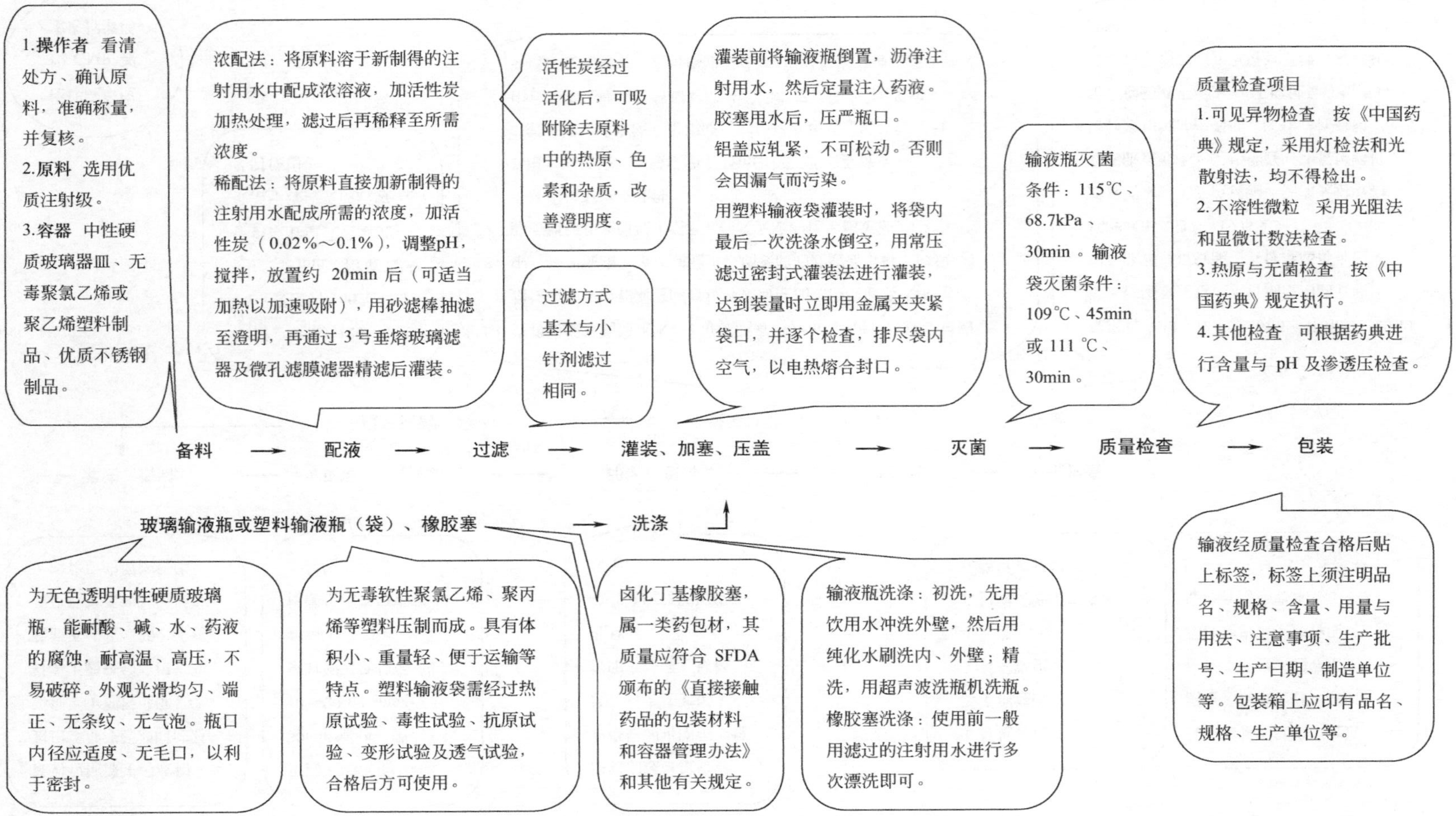

静脉输液的生产工艺流程及解析图

流程： 备料 → 配液 → 过滤 → 灌装、加塞、压盖 → 灭菌 → 质量检查 → 包装

洗涤（位于灌装前）

备料

1. 操作者看清处方、确认原料、准确称量并复核。
2. 原料选用优质注射级。
3. 容器中性硬质玻璃器皿、无毒聚氯乙烯或聚乙烯塑料制品、优质不锈钢制品。

玻璃输液瓶或塑料输液瓶（袋）、橡胶塞：

为无色透明中性硬质玻璃瓶，能耐酸、碱、水、药液的腐蚀，耐高压、高温，不易破碎，外观光滑均匀、端正、无条纹、无气泡、无毛口、瓶口内径应度，以利于密封。

为无毒软性聚氯乙烯、聚丙烯等塑料制成，具有体积小、重量轻，便于运输等特点。塑料输液袋经高温高压处理、抗原试验、毒性试验、变形试验及透气试验，合格后方可使用。

卤化丁基橡胶塞，属一类药包材，其质量应符合SFDA颁布的《直接接触药品的包装材料和容器管理办法》和其他有关规定。

配液

浓配法： 将原料溶于新制得的注射用水中配成浓溶液，加活性炭加热处理，滤过后再稀释至所需浓度。

稀配法： 将原料直接加新制得的注射用水配成所需的浓度，加活性炭（0.02%~0.1%），调整pH，搅拌，放置约20min后（可适当加热以加速吸附），用砂棒等抽滤至澄明，再通过3号垂熔玻璃滤器及微孔滤膜滤过器精滤后灌装。

活性炭经过活化后，可吸附除去原料中的热原、色素和杂质，改善澄明度。

过滤

过滤方式基本与针剂相同。

灌装、加塞、压盖

灌装前将输液瓶倒置，然后定量注入药液。

射用水冲洗，压产瓶口。胶塞应用水氮压，铝盖应轧紧，不可松动。否则会因漏气而污染。

用塑料输液袋灌装时，将袋内一次洗涤水倒空，滤过后密封式灌装法进行灌装。达到装量时立即用金属夹夹紧袋口，并逐个检查，排尽袋内空气，以电热熔封口。

洗涤

输液瓶洗涤： 初洗、刷洗、然后精洗。用饮用水冲洗外壁、外壳；纯化水刷洗瓶内、外壁；精洗、用超声波洗瓶机洗瓶。

橡胶塞洗涤： 使用前一般用滤过的注射用水进行多次漂洗即可。

灭菌

输液瓶灭菌条件：115℃、30min，或68.7kPa、30min；输液袋灭菌条件：109℃、45min 或111℃、30min。

质量检查

质量检查项目

1. 可见异物检查 按《中国药典》规定，采用灯检法和光散射法，均不得检出。
2. 不溶性微粒检查 采用光阻法和显微计数法。
3. 热原与无菌检查 按《中国药典》规定执行。
4. 其他检查 可根据药典进行含量与pH测定及漏压检查。

包装

输液经质量检查合格后贴上标签、标签上须注明品名、规格、含量、生产批号、用法、注意事项、制造单位、生产日期。包装箱上应印有品名、规格、生产单位等。

图 33-2 静脉输液的生产工艺流程及解析图

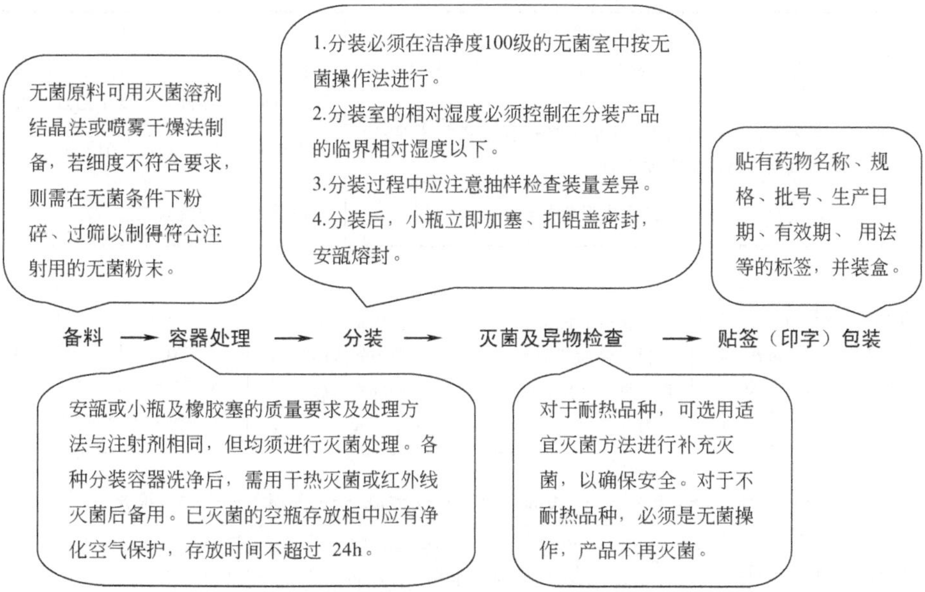

图 33-3 注射用无菌粉末生产工艺流程及解析图

工艺流程：备料 → 容器处理 → 分装 → 灭菌及异物检查 → 贴签（印字）包装

备料：无菌原料可用灭菌溶剂结晶法或喷雾干燥法制备，若细度不符合要求，则需在无菌条件下粉碎、过筛以制得符合注射用的无菌粉末。

容器处理：安瓿或小瓶及橡胶塞的质量要求及处理方法与注射剂相同，但均须进行灭菌处理。各种分装容器洗净后，需用干热灭菌或红外线灭菌后备用。已灭菌的空瓶存放柜中应有净化空气保护，存放时间不超过 24h。

分装：
1. 分装必须在洁净度100级的无菌室中按无菌操作法进行。
2. 分装室的相对湿度必须控制在分装产品的临界相对湿度以下。
3. 分装过程中应注意抽样检查装量差异。
4. 分装后，小瓶立即加塞、扣铝盖密封，安瓿熔封。

灭菌及异物检查：对于耐热品种，可选用适宜灭菌方法进行补充灭菌，以确保安全。对于不耐热品种，必须是无菌操作，产品不再灭菌。

贴签（印字）包装：贴有药物名称、规格、批号、生产日期、有效期、用法等的标签，并装盒。

2. 无菌分装产品工艺存在的问题与解决办法

见表 33-8。

表 33-8 无菌药物粉末产品制备过程中发生的问题、产生原因与解决办法

问题	产生原因	解决办法
装量差异超限	1. 药粉含水分量大，导致流动性差 2. 药粉的物理性质如晶形、粒度、粉末松密度及力学性能等因素影响	1. 在无菌环境下干燥药粉 2. 根据具体情况采取相应措施
澄明度不合格	制备药物粉末的工艺步骤多，污染机会多，易使药物粉末溶解后出现絮状物、小点等	对制药全过程进行严格控制，防止污染
吸潮变质	1. 环境相对湿度超过产品的临界相对湿度 2. 瓶口不严密，透空气	1. 严格控制环境相对湿度在产品的临界相对湿度以下 2. 增加轧盖力度或蜡封

（五）冷冻干燥制品制备

1. 概述

冷冻干燥法系将药物溶液预先冻结成固体，然后在低温负压条件下，将水分从冻结状态下升华除去的一种低温除水的干燥方法。冷冻干燥制品制备工艺流程见图 33-4。

2. 冻干药品制备过程中可能存在的问题与解决办法

见表 33-9。

表 33-9 冻干药品制备过程中发生的问题、产生原因与解决办法

问题	产生原因	解决办法
产品外形不饱满或萎缩	药液结构过于致密，在冷冻过程中内部水蒸气逸出不完全，冻干结束后，制品因潮解而萎缩	可在处方中加入适量甘露醇、氯化钠等填充剂，并采取反复预冻法，以改善制品的通透性，可改善外观形状

续表

问题	产生原因	解决办法
喷瓶	产品冻结不实,生化时升温过快,部分产品融化为液体所致	控制预冻温度在产品共熔点以下 10～20℃,同时加热升华温度不超过共熔点
产品含水量偏高	装入容器的药液过高;升华干燥过程中供热不足;冷凝器温度偏高或真空度不够	采用旋转冻干机及其相应的方法解决
不溶性微粒存在	环境污染或原料质量及冻干前处理工作有问题	加强人力、物流与工艺管理

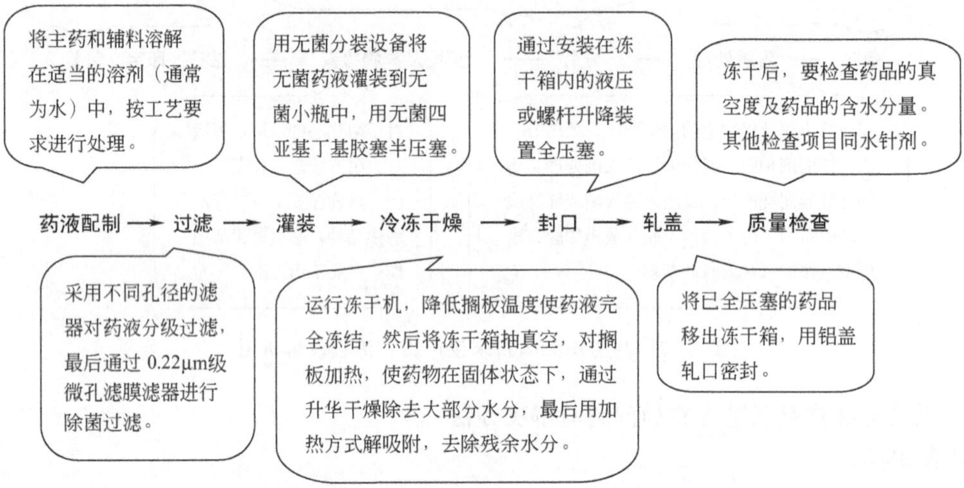

药液配制 → 过滤 → 灌装 → 冷冻干燥 → 封口 → 轧盖 → 质量检查

- 将主药和辅料溶解在适当的溶剂（通常为水）中，按工艺要求进行处理。
- 采用不同孔径的滤器对药液分级过滤，最后通过 0.22μm 级微孔滤膜滤器进行除菌过滤。
- 用无菌分装设备将无菌药液灌装到无菌小瓶中，用无菌四亚基丁基胶塞半压塞。
- 运行冻干机，降低搁板温度使药液完全冻结，然后将冻干箱抽真空，对搁板加热，使药物在固体状态下，通过升华干燥除去大部分水分，最后用加热方式解吸附，去除残余水分。
- 通过安装在冻干箱内的液压或螺杆升降装置全压塞。
- 将已全压塞的药品移出冻干箱，用铝盖轧口密封。
- 冻干后，要检查药品的真空度及药品的含水分量。其他检查项目同水针剂。

图 33-4 冷冻干燥制品制备工艺流程及解析图

（六）滴眼剂的制备

滴眼剂系指一种或多种药物制成供滴眼用的外用液体药剂。以澄明的水溶液为主，也有少数为胶体溶液和水性混悬液。

滴眼剂的制备工艺多数以注射剂生产工艺为准。

三十四、注射剂生产设备

（一）喷淋式安瓿灌水机

1. 结构

喷淋式安瓿灌水机（见图 34-1）主要由淋盘、运载链条、水箱、轨道、离心泵、过滤器及动力装置等组成。

2. 工作原理

将装满安瓿的安瓿盘放在运载链条上，运载链条将安瓿盘送入喷淋区。纯化水由离心泵从水箱抽出，形成高压水，经过滤器滤过后压入顶部淋盘中，由淋盘喷出，形成数股高压细流，喷入安瓿内，同时对安瓿外壁进行冲洗。注满水的安瓿经传输链条送至机器另一端，移送至甩水机甩水。

（二）安瓿超声波清洗机

1. 结构

安瓿超声波清洗机（见图 34-2）包括清洗部分：超声波发生器、上下瞄准器、装瓶斗、

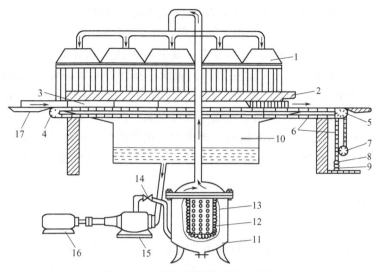

图 34-1　喷淋式安瓿灌水机示意图

1—多孔喷头；2—尼龙网；3—不锈钢盘；4—链轮；5—止逆链轮；
6—运载链条；7—偏心凸轮；8—垂锤；9—弹簧；10—水箱；11—过滤器；
12—滤袋；13—多孔不锈钢胆；14—调节阀；15—离心泵；16—电机；17—轨道

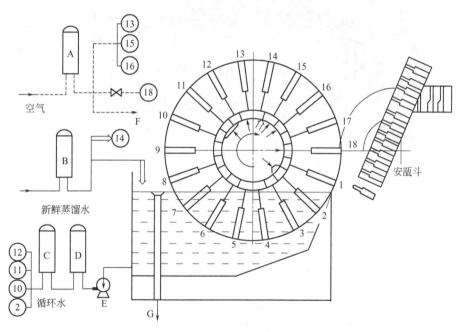

图 34-2　18 工位连续回转超声波清洗机原理示意图

1—上瓶；2—注循环水；3~7—超声波清洗；8,9,17—空位；10~12—循环水洗涤；
13—吹气排水；14—新鲜注射用水清洗；15,16—吹气；18—吹气送瓶；A~D—过滤器；
E—循环泵；F—吹除玻璃屑；G—溢流回收

推瓶器、水箱、转盘等；供水系统：循环水、新鲜注射用水、水过滤器、压缩空气粗过滤器与精过滤器、控制阀、压力表、水泵等；动力装置：电机、蜗轮蜗杆减速器、分度盘、齿轮、凸轮等。

2. 工作原理

将安瓿排放在倾斜的安瓿斗中，安瓿斗下口与清洗机的 1 工位针头平行，并开有 18 个通道。利用通道口的机械栅门控制，每次放行18支安瓿到传送带的V形槽搁瓶板上；18支安瓿被推瓶器依次推入转盘的第1工位，当转盘转到2工位时由针头注入循环水；从2工位到7工位，安瓿进入水箱，共停留25秒左右，接受超声波空化清洗，使污物振散、脱落或溶解。此时水温控制在50~60℃，这一阶段为粗洗；当针毂间歇旋转将安瓿带出水面到8、9工位时，将洗涤水倒出；针毂转到10、11、12工位时，安瓿倒置，针头对安瓿冲注循环水机械洗涤；到13工位时，针管喷出压缩空气将安瓿内污水吹净；到14工位时，接受新鲜注射用水的最后冲洗；到15、16工位时，再次吹入压缩空气，至此精洗完毕。安瓿转到18工位时，针管再次对安瓿送气并利用气压将安瓿从针管架上推离出来，由出瓶器送入输送带，推出清洗机。

（三）安瓿灌封机

1. 结构

安瓿灌封机（见图34-3）包括送瓶机构、灌装机构、安瓿拉丝封口机构、动力装置。

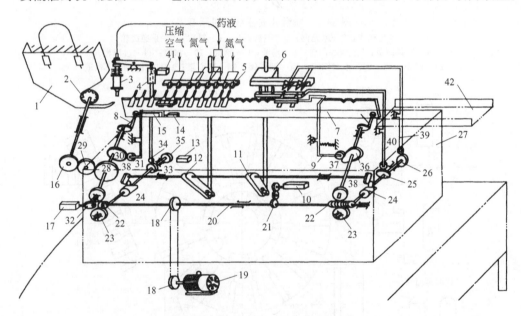

图34-3 安瓿灌封机结构示意图

1—进瓶斗；2—拨瓶盘；3—针筒；4—顶杆套筒；5—针头架；6—拉丝钳架；
7—移动齿板；8—曲轴；9—封口压瓶机构；10—转瓶盘齿轮箱；11—拉丝钳上下拨叉；
12—针头架上下拨叉；13—氮气阀；14—止灌行程开关；15—灌装压瓶装置；16,21,28,29—圆柱齿轮；
17—压缩气阀；18—主、从动轮；19—电机；20—主轴；22—蜗杆；23—蜗轮；
24,25,26,30,32,33,35,36—凸轮；27—机架；31,34,37,39,40—压轮；
38—拨叉压轮；41—止灌电磁阀；42—出瓶斗

（1）送瓶机构 见图34-4，包括进瓶斗、拨瓶盘、固定齿板、偏心轴、出瓶斗等。

（2）灌装机构 见图34-5，包括凸轮（杠杆结构）、灌注（冲氮结构）、缺瓶止灌装置等。

（3）安瓿拉丝封口机构 见图34-6，包括拉丝、加热、转瓶、压瓶等机构。

（4）动力装置 包括电机、主带轮、从带轮、主轴、蜗轮蜗杆、凸轮、圆柱凸轮、曲轴、压轮、拨叉等。

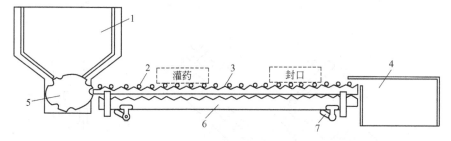

图 34-4　安瓿灌封机送瓶机构示意图

1—进瓶斗；2—安瓿；3—固定齿板；4—出瓶斗；5—拨瓶盘；6—移动齿板；7—曲轴

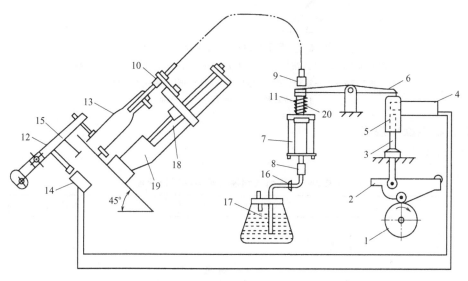

图 34-5　安瓿灌封机灌装机构示意图

1—凸轮；2—扇形板；3—顶杆；4—止灌电磁阀；5—顶杆套筒；6—压杆；7—针筒；
8,9—单向阀；10—针头；11—针筒弹簧；12—压瓶板杠杆组合；13—安瓿；14—止灌行程开关；
15—拉簧；16—螺丝夹；17—贮液罐；18—针头架；19—针头托架座；20—针筒芯

2. 工作原理

①洁净的安瓿装入进瓶斗后，在拨瓶轮的拨动下，依次进入移动齿盘之上；②移动齿盘把安瓿逐步地移动到灌注针头处；③随即充气针头和灌药针头同时下降，分别插入四对安瓿中，完成吹气→充氮气→灌注药液→第二次充氮气的动作；④在灌注处如缺安瓿，通过止灌装置自动停止供药液，不使药液浪费和流出污染机器；⑤在充气和灌药时，移动齿板和固定齿板位置重叠，安瓿停止在固定齿板上。同时压瓶机构将安瓿压住，帮助安瓿定位。当针头退出时，吹气针头、灌药针头停止供给，同时压瓶机构相应离开；⑥移动齿盘又将安瓿逐步移动到封口处；⑦安瓿在封口处固定齿板上，在转动齿轮组和压瓶轮的联合作用下不停的自转，同时有压瓶机构压住，使得安瓿不会移位，保证拉丝钳的正常工作；⑧封口时，转动的安瓿瓶颈首先经过火焰预热，加热到熔融状态，由钨钢制成的拉丝钳夹住瓶颈，拉断已熔融的丝头，在安瓿的自转下，丝颈的玻璃便熔合密接在一起；⑨拉丝钳过程为钳口张开→下移到最低位置→夹住丝头→上移到最高位置→拉丝钳张开、闭合两次→甩掉废丝头，完成拉丝动作；⑩封口后的安瓿，由移动齿板将安瓿移至出瓶斗。

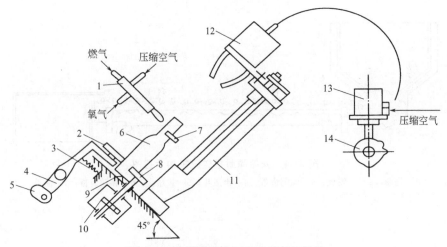

图 34-6 安瓿灌封机气动拉丝封口机构

1—燃气喷嘴；2—压瓶滚轮；3—拉簧；4—摆杆；5—压瓶凸轮；6—安瓿；
7—固定齿板；8—滚轮；9—半球形支头；10—蜗轮蜗杆箱；11—钳座；
12—拉丝钳；13—气阀；14—凸轮

（四）标准操作规程

参见 34-1。

表 34-1　安瓿拉丝灌封机标准操作规程

×××××制药有限公司			编号：HD-SB-000-00	
文件名称： LAG1-2 安瓿拉丝灌封机标准操作规程			页码：第 / 页	
			类别：操　　作	
制定人		制定日期	年　月　日	
审核人		审核日期	年　月　日	
批准人		批准日期	年　月　日	
颁发部门		生效日期	年　月　日	
分发部门：				
1. 用体积分数为 75% 乙醇溶液清洁、消毒灌封机进瓶斗、出瓶斗、齿板及外壁。 2. 安装灌注系统 ① 从容器中取出玻璃灌注器检查是否漏气； ② 将灌注器外管装入灌注器钢套中，放入皮垫；灌注器内管套上弹簧和皮垫、钢套盖。将两部分组装，拧紧钢套盖； ③ 灌注器的上下出口处分别用较短的胶管连接，灌注器上胶管连接上活塞，上活塞与针头直接用胶管连接，将针头固定在针头架上，拧紧螺钉； ④ 将灌注器底部安装在灌封机的灌注器架上，灌注器上部卡在顶杆套上； ⑤ 灌注器下部胶管连接下活塞，下活塞与玻璃三通一边的出口处用胶管连接，玻璃三通另一边出口处用胶管连接一个灌注器的下活塞，玻璃三通中间上出口处用胶管连接，并用止血钳夹住； ⑥ 玻璃三通下部出口处，用较长的胶管连接下活塞，放入过滤后的注射用水瓶中，冲洗灌注系统。 3. 试运行 ① 用手轮顺时针转动，检查灌封机各部运转情况，有无异常声响、震动等，并在各运转部位加润滑油； ② 取灭菌的安瓿，用镊子挑出碎口及不合格的安瓿，将合格的安瓿放入进瓶斗，取少许安瓿摆放在齿板上； ③ 打开燃气阀、点燃火焰并调整火焰，启动电机，进行试开机； ④ 检查针头是否与安瓿口摩擦，针头插入安瓿的深度和位置是否合适，如果针头与安瓿口摩擦，必须重新调整针头位置，使操作达到灌装技术标准； ⑤ 根据生产指令，用相应体积的干燥注射器及注射针头抽尽瓶内药液，然后注入量筒，检视装量不得少于其标示量；				

⑥ 观察安瓿封口处玻璃受热是否均匀,如果安瓿封口处玻璃受热不均匀,将安瓿转瓶板中的顶针上下移动,使顶针中心对准安瓿中心,安瓿顺利旋转,使封口处玻璃受热达到均匀;
⑦ 观察拉丝钳与安瓿拉丝情况,如果钳口位置不正时,调节微调螺母,修正钳口位置,使拉丝钳的拉丝达到技术要求。
4. 灌封
① 将灌注系统的下活塞放入澄明度合格的滤液瓶内,密封瓶口,在出瓶斗处放洁净的钢盘装灌封后的安瓿;
② 灌封时,查看针头灌药情况,每隔3~5min检查一次装量;
③ 更换针头、活塞等器具时,应检查药液澄明度、装量。合格后,继续灌封。用镊子随时挑出不合格品。
④ 调整灌封机各部件后,螺钉必须拧紧。
5. 关机
① 灌封结束后,关闭燃气阀,关闭电源开关,拔下电源插头;
② 拆卸灌注系统,放在指定容器内。

三十五、汤剂的制备

剂型沿革

汤剂的发展史

汤剂是中医古老剂型之一。我国最早的医药方书《五十二病方》中已有"湮汲水三斗,以龙须一束并煮(煮)"的记载;晋代皇甫谧在《甲乙经》序中载有"伊芳尹以亚圣之才,撰用《神农本草》以为汤液",说明汤剂早在三千多年前的商汤时代就已应用。《灵枢经》中载有半夏秫米汤,并叙述了制备方法。元代王好古在《汤液本草》中记载"神农尝百草……既简且要。殷之伊芳尹宗之,倍于神农,得立法之要,则不害为汤液。汉张仲景广之,又倍于伊芳尹,得立法之要,则不害为确论。金域洁古老人派之,又倍于仲景,而亦得尽法之要,则不害为奇注。"汤剂发展至今,仍为中医临床所普遍使用。

(一) 基本知识

1. 含义

汤剂系指药材用水煎煮或用沸水浸泡。去渣取汁后制成的液体制剂,亦称"汤液",供内服或外用。

2. 特点

汤剂在中医上广泛应用,体现中医用药的传统特色。

优点:①适应中医辨证施治需要,可随证加减处方;②制备简单,能充分发挥处方中多种药用成分的综合疗效;③属液体制剂,吸收快,奏效迅速。

缺点:①服用量大,使用不便;②携带不方便,久置易发霉;③药用成分提取不完全,特别是脂溶性和难溶性成分;④儿童及昏迷的患者难以服用。

3. 分类

(1) 按制法分类 煮剂、煎剂、沸汤泡药。

(2) 按用途分类 内服汤剂、外用汤剂。

(二) 实训项目

实训项目 旋覆代赭汤

【处方】 旋覆花(包煎)15g 党参12g 代赭石(先煎)30g 甘草(炙)6g
制半夏12g 生姜9g 大枣4枚

【制法】 以上药材，将代赭石打碎入煎器内，加水700mL，煎煮1h，旋覆花用布包好，与其他五味药材用水浸泡后置煎器内共煎30min，滤取药液；药渣再加水500mL，煎煮20min，滤取药液。合并两次煎出液，静置，过滤，即得。

【功能与主治】 降逆化痰，益气和胃。用于胃虚气逆、痰浊内阻所致的噫气频作，胃脘痞硬，反胃呕恶，口吐涎沫。

【用量与用法】 口服。分三次温服。

（三）汤剂制备时需要特殊处理的药材

汤剂制备中，由于药材的性质不同、质地不同，故煎煮时应针对不同情况，采取不同的处理方法（见表35-1），以保证汤剂疗效。

表35-1 药材的特殊处理方法

名称	煎煮方法	目的	需特殊处理的药材
1. 先煎	将某些药材先煎煮30min甚至更长时间，再加入其他药材一同煎煮	提高药用成分的浸出率，降低药材的毒性	① 质地坚硬的矿石类、贝壳类、角甲类药材如磁石、自然铜、青礞石、花蕊石、赤石脂、海蛤壳、石决明、珍珠母、瓦楞子、龟甲、鳖甲、水牛角、穿山甲等，可打碎先煎30min ② 有毒的药材如生川乌、生附子、雪上一枝蒿、生南星等，要先煎1~2h，乌头类药材因含生物碱而有毒，久煎可使乌头碱分解为乌头次碱，进而分解为乌头原碱，其毒性只为原料的1/2000；附子久煎不仅能降低毒性，还能增强强心作用 ③ 药用成分难溶于水的药材如天竺黄、石斛、藏青果、火麻仁等，先煎药用成分才能浸出，如石斛含内酯类生物碱，只有久煎后的水解产物才能起到治疗作用
2. 后下	在其他药材煎煮5~15min后再加入药材一同煎煮	减少挥发性成分的损失，避免药用成分分解破坏	① 气味芬芳、含挥发油多的药材如砂仁、豆蔻、沉香、降香、檀香、藿香、薄荷等，一般在其他药材煎煮5~10min后入煎即可 ② 不耐久煎的药材如钩藤、大黄、苦杏仁、番泻叶等，一般在其他药材煎药煮10~15min后入煎
3. 另煎	将药材置另一煎器中煎煮取汁，再兑入其他药材煎出液内，混合服用	防止与其他药材共煎时被吸附于药渣或沉淀损失	一般是贵重药如人参、鹿茸等
4. 包煎	把药材装入纱布袋，扎紧袋口后于其他药材一起煎煮	防止药材沉于锅底引起糊化、焦化，或浮于水面引起溢锅；避免绒粉进入药液，服用时刺激咽喉引起咳嗽	① 花粉类药材如松花粉、蒲黄；细小种子类药材如葶苈子、苏子；药材细粉如六一散、黛蛤散等。这些药材表面积大，疏水性强，质轻易浮于水面，故用纱布包好与其他药材同煎 ② 含淀粉、黏液质较多的如北秫米、车前子、浮小麦等，煎煮时易沉于锅底引起焦糊 ③ 带有绒毛的药材如旋覆花、金沸草等，包煎可避免绒毛脱落，以免混于汤液中刺激咽喉引起咳嗽
5. 冲服	将药材磨成极细粉以汤液冲服或加入汤液中服用	保证药效，减少药材损耗	难溶于水的贵重药材如牛黄、三七、麝香、朱砂、羚羊角等
6. 烊化	将药材加适量开水溶化，冲入汤液中或直接投入煎好的汤液中溶化后服用	避免因汤液的黏稠度太大，影响其他药用成分的煎出或被药渣吸附，影响疗效	胶类或糖类药材，如阿胶、龟鹿二仙胶、蜂蜜、饴糖等
7. 取汁兑服	将新鲜药材压榨取汁兑入汤液中服用	保证鲜药的疗效	鲜生地、生藕、梨、生韭菜、生姜、鲜白茅根等；竹沥亦不宜久煎，可用火烤取汁兑入汤液中服用

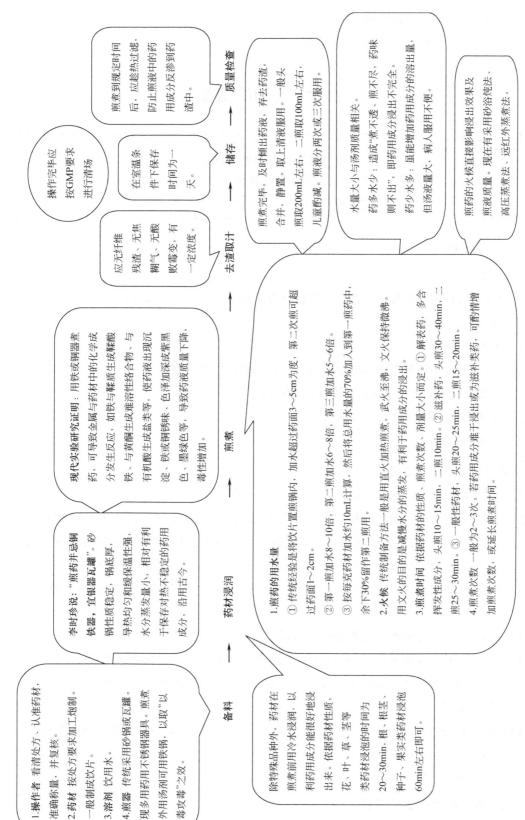

图 35-1 汤剂的生产工艺流程及解析图

（四）汤剂的生产工艺流程

汤剂的生产工艺流程及解析图见图35-1。

三十六、合剂的制备

> **剂型沿革**
>
> **中药口服液、合剂的发展史**
>
> 中药口服液是单剂量包装的合剂，合剂与口服液是在汤剂的基础上发展起来的中药剂型。合剂在液体制剂中占有较大比重，《中国药典》收载合剂77个。

（一）基本知识

1. 含义

合剂系指药材用水或其他溶剂，采用适宜方法提取制成的口服液体制剂（单剂量灌装者也可称"口服液"）。

2. 特点

合剂与口服液是在汤剂的基础上改进和发展起来的中药剂型。

① 能保证制剂的综合疗效，易吸收，奏效快。

② 服用量小，储存时间长，可携带。

（二）实训项目

实训项目　清喉咽合剂

【处方】　地黄180g　麦冬160g　玄参260g　连翘315g　黄芩315g

【制法】　以上五味，粉碎成粗粉，用渗漉法，以体积分数为75％乙醇作溶剂，浸渍24h后，以每分钟约1mL的速度缓缓渗漉，收集渗漉液约6000mL，减压回收乙醇并浓缩至约1400mL，取出，加水800mL，煮沸30min，静置48h，滤过，滤渣用少量水洗涤，洗液并入滤液中，减压浓缩至约1000mL，加苯甲酸钠3g，搅匀，静置24h，滤过，取滤液，加水使成1000mL，搅匀，即得。

【性状】　本品为棕褐色的澄清液体；味苦。

【功能与主治】　养阴清肺，利咽解毒。用于阴虚燥热、火毒内盛所致的咽喉肿痛、咽干少津、咽部白腐有苔膜、喉核肿大；局限性的咽白喉、轻度中暑型白喉、急性扁桃体炎、咽峡炎见上述证候者。

【用量与用法】　口服。第一次20mL，以后每次10～15mL，一日4次；小儿酌减。

【规格】　每瓶装100mL或250mL。

【贮藏】　密封，置阴凉处。

（三）合剂的生产工艺流程

合剂的生产工艺流程及解析图见图36-1。

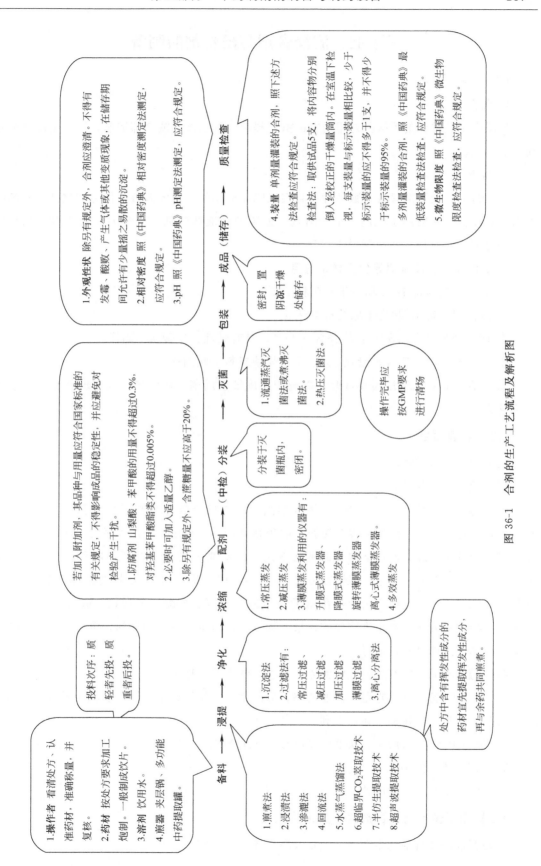

图 36-1　合剂的生产工艺流程及解析图

三十七、流浸膏剂与浸膏剂的制备

(一) 基本知识

1. 含义

流浸膏剂、浸膏剂系指药材用适宜的溶剂提取,蒸去部分或全部溶剂,调整至规定浓度而成的制剂。

2. 特点

流浸膏剂、浸膏剂只有少数品种可直接供临床应用外,绝大多数是作为配制其他制剂的原料。流浸膏剂一般用于配制合剂、酊剂、糖浆剂等液体制剂;浸膏剂一般多用于配制散剂、胶囊剂、颗粒剂、丸剂等固体制剂。

3. 流浸膏剂、浸膏剂等含药材量规定

① 流浸膏剂为每 1mL 相当于原药材 1g。
② 浸膏剂为每 1g 相当于原药材 2~5g。
③ 稠浸膏为浸膏剂含水量在 15%~20%,具有黏性、呈膏状半固体。
④ 干浸膏为浸膏剂含水量在 5%,呈干燥块或粉末状固体。
⑤ 清膏是指将煎液浓缩收膏时,以滴于桑皮纸上周围不渗水迹,或用玻璃棒挑起呈片状下落为度。

(二) 实训项目

实训项目 颠茄浸膏

【处方】 颠茄草 1000g

【制法】 取颠茄草粗粉 1000g,用渗漉法,以体积分数为 85% 乙醇作溶液,浸渍 48h 后,以每分钟 1~3mL 的速度缓缓渗漉,收集初漉液约 3000mL,另器存放。继续渗漉,待生物碱完全漉出,续漉液作下次渗漉的溶剂用。将初漉液在 60℃减压回收乙醇,放冷至室温,分离除去叶绿素,滤过,滤液在 60~70℃蒸至稠膏状,加 10 倍量的乙醇,搅拌均匀,静置,待沉淀完全,吸取上清液,在 60℃减压回收乙醇,浓缩至稠膏状。取约 3g,照 [含量测定] 项下的方法,测定生物碱的含量。加稀释剂适量,使生物碱的含量符合规定。低温干燥,研细,过四号筛,即得。

【性状】 本品为棕红色的澄清液体;气香,味微甜、略苦。

【功能与主治】 祛风除湿,活血通络,养阴生津。用于风湿阻络、血脉淤阻兼有阴虚所致的痹症,症见关节疼痛、屈伸不利、四肢麻木。

【用量与用法】 口服。一次 20~30mL,一日 2 次。

【注意】 孕妇慎用

【贮藏】 密封,置阴凉处。

(三) 流浸膏剂与浸膏剂的生产工艺流程

流浸膏剂与浸膏剂的生产工艺流程及解析图见图 37-1。

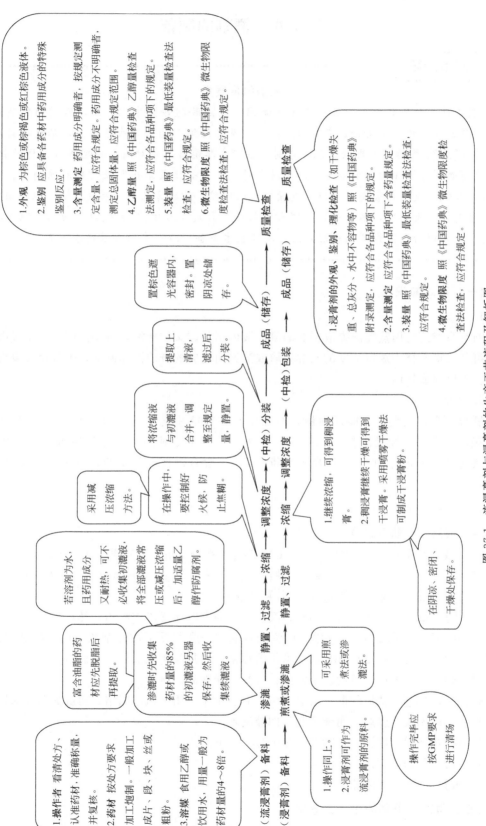

图 37-1 流浸膏剂与浸膏剂的生产工艺流程及解析图

三十八、酒剂的制备

剂型沿革

酒剂的发展史

我国最早的医药典籍《黄帝内经·素问·汤液醪醴论》中记有汤液醪醴的制法和作用："自古圣人之作汤液醪醴者，以为备耳"及"经络不通，病生于不仁，治之以按摩醪药"。"醪醴"、"醪药"即为药酒。李时珍在《本草纲目》中对酒剂的制备有这样的叙述："凡渍药酒，皆须细切，生绢袋盛，入酒密封，随寒暑日数漉出"及"别有酿酒者，或以药煮汁和饭，或以药袋安置酒中，或煮物和饭同酿，皆随方法。又有煮酒者，以生绢袋药入坛密封，置大锅中，水煮一日，埋土中七日，出火毒乃饮。"宋代以前酒剂用酿造技术制备，宋代以后因蒸馏酒的出现则改用浸渍技术制备，现在多用渗漉技术制备。

（一）基本知识

1. 含义

酒剂系指药材用蒸馏酒提取制成的澄清液体制剂。又称药酒，可供内服、外用或内外兼用。酊剂系指药材用规定浓度的乙醇提取或溶解而制成的澄清液体制剂，也可用流浸膏稀释而成。供口服或外用。

2. 特点

酒味甘辛，性大热，能通血脉，行血活络，并能引药上行和助长药效，适用于治疗风寒湿痹、血瘀痛经及跌打损伤等症。儿童、孕妇及心脏病和高血压患者不宜服用。除另有规定外，酊剂每100mL相当于原药材20g。含有毒性药的酊剂，每100mL相当于原药材10g。

（二）实训项目

实训项目　舒筋活络酒

【处方】　木瓜45g　桑寄生75g　玉竹240g　续断30g　川牛膝90g　当归45g
　　　　　川芎60g　红花45g　独活30g　羌活30g　防风60g　白术90g
　　　　　蚕砂60g　红曲180g　甘草30g

【制法】　以上十五味，除红曲外，其余木瓜等十四味粉碎成粗粉，然后加入红曲；另取红糖555g，溶解于白酒11100g中，照流浸膏剂与浸膏剂项下的渗漉法，用红糖酒作溶剂，浸渍48h后，以每分钟1~3mL的速度缓缓渗漉，收集渗漉液，静置，滤过，即得。

【性状】　本品为棕红色的澄清液体；气香，味微甜、略苦。

【功能与主治】　祛风除湿，活血通络，养阴生津。用于风湿阻络、血脉瘀阻兼有阴虚所致的痹症，症见关节疼痛、屈伸不利、四肢麻木。

【用量与用法】　口服。一次20~30mL，一日2次。

【注意】　孕妇慎用。

【贮藏】　密封，置阴凉处。

（三）酒剂与酊剂的生产工艺流程

酒剂与酊剂的生产工艺流程及解析图见图38-1。

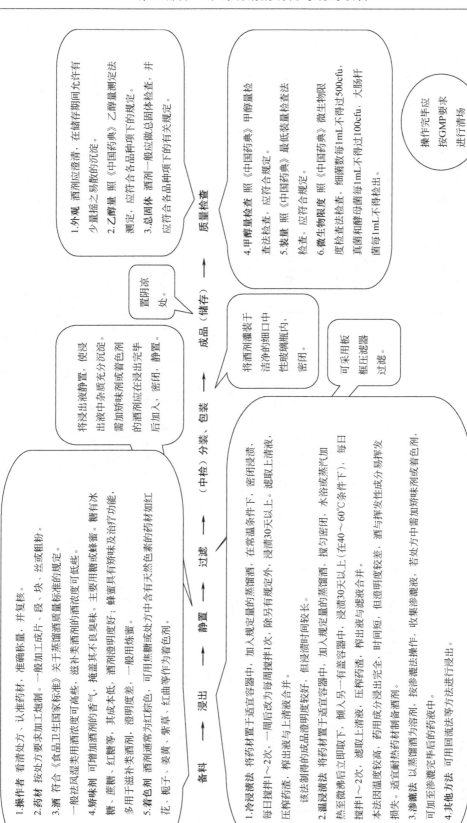

图 38-1 酒剂与酊剂的生产工艺流程及解析图

煎膏剂的生产工艺流程及解析图

流程： 备料 → 煎煮 → 浓缩 → 加糖收膏 → 分装（中检）→ 成品（储存）→ 质量检查

备料：
1. 操作者 看清处方、认准药材、准确称量，并复核。
2. 水 饮用水。
3. 药材 按处方要求加工炮制。
   一般药材：加工成饮片。
   新鲜果实类：先去果核和腐烂部分，洗净后压榨取汁备用。
   果渣加水煎煮浓缩，如雪梨、桑葚等。
   胶类药材：采用样化的方法制成胶液，在收膏时加入到清膏中。如阿胶、鹿角胶等。
   细料药：粉碎成细粉，收膏后放冷加入到煎膏中，搅匀。
4. 辅料 常用的有蜂蜜、蔗糖、冰糖、红糖、饴糖等。辅料在加入清膏前及质部均应炼制，防止返砂。
   目的：除去杂质及部分水分、杀死微生物及酶。

煎煮：
根据药材确定煎煮时间。一般武火加热至沸腾，类药材煎3~4次，水煎煮2~3次，滋补类每次1~3h，随时补无沸水。煎液用适宜的滤器过滤。

浓缩：
将滤液置蒸发锅中，先以武火加热至沸腾，当浓度变稠时改用文火，不断搅拌，继续浓缩至规定的相对密度，成清膏。

加糖收膏：
将炼蜜或糖冷至100℃，加入清膏中。炼蜜或糖的用量，除另有规定外，一般不超过清膏量的3倍。收膏时随着稠度增加，加热温度可相应降低，并需不断搅拌利凉去液面上的浮沫。收膏稠度视品种而定，一般夏天宜老，冬天宜嫩，药材细粉在收膏冷却后加入，搅拌均匀。

收膏标准经验判定：
1. 用竹片挑起煎膏，夏天挂旗，冬天拉丝。
2. 手捻现筋丝。
3. 滴于冷水中不散也不成珠状。
4. 滴于桑皮纸上周围不现水迹即可。以相对密度控制煎制《中国药典》的稠度。

分装（中检）：
收膏完毕放冷后，将煎膏分装于清洁、干燥、无菌的广口容器中，密闭。

成品（储存）：
置阴凉干燥处。

质量检查：
1. 外观 煎膏剂应无焦臭、无异味、无糖的结晶析出。
2. 相对密度 除另有规定外，照《中国药典》相对密度测定法测定，应符合规定。凡加药材细粉的煎膏剂，不检查相对密度。
3. 不溶物 取供试品5g，加热水200mL，搅拌使溶化，放置3min后观察不得有焦屑等异物。加药材细粉的煎膏剂，应在未加入药粉前检查，符合规定后方可加入药粉。加入药粉后不再检查不溶物，应符合规定。
4. 装量 照《中国药典》最低装量检查法检查，应符合规定。
5. 微生物限度 照《中国药典》微生物限度检查法检查，应符合规定。

操作完毕应按GMP要求进行清场。

图 39-1 煎膏剂的生产工艺流程及解析图

三十九、煎膏剂的制备

(一) 基本知识

1. 含义

煎膏剂系指药材用水煎煮，去煎煮液浓缩，加炼蜜或糖（或转化糖）制成的半流体制剂。主要供内服。

2. 特点

煎膏剂俗称"膏滋"，是中药药剂四大传统剂型之一。由于药材经煎煮浓缩并含较多的炼蜜或糖（或转化糖），故该剂型味甜可口，服用方便，易于储存；煎膏剂以滋补为主，兼有缓慢的治疗作用，多用于慢性疾病或体质虚弱患者的治疗，也适于小儿用药。中医临床上常将止咳、活血通经、滋补性以及抗衰老方剂制成煎膏剂应用。

(二) 实训项目

实训项目 二冬膏

【处方】 天门冬 500g 麦门冬 500g

【制法】 以上两味，加水煎煮三次，第一次 3h，第二、第三次各 2h，合并煎液，滤过，滤液浓缩成相对密度为 1.21~1.25（80℃）的清膏。每 100g 清膏加炼蜜 50g，混匀，即得。

【性状】 本品为黄棕色稠厚的半流体；味甜、微苦。

【功能与主治】 养阴润肺。用于肺阴不足引起的燥咳痰少，痰中带血，鼻干咽痛。

【用量与用法】 口服。一次 9~15g，一日 2 次。

【贮藏】 密封，置阴凉处。

(三) 煎膏剂的生产工艺流程

煎膏剂的生产工艺流程及解析图见图 39-1。

四十、糖浆剂的制备

(一) 基本知识

1. 含义

糖浆剂是指含有药材提取物的浓蔗糖水溶液。除另有规定外，糖浆剂的含糖量应不低于 45%（g/mL）。单纯的蔗糖近饱和水溶液称为"单糖浆"，含糖量为 85%（g/mL）。

2. 特点

能掩盖药物的苦、咸等不良气味，改善口感，利于服用，深受儿童患者欢迎。

3. 分类

根据糖浆剂的组成和用途的不同分两种。

（1）赋形糖浆 又称娇味糖浆，主要用于中药药剂的配方矫味或赋形，如单糖浆、橙皮糖浆等。

（2）药用糖浆 又称含药糖浆，主要用于治疗疾病，如小儿急支糖浆。

(二) 煎膏剂与糖浆剂的区别

煎膏剂、糖浆剂在制备工艺上有许多相同或相似之处，但在原料、辅料的使用和效用上还是有一定的差别，其区别见表 40-1。

糖浆剂制备流程

主流程： 备料 → 浸出 → 净化、精制 → 浓缩 → 配制

备料
1. 操作者 看清处方，认准药材，准确称量，并复核。
2. 药材 按处方要求加工炮制。一般加工成片、段、块、丝或粗粉。
3. 溶剂 饮用水、纯化水、乙醇。
4. 蔗糖 若是未经提纯的蔗糖，应先精制后才能使用；若用单糖浆制成单糖浆，应将蔗糖制成单糖浆。

浸出
1. 煎煮法
2. 浸渍法
3. 渗漉法
4. 回流法
5. 水蒸汽蒸馏法
6. 超临界CO_2萃取技术
7. 半仿生提取技术
8. 超声波提取技术

净化
1. 沉淀法
2. 过滤法有
   常压过滤
   减压过滤
   加压过滤
   薄膜过滤
3. 离心分离法

精制
1. 水提醇沉淀法
2. 醇提水沉淀法
3. 酸碱法
4. 盐析法
5. 透析法
6. 萃取法

浓缩
1. 常压蒸发
2. 减压蒸发
3. 薄膜蒸发利用的仪器
   升膜式蒸发器
   降膜式蒸发器
   旋转薄膜蒸发器
   离心式薄膜蒸发器
4. 多效蒸发

配制

1. **溶解法** 在精制浓缩液中直接加入蔗糖溶解制成糖浆剂。
   (1)热熔法 将蔗糖加入沸纯化水或中药浓缩液中，加热使溶解，滤过，自滤器上补充纯化水至规定量即得。
   (2)冷溶法 在室温条件下将蔗糖溶解于冷纯化水或中药浓缩液中，待完全溶解后，滤过，即得。

2. **混合法** 将中药浓缩液与单糖浆混合制成糖浆剂。
   若加入挥发性物质，应在糖浆剂冷至适当温度时加入。

热熔法特点： 蔗糖溶解速度快，易于过滤澄清，借加热杀死微生物，成品易于保存。
缺点： 加热时间过长或温度过高会导致转化糖含量增加，成品颜色加深。
适用于 单糖浆、不含挥发性成分的糖浆、受热较稳定的药物糖浆剂及有色糖浆的制备。
不适于 含有机酸糖浆剂的制备。

冷溶法特点： 所制糖浆的色泽较浅或呈无色，转化糖含量较少。
缺点： 蔗糖溶解时间较长，生产过程中容易受微生物污染。
适用于 单糖浆和不宜加热制备的糖浆剂（含挥发性物质）。

操作完毕应按GMP要求进行清场

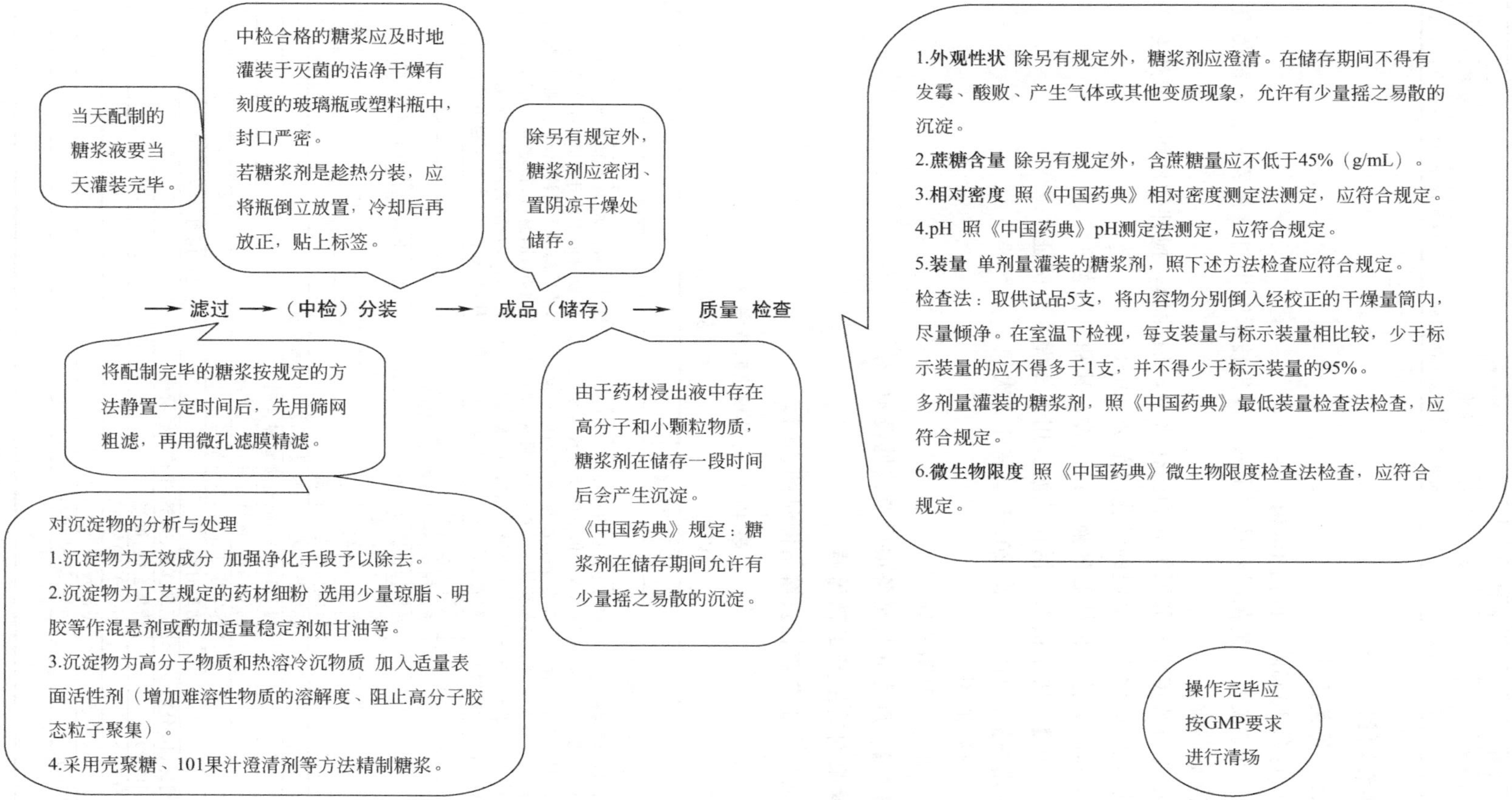

图 40-1 糖浆剂的生产工艺流程及解析图

流程：→ 滤过 → （中检）分装 → 成品（储存）→ 质量检查

当天配制的糖浆液要当天灌装完毕。

分装环节说明：
中检合格的糖浆应及时地灌装于灭菌的洁净干燥有刻度的玻璃瓶或塑料瓶中，封口严密。若糖浆剂是趁热分装，冷却后再将瓶倒立放置。放正、贴上标签。

滤过环节说明：
将配制完毕的糖浆按规定的方法静置一定时间后，先用筛网粗滤，再用微孔滤膜精滤。

对沉淀物的分析与处理：
1. 沉淀物为无效成分，加强净化手段予以除去。
2. 沉淀物为工艺规定的药材细粉，选用少量琼脂、明胶等作混悬剂或酌加适量稳定剂如甘油等。
3. 沉淀物为高分子物质和热溶性沉淀物质，加入适量表面活性剂（增加难溶性物质的溶解度，阻止高分子胶态分子聚集）。
4. 采用壳聚糖、101果汁澄清剂等方法精制糖浆。

储存环节说明：
除另有规定外，糖浆剂应密封，置阴凉干燥处储存。

质量检查环节说明：
由于中药材浸出液中存在高分子和小颗粒物质，糖浆剂在储存期间放置一段时间后会产生沉淀。《中国药典》规定：糖浆剂在储存期间允许有少量摇之易散的沉淀。

质量检查项目：
1. 外观性状 除另有规定外，糖浆剂应澄清。在储存期间不得有发霉、酸败、产生气体或其他变质现象，允许有少量摇之易散的沉淀。
2. 蔗糖含量 除另有规定外，照《中国药典》含蔗糖测定法测定，含蔗糖量应不低于45%（g/mL），应符合规定。
3. 相对密度 照《中国药典》相对密度测定法测定，应符合规定。
4. pH 照《中国药典》pH测定法测定，应符合规定。
5. 装量 单剂量灌装的糖浆剂，照下述方法检查应符合规定。
检查法：取供试品5支，将内容物分别倒入经校正的干燥量筒内，尽量倾净。在室温下检视，每支装量与标示装量相比较，少于标示装量的应不得多于1支，并不得少于标示装量的95%。多剂量灌装的糖浆剂，照《中国药典》最低装量检查法检查，应符合规定。
6. 微生物限度 照《中国药典》微生物限度检查法检查，应符合规定。

操作完毕应按GMP要求进行清场

表 40-1　煎膏剂与糖浆剂比较

剂型	原料	辅料	附加剂	效用
煎膏剂	多含滋补性药材	蜂蜜、冰糖等	无着色剂、防腐剂	以滋补为主兼有缓和治疗作用
糖浆剂	多含治疗性药材	蔗糖	加矫味剂、着色剂、防腐剂	以治疗作用为主兼有微弱滋补效能

(三) 实训项目

实训项目　丹芪糖浆

【处方】　丹参 1000g　　黄芪 1000g

【制法】　丹参浸膏、黄芪浸膏按"十六、浸出技术"中丹参浸膏制备，黄芪浸膏与黄芪多糖制备的方法制得。

将丹参浸膏与黄芪浸膏分别加入到纯化水中，加蔗糖，搅拌使溶解，加热至 100℃，滤过，放冷，加煮沸后放冷至室温的纯化水至 2000mL。

【性状】　本品为棕红色的黏稠液体；气香，味甜、微苦。

【功能与主治】　扶正祛邪、活血化瘀。用于气虚、血瘀证。

【用量与用法】　口服。一次 20mL，一日 2 次。

【注意】　孕妇慎用。

【贮藏】　密封，置阴凉处。

【项目考核】　丹芪糖浆制备项目考核见表 40-2。

(四) 糖浆剂的生产工艺流程

糖浆剂的生产工艺流程及解析图见图 40-1。

表 40-2　丹芪糖浆制备考核

专业及班级：　　　　　　组别：　　　　　姓名及学号：

场所		设备		得分
处方	黄芪 1000g　丹参 1000g			
制法	取丹参粉碎为粗粉(二号筛,24 目)，按重浸渍法，加入 5 倍量体积分数为 65％乙醇，浸渍时间不少于 48h，然后，滤取上清液；药渣加入 3 倍量体积分数为 65％乙醇，浸渍时间不少于 48h，然后，滤取上清液；药渣加入 1 倍量体积分数为 65％乙醇，浸渍时间不少于 24h，然后滤取上清液，合并液，回收乙醇至稠膏状，得丹参浸膏。取黄芪饮片，加入 7 倍量水，浸泡 1h 后，煎煮 1h，滤过，得滤液；药渣加入 4 倍量水，煎煮 1h，滤过，合并液，药液减压浓缩至 0.3 倍量。冷却至室温，加体积分数为 95％乙醇使含醇体积分数为 60％，静置 24h。提取上清液，回收乙醇，得醇浸膏；沉淀为黄芪粗多糖			
工艺设计(5 分)		拟出工艺流程		
备料(3 分)		所选原料、辅料及投料量准确		
提取(15 分)		熟练操作提取设备,加水量、温度、次数、时间正确,得到提取液达到标准		
过滤(5 分)		固液分离彻底		
浓缩(5 分)		温度与时间掌握合理		
精制(10 分)		醇沉操作方法正确		
回收乙醇(5 分)		熟练操作乙醇回收设备,乙醇回收彻底		
配剂(5 分)		投料顺序正确,温度掌握合理		
分装(5 分)		药瓶消毒,剂量准确,瓶壁洁净		
贴标(2 分)		标签字迹工整,位置恰当		
生产开始时间		结束时间	生产用时	
各项记录完成情况(10 分)		记录真实、完整,字迹工整清晰		
清场完成情况(10 分)		清场全面、彻底		
产品合格率(5 分)		不低于 99％		
生产事故(5 分)		不出现		
物料平衡率(10 分)		97％≤V＜100％		
总结				

考核教师：　　　　　　　　　　考核时间：　　年　月　日

第二部分 中药制剂的制备与制药设备

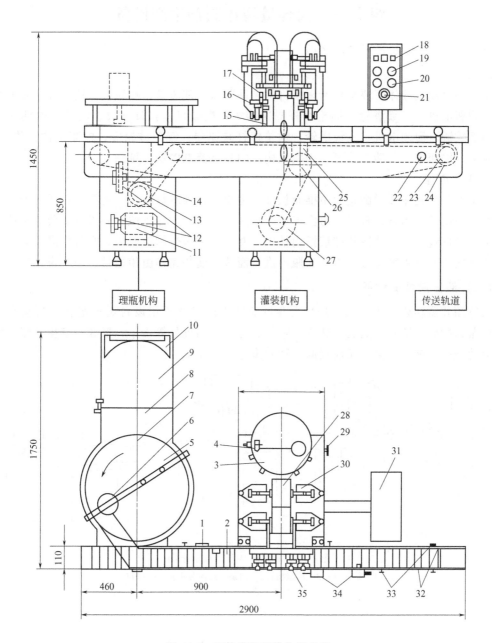

图 41-1 液体灌装机结构示意图

1—限位器；2,24—传送带；3—贮液槽；4—液位阀；5—拨瓶杆；6—搅瓶器；
7—理瓶盘；8—贮瓶盘；9—翻瓶盘；10—推瓶板；11—电机；12—三级塔轮；13,25—减速机；
14—传动齿轮；15—容量调节；16—曲柄；17—导向器；18—开关；19—供瓶开关；
20—灌装开关；21—调速旋钮；22—输瓶电机；23—动力箱；26—调速塔轮；27—直流电机；
28—电源开关；29—灌装机头；30—计量泵；31—电气箱；32—前后导轨；
33—导轨调节器；34—电磁挡瓶器；35—喷嘴调节器

四十一、大容量液体制剂生产设备

（一）糖浆剂直线式液体灌装机

1. 结构

糖浆剂直线式液体灌装机包括理瓶机构：翻瓶盘、理瓶盘、推瓶板、拨瓶杆、异形瓶搅瓶器、理瓶电机、三级塔轮、蜗轮蜗杆减速器等；灌装机构：计量泵、喷嘴、曲柄连杆机构、药液贮罐、灌装电机、三级塔轮、蜗轮蜗杆减速器、链条链轮等；输瓶机构：传送带、传送轨道、输瓶电机、动力箱等；挡瓶机构：两只直流电磁铁。见图41-1。

2. 工作原理

瓶子首先经翻瓶装置翻正后由推瓶板推入理瓶盘，理瓶盘旋转，经拨瓶杆或异形瓶搅瓶器使之有规则的进入传送轨道，再由传送带将空瓶运送到灌注工位中心进行灌装，由曲柄连杆机构带动计量泵，将药液从储液槽内抽出，并注入传送带的空瓶内，在每次灌装之前先使定位器将瓶口对准喷嘴中心，再插入瓶内进行灌装，灌装完毕由传送带送至下道工序。

（二）液体灌装联动线

液体灌装联动线（图41-2）是将大容量液体生产过程所用设备进行组合，自动完成理瓶、送瓶、翻瓶、洗瓶、灌装、轧盖、贴标、打印产品批号等工序，形成一套生产线，既能减轻劳动强度、减少污染，又能提高生产效率。

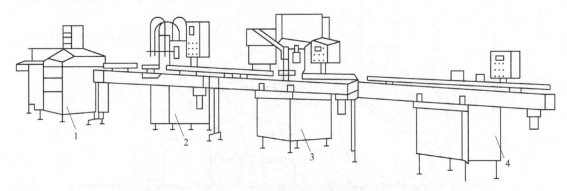

图41-2 液体灌装联动线示意图

1—贴标机；2—旋盖机；3—四泵直线灌装机；4—洗瓶机

第三部分　复习题

一、概述；二、药品标准与相关制药管理

(一) 单项选择题

1. （　　）是我们国家规定药品质量规格、标准的法典。
   A.《中华人民共和国药典》　　　　B.《中华人民共和国卫生部药品标准》
   C.《美国药典》　　　　　　　　　D.《中华人民共和国农业部药品标准》

2. （　　）是用于预防、治疗和诊断疾病的物质，包括原料和制剂。
   A. 药物　　　　　B. 药品　　　　　C. 中成药　　　　D. 新药

3. （　　）是根据国家药品标准、制剂规范等规定的处方，将原料药物加工制成具有一定规格的药剂。
   A. 剂型　　　　　B. 调剂　　　　　C. 方剂　　　　　D. 制剂

4. （　　）是不需要执业医师或执业助理医师处方即可自行判断、购买和使用的药品。
   A. 非处方药（OTC）　B. 辅料　　　　C. 处方药　　　　D. 精神药品

5. （　　）经批准用以指导设备操作、维护与清洁、验证、环境控制、取样和检验等药品生产活动的通用性文件。
   A. 工艺规程　　　　　　　　　　　B. 批记录
   C. 标准操作规程（SOP）　　　　　 D. 岗位操作法

6. （　　）为中国第一部国家药典。
   A.《黄帝内经》　　B.《神农本草经》　C.《新修本草》　　D.《本草纲目》

7. （　　）是中国官方颁布第一部制剂规范。
   A.《太平惠民和剂局方》　　　　　B.《五十二病方》
   C.《伤寒杂病论》　　　　　　　　D.《备急千金药方》

8. 下面哪个不是中药传统剂型（　　）。
   A. 散剂　　　　　B. 片剂　　　　　C. 丸剂　　　　　D. 煎膏剂

9.《中国药典》自（　　）年版开始分为三部，一部收载中药材及饮片、植物油脂和提取物、成方制剂和单味制剂等；二部收载化学药品、抗生素、生化药品、放射性药品及药用辅料等；三部收载生物制品。
   A. 1995　　　　　B. 2000　　　　　C. 2005　　　　　D. 2010

10. 汤剂的创始人是（　　）。
    A. 李时珍　　　　B. 张仲景　　　　C. 扁鹊　　　　　D. 伊尹

(二) 多项选择题

1. 中药制药实用技术是以中医药理论为指导，运用现代科学技术，研究药物制剂的（　　）和合理应用的一门综合性应用技术。
   A. 基本理论　　　B. 处方设计　　　C. 制备工艺
   D. 质量控制　　　E. 安全管理

2. 需要加强管理的特殊药品是（　　）。

A. 麻醉药品　　B. 精神药品　　C. 毒性药品
D. 放射性药品　　E. 处方药

3. 药物剂型按形态的分类分为（　　）。
A. 固体　　B. 半固体　　C. 液体
D. 气体　　E. 混悬液

4. 药物制成剂型的目的是（　　）。
A. 改变药物作用性能　　B. 调节药物作用速度
C. 降低或消除药物的毒副作用　　D. 具有靶向性
E. 便于营销

三、中药制药设备概述；四、制药设备运行中的相关文件

(一) 单项选择题

1. 《药品生产质量管理规范》是药品生产和质量管理的（　　）。
A. 最高标准　　B. 最低标准　　C. 一般标准　　D. 地方标准

2. 下列对生产设备的叙述中不准确的是（　　）。
A. 应有使用、维修、保养记录，并有专人管理
B. 应有明显的合格标志和状态标志
C. 与设备连接的主要固定管道应标明管内物料名称、流向
D. 注射用水的贮罐的通气口应安装疏水性除菌滤器

3. 具有高强度、高硬度、高韧性、高耐腐蚀性，可用作高速工具、模具、刃具的优良工程材料为（　　）。
A. 不锈钢　　B. 铜合金　　C. 热塑性塑料　　D. 金属陶瓷

4. 广泛应用于医疗器械和制药装备中的工程材料是（　　）。
A. 不锈钢　　B. 铝合金　　C. 塑料　　D. 铸铁

5. 制药机械设备按照 GB/T 15692 标准分为（　　）类。
A. 六　　B. 八　　C. 十二　　D. 十四

6. 设备要有统一的编号，并且要挂状态标志牌，标志牌应挂在显眼不易脱落的指定位置。如果设备为"运行中"状态，应挂标志牌的颜色为（　　）。
A. 红色　　B. 黄色　　C. 绿色　　D. 白色

7. 灭菌设备的清洗，直接接触药品的部分要灭菌，必要时要经过无菌验证。并应在（　　）天内使用。
A. 1　　B. 2　　C. 3　　D. 4

(二) 多项选择题

1. 设备操作规程的正文内容包括（　　）。
A. 目的　　B. 范围　　C. 责任者
D. 程序　　E. 注意事项

2. 制剂设备的 SOP，根据我国 GMP 规定应该包括（　　）。
A. 设备操作规程　　B. 设备维护保养规程
C. 设备清洁规程　　D. 设备检修规程
E. 设备状态标志规程

3. 设备管理是企业经营管理中的一项重要内容，是确保生产合格药品的重要保障之一，

其内容包括（   ）。
    A. 设备的前期管理　　　　　　　　B. 设备的资产管理
    C. 设备的技术档案管理　　　　　　D. 设备的运行管理
    E. 设备的维修管理
  4. 设备验证是指对生产设备的设计、选型、安装及运行的正确性以及工艺适应性的测试和评估，证实该设备能达到设计要求及规定的技术指标，其程序包括（   ）。
    A. 预确认　　　　B. 安装确认　　　　C. 运行确认
    D. 性能确认　　　E. 验证后文件
  5. 设备检修间隔期分为（   ）。
    A. 年修　　　　　B. 大修　　　　　　C. 中修
    D. 小修　　　　　E. 月修

五、制药卫生管理

（一）单项选择题

1. 在 GMP 中，制药卫生的含义不包括（   ）。
    A. 环境卫生　　　B. 工艺卫生　　　　C. 饮食卫生　　　　D. 个人卫生
2. 洁净室（区）的温度和湿度指标是（   ）
    A. 18～26℃，45%～65%　　　　　B. 20～26℃，35%～65%
    C. 18～22℃，45%～65%　　　　　D. 22～26℃，45%～55%
3. 洁净室（区）的压差指标是（   ）
    A. 洁净室之间、洁净室与非洁净室之间的空气静压差大于 5Pa，洁净室与室外大气的静压差大于 10Pa。
    B. 洁净室之间、洁净室与非洁净室之间的空气静压差大于 10Pa，洁净室与室外大气的静压差大于 5Pa。
    C. 洁净室之间、洁净室与非洁净室之间的空气静压差小于 5Pa，洁净室与室外大气的静压差小于 10Pa。
    D. 洁净室之间、洁净室与非洁净室之间的空气静压差小于 10Pa，洁净室与室外大气的静压差小于 5Pa。
4. 药材若（   ）以不合格论。
    A. 霉变　　　　　B. 吸潮　　　　　　C. 破碎　　　　　　D. 附有细菌
5. 洁净室（区）的噪声指标为（   ）。
    A. 不超过 55dB　　B. 不超过 75dB　　C. 不超过 65dB　　D. 超过 75dB
6. 微生物限度检查应在环境洁净度（   ）级以下的局部洁净度 100 级的单向流空气区域内进行。
    A. 300000　　　　B. 100000　　　　　C. 10000　　　　　D. 1000
7. 直接与药物接触的机械、设备、管道、工具、容器，用前须（   ）。
    A. 洗净　　　　　B. 干燥　　　　　　C. 登记　　　　　　D. 消毒
8. 空气过滤方式主要有初效过滤、中效过滤、高效过滤，高效过滤主要过滤（   ）的微粒。
    A. 5～100μm　　　B. 1～5μm　　　　　C. 大于 0.5μm　　　D. 小于 0.5μm

(二) 多项选择题

1. 制药环境卫生管理是指与药品生产相关的（   ）。
   A. 环境卫生　　　　B. 车间卫生　　　　C. 个人卫生
   D. 办公卫生　　　　E. 工艺卫生

2. 生产工艺卫生包括（   ）。
   A. 原辅料卫生　　　B. 设备、容器卫生　C. 个人卫生
   D. 地面卫生　　　　E. 工具卫生

3. 微生物污染药剂的途径是（   ）。
   A. 药物原料、辅料　　　　　　　　B. 包装材料
   C. 制药器械　　　　　　　　　　　D. 操作人员
   E. 环境条件、贮藏条件

4. 生产厂址的选择及厂区的环境要求是（   ）。
   A. 自然环境好、风向上风侧　　　　B. 距主干道大于 50m
   C. 厂房周围要绿化　　　　　　　　D. 种植鲜花
   E. 车站附近

5. 工艺布局要防止（   ）。
   A. 人流、物流混杂　　　　　　　　B. 交叉污染
   C. 包装物进入车间　　　　　　　　D. 管理人员进入车间
   E. 昆虫进入

6. 药品生产洁净室（区）的等级标准为（   ）。
   A. 100 级　　　　　B. 1000 级　　　　C. 10000 级
   D. 100000 级　　　 E. 300000 级

7. 厂区的合理布局为（   ）。
   A. 按行政、生活、生产、辅助等系统划分布局
   B. 生产区与非生产区要严格分开
   C. 锅炉房应连接生产车间
   D. 炮制与提取宜在同一厂房内
   E. 动物室远离生产车间

8. 空气过滤器的种类有（   ）。
   A. 前效过滤器　　　B. 初效过滤器　　　C. 中效过滤器
   D. 高效过滤器　　　E. 后效过滤器

六、机械的基本结构

(一) 单项选择题

1. 带传动按其传动方式可分为（   ）。
   A. 开口传动　有导轮的传动　有游轮的传动　塔轮传动
   B. 开口传动　链传动　有游轮的传动　塔轮传动
   C. 塔轮传动　齿轮传动　有导轮的传动　开口传动
   D. 塔轮传动　开口传动　齿轮传动　有导轮的传动

2. 啮合带传动的两种形式为（   ）。
   A. 同步齿形带传动　圆形带传动　　　B. 同步齿形带传动　齿孔带传动

C. 圆形带传动　齿孔带传动　　　　D. 同步齿形带传动　塔轮传动
3. 平行四边形机构属于（　　）。
   A. 曲柄摇杆机构　　B. 双曲柄机构　　C. 曲柄滑块机构　　D. 双摇杆机构
4. 最常用的间歇运动机构是（　　）。
   A. 齿轮机构　棘轮机构　　　　　　B. 棘轮机构　凸轮机构
   C. 棘轮机构　曹轮机构　　　　　　D. 曹轮机构　凸轮机构
5. 平键连接按键的不同用途可分为（　　）。
   A. 普通平键　半圆键　导向平键　　B. 普通平键　切向键　导向平键
   C. 滑键　切向键　半圆键　　　　　D. 普通平键　滑键　导向平键
6. 紧键连接有（　　）。
   A. 楔键连接　切向键连接　　　　　B. 楔键连接　半圆键连接
   C. 切向键连接　半圆键连接　　　　D. 普通平键连接　楔键连接
7. 根据齿轮是否在同一平面运动可分为（　　）。
   A. 平面齿轮传动　闭式齿轮传动　　B. 平面齿轮传动　空间齿轮传动
   C. 空间齿轮传动　闭式齿轮传动　　D. 开式齿轮传动　闭式齿轮传动
8. 全自动高速旋转式压片机中的带传动是（　　）。
   A. 平带传动　　　B. 摩擦带传动　　C. 齿孔带传动　　D. 同步齿形带传动
9. 单冲压片机中应用的机构是（　　）。
   A. 双摇杆机构　　B. 双曲柄机构　　C. 偏心轮机构　　D. 曲柄滑块机构
10. 平带传动用于两轴不平行的传动是（　　）。
    A. 开口传动　　　B. 有导轮的传动　C. 有游轮的传动　D. 塔轮传动

（二）多项选择题

1. 常用连杆机构包括（　　）。
   A. 曲柄摇杆机构　　B. 双曲柄机构　　C. 双摇杆机构
   D. 链传动机构　　　E. 齿轮机构
2. 间歇运动机构包括（　　）。
   A. 槽轮机构　　　　B. 棘轮机构　　　C. 双曲柄机构
   D. 双摇杆机构　　　E. 曲柄摇杆机构
3. 轴的组成有（　　）。
   A. 轴头　　　　　　B. 轴颈　　　　　C. 轴身
   D. 轴承　　　　　　E. 挡圈
4. 平键连接包括（　　）。
   A. 普通平键　　　　B. 导向平键　　　C. 滑键
   D. 半圆键　　　　　E. 切向键
5. 可拆连接有（　　）。
   A. 键连接　　　　　B. 销连接　　　　C. 螺纹连接
   D. 焊接　　　　　　E. 紧键连接

七、灭菌与防腐

（一）单项选择题

1. （　　）是指在药剂生产的整个过程中利用和控制一定条件，尽量使药品避免微生物污染的一种操作技术。

  A. 灭菌法　　　　　B. 无菌操作　　　　C. 岗位操作法　　　D. 除菌法

  2. 灭菌是将物品中污染的微生物残存概率下降至一定水平，以无菌保证水平表示，最终灭菌的产品微生物存活概率不得高于（　　）。

  A. 10^5　　　　　　B. 10^{-5}　　　　　C. 10^{-6}　　　　　D. 10^6

  3. 下面哪项不属于物理灭菌法（　　）。

  A. 湿热灭菌法　　　B. 辐射灭菌法　　　C. 气体灭菌法　　　D. 干热灭菌法

  4. 可选用革兰阴性小棒状杆菌作为微生物指示剂的灭菌方法的是（　　）。

  A. 过滤除菌法　　　B. 干热灭菌法　　　C. 辐射灭菌法　　　D. 气体灭菌法

  5. （　　）是将物品置于灭菌柜内，利用高压饱和水蒸气、过热水喷淋等手段使微生物菌体中的蛋白质、核酸发生变性而杀灭微生物的方法。

  A. 干热灭菌法　　　B. 紫外线灭菌法　　C. 湿热灭菌法　　　D. 气体灭菌法

  6. （　　）将物品置于干热灭菌柜或隧道灭菌器等设备中，利用干热空气达到杀灭微生物或消除热原物质的方法。

  A. 干热灭菌法　　　B. 低温间歇灭菌法　C. 热压灭菌法　　　D. 微波灭菌法

  7. 对湿热敏感的药物不宜选用（　　）。

  A. 干热灭菌法　　　B. 湿热灭菌法　　　C. 辐射灭菌法　　　D. 紫外线灭菌法

  8. 耐高温但不宜用湿热灭菌法灭菌的物品宜选用（　　）。

  A. 干热灭菌法　　　B. 湿热灭菌法　　　C. 辐射灭菌法　　　D. 紫外线灭菌法

  9. 可应用于空气灭菌、表面灭菌的为（　　）。

  A. 干热灭菌法　　　B. 湿热灭菌法　　　C. 辐射灭菌法　　　D. 紫外线灭菌法

  10. 适用于不耐热药物的灭菌的方法是（　　）。

  A. 干热灭菌法　　　B. 湿热灭菌法　　　C. 辐射灭菌法　　　D. 紫外线灭菌法

  11. 灭菌力最强的紫外线波长为（　　）。

  A. 200nm　　　　　B. 200mm　　　　　C. 254mm　　　　　D. 254nm

  12. 辐射灭菌的辐射剂量单位是（　　）。

  A. 赫兹　　　　　　B. 安培　　　　　　C. 格瑞　　　　　　D. 焦耳

  13. 气体灭菌法是利用化学药品所形成的气体或蒸汽进行熏蒸，而达到灭菌目的方法，不包括（　　）。

  A. 环氧乙烷灭菌法　　　　　　　　　B. 甲醛蒸气熏蒸灭菌法
  C. 水蒸气蒸馏法　　　　　　　　　　D. 过氧乙酸熏蒸灭菌法

（二）多项选择题

  1. 确定灭菌工艺应综合考虑的因素有（　　）。

  A. 被灭菌物品的性质　　　　　　　　B. 灭菌方法的有效性和经济性
  C. 操作人的可信性　　　　　　　　　D. 灭菌后物品的完整性
  E. 灭菌设备的制造商

  2. 可选用革兰阳性菌作为微生物指示剂的灭菌方法（　　）。

  A. 湿热灭菌法　　　B. 干热灭菌法　　　C. 辐射灭菌法
  D. 气体灭菌法　　　E. 过滤除菌

  3. 湿热灭菌法包括（　　）。

A. 热压灭菌　　　　B. 流通蒸汽灭菌　　　C. 煮沸灭菌
D. 低温间歇灭菌　　E. 甲醛熏蒸灭菌

4. 湿热灭菌法优点有（　　）。
A. 蒸汽比热大　　　B. 穿透力强　　　　　C. 操作简单
D. 灭菌效果可靠　　E. 无危险性

5. 影响湿热灭菌的因素有（　　）。
A. 微生物种类和数量　　　　　　　　B. 被灭菌物品的性质
C. 温度　　　　D. 灭菌时间　　　　　E. 蒸汽的性质

6. 紫外线灭菌原理为（　　）。
A. 促使核酸蛋白变性　B. 升高温度　　　C. 使空气中氧气消失
D. 空气受紫外线照射后产生微量臭氧　　E. 穿透力强

7. 使用紫外线灭菌时的注意事项有哪些（　　）。
A. 人不宜在紫外线下操作　　　　　　B. 记录紫外灯开启时间
C. 紫外灯管保持无尘、无油垢　　　　D. 器皿内物品不能用紫外线灭菌
E. 可用于乳浊液灭菌

8. 辐射灭菌法特点是（　　）。
A. 灭菌不升温　　　　　　　　　　　B. 适合固体、半固体药物灭菌
C. 已包装物品的消毒灭菌　　　　　　D. 适合注射用水的灭菌
E. 适合玻璃制品灭菌

9. 采用过滤除菌法时要求有（　　）。
A. 过滤器械要经过灭菌处理　　　　　B. 生产过程在无菌操作下进行
C. 环境洁净级别为100000级　　　　 D. 滤材孔径 0.2～0.22μm
E. 操作者要经过培训

10. 化学灭菌法是使用化学药品直接杀灭微生物的方法，包括（　　）。
A. 气体灭菌法　　　B. 过滤法　　　　　C. 浸泡法
D. 表面消毒法　　　E. 微波灭菌法

八、灭菌设备

单项选择题

1. 灭菌的基本目的是（　　）。
A. 杀灭微生物　　　B. 保持制剂稳定　　C. 保证制剂临床有效
D. 既要杀死或除去制剂中的微生物，又要保证药物的理化性质稳定及临床疗效不受影响

2. 流通蒸汽灭菌法的灭菌条件（　　）。
A. 100℃蒸汽灭菌，灭菌时间通常 30～60min
B. 温度 115.5℃，压力 68.6kPa，灭菌时间 30min
C. 温度 121.5℃，压力 98.0kPa，灭菌时间 20min
D. 温度 125.5℃，压力 137.2kPa，灭菌时间 15min

3. 下列对水浴式灭菌器说法错误的是（　　）。
A. 是利用高温饱和蒸汽喷淋杀死药液中的微生物
B. 广泛用于制药行业玻璃瓶装、塑料瓶装、软袋装等输液产品的灭菌

C. 水浴式灭菌器由筒体、控制系统和消毒车等组成

D. 灭菌温度、压力数据报告以表形式可自动打印、易于保存分析

4. 连续式干热灭菌设备分为三区，下面那个不属于三区之一，（　　）。

A. 准备区　　　　B. 预热区　　　　C. 高温区　　　　D. 冷却区

5. 高压蒸汽灭菌结束后，徐徐排气，当蒸汽（　　）降至"0"时，柜门方可开启。

A. 温度　　　　　B. 压力　　　　　C. 浓度　　　　　D. 含量

九、无菌操作技术

单项选择题

1. 无菌操作室的空气应定期进行灭菌，常用的方法不包括（　　）。

A. 甲醛蒸气熏蒸　　　　　　　　　B. 过氧醋酸蒸气熏蒸

C. 环氧乙烷灭菌　　　　　　　　　D. 紫外线灭菌

2. 每天工作前开启紫外灯（　　）h，中午休息也要开 0.5～1h。

A. 0.5　　　　　　B. 1　　　　　　C. 2　　　　　　D. 3

十、制药用水制备技术；十一、制水设备

（一）单项选择题

1. 饮用水应符合的标准为（　　）。

A. 《中国药典》　　　　　　　　　B. 《卫生部生活饮用水标准》

C. 《国际药典》　　　　　　　　　D. 《农业部药品标准》

2. 安装离子交换树脂床时的注意事项（　　）。

A. 阴床在先，阳床在后　　　　　　B. 阳床在先，阴床在后

C. 混合安装　　　　　　　　　　　D. 无顺序要求

3. 监测去离子水的质量要求为比电阻值（　　）。

A. 小于 $100M\Omega \cdot cm$　　　　　　B. 大于 $10M\Omega \cdot cm$

C. 大于 $100M\Omega \cdot cm$　　　　　　D. 小于 $10M\Omega \cdot cm$

4. 反渗透膜是一种只允许水通过，不允许溶质透过的半透膜。其类型有（　　）。

A. 醋酸纤维素膜　　B. 芳香族聚酰胺膜　　C. 两者都是　　D. 两者都不是

5. 制备注射用水的原水为（　　）。

A. 饮用水　　　　B. 天然水　　　　C. 纯化水　　　　D. 以上均是

6. 注射用水的储存须采用（　　）。

A. 70℃以上循环保温　B. 80℃以上保温　C. 4℃以下保温　D. 以上均是

7. 节能、经济实用、产量高、质量优的蒸馏器是（　　）。

A. 塔式蒸馏器　　B. 多效蒸馏水器　　C. 亭式蒸馏水器　　D. 单蒸馏水器

8. 下列对电渗析制水设备说法错误的是（　　）。

A. 电渗析器主要由隔板、离子交换膜、电极等部件组成

B. 离子交换膜对电解质离子具有选择透过性

C. 阳离子交换膜（简称阳膜）只能通过阴离子，不能通过阳离子

D. 在正、负两个极端的仓室里阴离子和阳离子的浓度增加且不为电中性，故称为极水

9. 下列不是列管式五效蒸馏水器的主要结构的是（　　）。

A. 列管蒸发器　　　　　　　　　　B. 内置发夹型换热器

C. 冷凝器　　　　　　　　　　　D. 蒸汽压缩机

(二) 多项选择题

1. 制药用水包括（　　）。
   A. 天然水　　　　B. 饮用水　　　　C. 纯化水
   D. 注射用水　　　E. 灭菌注射用水

2. 制备纯化水的常用的方法有（　　）。
   A. 反渗透法　　　B. 离子交换法　　C. 电渗析法
   D. 超滤法　　　　E. 蒸馏法

3. 反渗透制水设备的装置主要有（　　）。
   A. 板框式　　　　B. 管式　　　　　C. 管束式
   D. 螺旋卷式　　　E. 中空纤维式

十二、粉碎技术；十四、筛分与混合技术

(一) 单项选择题

1. （　　）将药物与水共置乳钵中研磨，使细粉漂浮液面或混悬于水中，将混悬液倾出，余下药物再加水反复研磨，直至全部研磨完毕。合并混悬液，沉降，倾出上清液，将湿粉干燥即得极细粉末。
   A. 加液研磨法　　B. 水飞法　　　　C. 低温粉碎法　　D. 混合粉碎法

2. 下面哪项可以不必单独粉碎（　　）。
   A. 黏、软性差异较大的药物　　　　B. 氧化还原性药物
   C. 油性、黏性大的药物及动物药　　D. 干燥的粗纤维药物

3. 贵重药物单独粉碎的目的为了（　　）。
   A. 防止爆炸　　　B. 便于劳动保护　C. 减少损耗　　　D. 需要特殊处理

4. 研牛黄、麝香加少量水，更易研碎，俗称（　　）。
   A. 串料　　　　　B. 打潮　　　　　C. 蒸罐　　　　　D. 串料

5. 串油：将处方中其他药物先粉碎成（　　），然后取一部分粉末与含（　　）大的药物混合粉碎。
   A. 粗粉　　　　　B. 60℃　　　　　C. 黏性　　　　　D. 油脂性

6. 串料：将处方中其他药物先粉碎成粗粉，然后取一部分粉末与（　　）大的药物串压，成不规则碎块或颗粒，在（　　）以下干燥，然后混合粉碎。
   A. 粗粉　　　　　B. 60℃　　　　　C. 黏性　　　　　D. 油脂性

7. 下面几种细料药在装入球磨机前不需要特殊前处理的为（　　）。
   A. 珍珠　　　　　B. 朱砂　　　　　C. 三七　　　　　D. 羚羊角

8. （　　）是以每英寸（2.54cm）筛网长度上的孔数作为各号筛的名称，简称为目。
   A. 编织筛　　　　B. 冲制筛　　　　C. 泰勒制标准筛　D. 中国药典筛

9. 《中国药典》2010年版规定六种粉末分等标准。不包括（　　）。
   A. 最粗粉、粗粉　B. 中粗粉、中细粉　C. 中粉、细粉　　D. 最细粉、极细粉

10. 《中国药典》对药筛规定了（　　）个筛号。
    A. 6　　　　　　B. 7　　　　　　C. 8　　　　　　D. 9

(二) 多项选择题

1. 粉碎的目的是（　　）。

A. 增加药物的表面积，促进药物的溶解与吸收，提高生物利用度
B. 适应多种给药的应用　　　　C. 加速药材中的有效成分的提取
D. 有利于各种剂型的成型处理与加工　　E. 便于新鲜药材的干燥和储存

2. 固体物料的物理特性有（　　）。
A. 硬度　　　　　B. 脆性　　　　　C. 韧性与弹性
D. 温度　　　　　E. 水分

3. 粗粉碎方式以（　　）为主。
A. 撞击　　　　　B. 压缩　　　　　C. 劈裂
D. 剪切　　　　　E. 研磨

4. 下面哪些是粉碎时应掌握的原则（　　）。
A. 达到所需粉碎度即可　　　　B. 药用部分必须全部粉碎应用
C. 毒性或刺激性较强药物注意中毒　　D. 易燃易爆药物注意防火防爆
E. 植物药碎前干燥

5. 单独粉碎，是将处方中的一味药材单独进行粉碎的方法。其优点为按药料的性质选择适合的粉碎机械；保证投料量准确。它包括（　　）。
A. 贵重药物　　　B. 毒性药物　　　C. 刺激性药物
D. 芳香性药物　　E. 细小种子类药物

6. 下列需要串油粉碎方法的药材为（　　）。
A. 熟地　　　　B. 桃仁　　　　C. 山茱萸　　　　D. 柏子仁
E. 黄精　　　　F. 二冬　　　　G. 枣仁　　　　H. 红粉
I. 车前子　　　J. 乳香

7. 下列需要串料粉碎方法的药材为（　　）。
A. 熟地　　　　B. 桃仁　　　　C. 山茱萸　　　　D. 柏子仁
E. 黄精　　　　F. 二冬　　　　G. 枣仁　　　　H. 红粉
I. 车前子　　　J. 乳香

8. 蒸罐是将处方中的适于蒸制的（　　）置于夹层罐内，加入定量（1∶1）黄酒，加热蒸制，酒蒸尽后取出，与其他药物粗粉掺合均匀，干燥，碎成细粉。如：乌鸡白凤丸的制作。
A. 动物药　　　　B. 树脂　　　　C. 含蛋白质高的药物
D. 含糖分大的药物　　E. 含生物碱多的药物

9. 低温粉碎是在粉碎之前或粉碎的过程中将药物进行冷却的粉碎方法。其适用于药材的（　　）性质。
A. 热塑性　　　　B. 热敏性　　　　C. 强韧性
D. 挥发性　　　　E. 熔点低

10. 药筛按制法分类有（　　）。
A. 编织筛　　　　B. 不锈钢筛　　　　C. 铜筛
D. 尼龙筛　　　　E. 冲制筛

十三、粉碎设备；十五、筛分与混合设备

（一）单项选择题

1. 下列关于粉碎设备的叙述中错误的是（　　）。

A. 球磨机既可用于干法粉碎，也可用于湿法粉碎
B. 通常球磨机的转速在 40～60r/min，研磨介质呈抛落状态
C. 万能粉碎机是以冲击力为主，伴有撕裂、研磨作用的粉碎设备
D. 万能粉碎机适合于热敏性物料的粉碎

2. 在粉碎过程中温度几乎不升高的机械是（　　）。
A. 锤击式粉碎机　　B. 万能粉碎机　　C. 流能磨　　D. 振动磨

3. 下列关于混合设备的叙述错误的是（　　）。
A. 在 V 形混合机中，V 形混合筒的交叉角一般为 80°或 81°
B. 双螺旋锥型混合机物料在推进器公转作用下自底部上升，又在自传作用下在容器内产生旋涡和上下循环运动而达到均匀混合
C. 二维混合机的运动使物料在混合筒内既有扩散混合，又有对流混合
D. 槽型混合机搅拌桨的旋转，使物料产生上下、左右、内外各个方向运动

4. 流能磨的粉碎原理是（　　）。
A. 不锈钢齿的撞击与研磨作用
B. 旋锤高速转动的撞击作用
C. 机械面的相互挤压作用
D. 高速弹性流体使药物颗粒之间及颗粒与室壁之间的碰撞作用

5. 球磨机粉碎药物时，筒内装药量一般占筒内容积的（　　）。
A. 30%～50%　　B. 50%～60%　　C. 60%～70%　　D. 70%～80%

（二）多项选择题

1. 球磨机的主要性能参数包括（　　）。
A. 转速　　　　　B. 磨介配比　　C. 生产能力
D. 被磨物性质　　E. 电机功率

2. 振动磨主要结构包括（　　）。
A. 磨机筒体　　　B. 激振器　　　C. 支承弹簧
D. 挠性轴套　　　E. 研磨介质及驱动电机

3. 关于振荡筛正确的表述是（　　）。
A. 上部重锤使筛网产生水平圆周运动，下部重锤使筛网发生垂直方向运动
B. 上部重锤使筛网产生垂直方向运动，下部重锤使筛网发生水平圆周运动
C. 筛框以弹簧支撑于底座上
D. 筛网的三维性振荡使物料在筛内形成轨道漩涡
E. 粗料由上部排出口排出，细料由下部排出口排出

4. 关于三维运动混合机正确的表述是（　　）。
A. 当主动轴转动时，万向节使料筒作轴向、径向和环向三维复合运动
B. 混合料筒通过两只 Y 形万向节悬挂于主、从动轴端部
C. 两只万向节在空间既交叉又互相垂直
D. 物料在筒内进行相互流动、扩散、掺杂和剪切，由分离状态达到相互掺杂
E. 混合筒的翻转运动，使物料产生离析现象

5. 影响中药粉碎的因素有（　　）。
A. 粉碎方法　　　B. 粉碎时间　　C. 物料性质

D. 进料速度　　　　　E. 进料粒度

十六、浸出技术

(一) 单项选择题

1. (　　) 指多种化学成分的混合物，它在药理和临床上能够代表或部分代表原药材的疗效。
   A. 有效成分　　B. 有效部位　　C. 辅助成分　　D. 无效成分
2. 下面 (　　) 不属于浸出方法。
   A. 煎煮法　　　　　　　　　　B. 浸渍法、渗漉法
   C. 回流法、水蒸气蒸馏法　　　D. 湿热灭菌法
3. (　　) 浸出蒽醌、苷、苦味质；(　　) 浸出强心苷、酯类、鞣质；(　　) 浸出部分游离生物碱及其盐类；(　　) 浸出挥发油、油树脂、叶绿素。
   A. 20%～35%乙醇　B. 60%～70%乙醇　C. 70%～80%乙醇　D. 90%～95%乙醇
4. 下列不适用于煎煮法浸出的药材 (　　)。
   A. 药用成分溶于水　B. 对热不稳定　C. 不易挥发成分　D. 药用成分不明确
5. 浸渍法不包括 (　　)。
   A. 冷浸渍法　　B. 低温浸渍法　　C. 热浸渍法　　D. 重浸渍法
6. 沉淀法是利用 (　　) 与 (　　) 的密度差异，固体微粒依靠自身重量自然下沉，再用 (　　) 或 (　　) 分离上层澄清液，使固体与液体分离的操作方法。
   A. 固体微粒　　B. 虹吸法　　C. 液体介质　　D. 倾泻法
7. 药材浸提过程中推动渗透与扩散的动力是 (　　)。
   A. 温度　　B. 时间　　C. 浸提压力　　D. 浓度差
8. 浸提时，一般温度应控制在 (　　)。
   A. 浸提溶媒的沸点或接近沸点　　B. 100℃
   C. 100℃以下　　　　　　　　　D. 100℃以上
9. 浸提药材时 (　　)。
   A. 粉碎度越大越好　　　　B. 浓度差越大越好
   C. 时间越长越好　　　　　D. 溶媒 pH 越高越好
10. 下列哪一种方法不能增加浸提浓度梯度 (　　)。
    A. 不断搅拌　　B. 更换新鲜溶剂　　C. 高压浸提　　D. 动态浸提
11. 乙醇作为浸提溶媒不具备的特点是 (　　)。
    A. 极性可调　　B. 溶解范围广　　C. 防腐作用　　D. 药材脱脂
12. 浸提过程中加入酸、碱的作用是 (　　)。
    A. 增加浸润与渗透作用　　B. 增加药用成分的溶解作用
    C. 增大细胞间隙　　　　　D. 防腐
13. 回流浸提法适用于 (　　)。
    A. 全部药材　　　　　　　B. 挥发性药材
    C. 对热不敏感的药材　　　D. 动物药材
14. 下列不适于用作浸渍技术溶媒的是 (　　)。
    A. 乙醇　　B. 白酒　　C. 丙酮　　D. 水
15. 下列溶媒中既可以作为脱脂剂又可以作为脱水剂的是 (　　)。

A. 醋酸乙酯　　　　B. 丙酮　　　　　　C. 三氯甲烷　　　　D. 石油醚
16. 煎煮技术作为最广泛应用的基本浸提技术的原因是（　　）。
A. 水来源广、经济易得　　　　　　B. 加热可杀灭微生物
C. 水溶解谱较广　　　　　　　　　D. 符合中医传统用药习惯

（二）多项选择题

1. 浸出过程包括（　　）等几个阶段。
A. 配料与粉碎　　　B. 浸润与渗透阶段　　C. 解吸与溶解阶段
D. 扩散与置换阶段　E. 添加与回收阶段
2. 在药材浸出过程中，影响浸出的因素有（　　）。
A. 原材料性质　　　　　　　　　　B. 药材的粉碎度、浸出温度
C. 浸出时间、浓度梯度　　　　　　D. 浸出溶剂、浸出压力
E. 新技术的应用
3. 渗漉法适用于（　　）的制备。
A. 药用成分含量低的药材　　　　　B. 药用成分不耐热或易挥发的药材
C. 膨胀性较大的药材　　　　　　　D. 有毒或贵重药材
E. 高浓度浸出制剂
4. 固体与液体的分离的方法有（　　）。
A. 沉淀法　　　　　B. 过滤法　　　　　C. 蒸馏法
D. 离心分离法　　　E. 压榨法
5. 过滤方法包括（　　）。
A. 常压过滤　　　　B. 减压过滤　　　　C. 加压过滤
D. 高压过滤法　　　E. 薄膜过滤
6. 药物精制的方法有（　　）。
A. 水提醇沉淀法　　B. 醇提水沉淀法　　C. 酸碱法
D. 盐析法、透析法　E. 萃取法
7. 下列措施中，哪些有助于提高浸提效果（　　）。
A. 将药材粉碎成极细粉　　　　　　B. 强制浸出液循环流动
C. 用酸或碱调节浸提溶剂的 pH　　 D. 渗漉时让浸出液快速流出
E. 在浸提过程中不断搅拌
8. 下面浸提技术中，（　　）适合乙醇为溶媒进行浸提。
A. 冷浸渍技术　　　B. 热浸渍技术　　　C. 渗漉技术
D. 煎煮技术　　　　E. 回流技术
9. 蒸发方法包括（　　）。
A. 常压蒸发　　　　B. 减压蒸发　　　　C. 加压蒸发
D. 薄膜蒸发　　　　E. 多效蒸发
10. 湿物料中水分存在的形式为（　　）。
A. 结合水　　　　　B. 非结合水　　　　C. 平衡水
D. 结晶水　　　　　E. 非结晶水

十七、中药浸出设备

(一) 单项选择题

1. 下列哪种方法不适合于贵重药材和有效成分含量低的药材的提取（　　）。
   A. 煎煮法　　　B. 浸渍法　　　C. 回流法　　　D. 渗漉法
2. 微波辅助提取应用最广泛的微波频率为（　　）。
   A. 50MHz　　　B. 2540MHz　　　C. 2450MHz　　　D. 5800MHz
3. 有关提取过程叙述正确的是（　　）。
   A. 强制浸出液的循环流动不利于提高浸出效果
   B. 蒸馏法与超临界流体提取法均可用于中药挥发油的提取
   C. 多能提取罐可用于水煎煮、热回流、挥发油提取等，但不能进行有机溶剂回收
   D. 二氧化碳在超临界状态下具有低密度、高黏度的性质
4. 中药材超声提取的原理是（　　）。
   A. 机械效应、空化效应、热效应、乳化、扩散、击碎、化学效应等
   B. 机械效应、空化效应、热效应
   C. 空化效应、热效应、乳化、扩散、击碎、化学效应等
   D. 机械效应、热效应、乳化、扩散、击碎、化学效应等
5. 中药多能提取生产线可用于（　　）。
   A. 常温浸渍、温浸、热回流提取、动态提取
   B. 常温浸渍、温浸、热回流提取、挥发油提取
   C. 常温浸渍、热回流提取、动态提取、挥发油提取
   D. 常温浸渍、温浸、热回流提取、动态提取、挥发油提取

(二) 多项选择题

1. 影响中药浸出的因素有（　　）。
   A. 药材粒度　　　B. 药材成分　　　C. 浸提温度、时间
   D. 浸提压力　　　E. 浸提溶剂
2. 超声波提取设备中超声装置主要包括（　　）。
   A. 超声波发生器　　　B. 超声波振荡器　　　C. 冷凝器
   D. 高频电缆线　　　E. 蒸发液料罐
3. 超临界二氧化碳流体萃取工艺参数包括（　　）。
   A. 萃取压力　　　B. 萃取温度　　　C. 二氧化碳流量
   D. 萃取时间　　　E. 药材粉碎度
4. 以乙醇为浸出溶剂的提取方法有（　　）。
   A. 浸渍法　　　B. 煎煮法　　　C. 超临界流体萃取法
   D. 渗漉法　　　E. 回流法
5. 中药多功能提取生产线除提取罐外还包括（　　）。
   A. 泡沫捕集器　　　B. 冷凝器　　　C. 冷却器
   D. 油水分离器　　　E. 气液分离器

十八、固液分离设备

(一) 单项选择题

1. 对于含极细微颗粒的悬浮液的分离应选用（　　）。

A. 板框压滤机　　　　　　　　　　B. 三足离心机
C. 转鼓真空过滤机　　　　　　　　D. 管式离心机
2. 管式分离机的圆筒形转鼓长径比大于或等于（　　）。
A. 1　　　　　B. 2　　　　　C. 3　　　　　D. 4
3. 过滤式离心机分离悬浮液时，在离心机启动（　　）将料液加入转筒。
A. 前　　　　　B. 后　　　　　C. 随时　　　　　D. 以上均可

（二）多项选择题
1. 按推动力不同，过滤可分为（　　）。
A. 重力过滤　　　　B. 加压过滤　　　　C. 真空过滤
D. 离心过滤　　　　E. 深层过滤
2. 三足式离心机通电运行前，应先进行下列哪几项检查（　　）。
A. 松开制动手柄，用手转动转鼓，看有无咬死或卡住现象
B. 用手转动转鼓，拉动制动手柄，看制动是否灵活可靠
C. 电动机部分各链接螺栓是否紧固，将三角带调整到适当的松紧度
D. 检查地脚螺栓是否松动
E. 转鼓旋转方向必须符合方向指示牌上的转向
3. 根据分离原理，离心机可分为（　　）。
A. 过滤式离心机　　B. 沉降式离心机　　C. 三足式离心机
D. 分离式离心机　　E. 旋流分离器

十九、蒸发与蒸馏设备

（一）单项选择题
1. 升膜式薄膜蒸发器适用于蒸发（　　）。
A. 热敏性物料　　B. 黏度大的料液　　C. 浓度大的料液　　D. 易结垢的料液
2. 降膜式薄膜蒸发器与升膜式薄膜蒸发器结构相似，不同的是（　　）。
A. 加热室　　　　B. 蒸发室　　　　C. 分离器　　　　D. 液体分布器
3. 蒸发器内溶液的滞留量大，以致使溶液在高温下停留时间长，不适用于处理热敏性物料，是哪种蒸发器的共同缺点（　　）。
A. 循环式　　　　B. 外加热式　　　　C. 多效式　　　　D. 膜式
4. 料液同时加入各效，完成料液同时从各效液引出的是（　　）。
A. 并流加料法　　B. 顺流加料法　　C. 逆流加料法　　D. 平流加料法
5. 哪种蒸发器用于黏度适中、结垢不严重、腐蚀性较小的料液（　　）。
A. 强制循环式　　B. 中央循环式　　C. 外循环式　　D. 膜式
6. 对热不甚稳定的浸出液应采用（　　）。
A. 简单蒸馏　　　B. 常压蒸馏　　　C. 减压蒸馏　　　D. 水蒸气蒸馏
7. 精馏设备的关键部位是（　　）。
A. 蒸馏釜　　　　B. 精馏塔　　　　C. 冷凝器　　　　D. 真空泵

（二）多项选择题
1. 蒸发在制药过程中的应用目的有（　　）。
A. 药物溶液的浓缩　　B. 结晶　　　C. 减少溶液体积
D. 回收溶剂　　　　　E. 喷雾干燥前预处理

2. 蒸发方法主要有（　　）。
　A. 常压蒸发　　　　B. 加压蒸发　　　　C. 减压蒸发
　D. 恒压蒸发　　　　E. 薄膜蒸发
3. 常用的蒸发器有（　　）。
　A. 中央循环蒸发器　B. 外加热式蒸发器　C. 强制循环蒸发器
　D. 盘管式蒸发器　　E. 列管蒸发器
4. 常用的膜式蒸发器有（　　）。
　A. 升膜式蒸发器　　B. 隔膜蒸发器　　　C. 降膜式蒸发器
　D. 刮板式薄膜蒸发器　E. 离心薄膜蒸发器
5. 多效蒸发的流程有（　　）。
　A. 并流加料法　　　B. 顺流蒸发法　　　C. 平流加料法
　D. 多效蒸发法　　　E. 逆流加料法
6. 按蒸馏方法分有（　　）。
　A. 连续蒸馏　　　　B. 简单蒸馏　　　　C. 平衡蒸馏
　D. 精馏　　　　　　E. 特殊蒸馏

二十、干燥技术；二十一、干燥设备

（一）单项选择题

1. 水分在湿物料中存在的形式有两种，即存在于物料表面或孔隙中的（　　）和存在于细胞壁内、毛细管中以及物料内可溶性固体溶液中的（　　）。
　A. 非结合水　　　　B. 离子水　　　　　C. 结合水　　　　　D. 去离子水
2. 要降低物料的平衡水分，可采用（　　）方法。
　A. 延长干燥时间　　　　　　　　　　　B. 增加干燥的暴露面积
　C. 降低相对湿度　　　　　　　　　　　D. 增加干燥压力
3. 下列干燥技术其原理属于"升华"的为（　　）。
　A. 喷雾干燥　　　　B. 冷冻干燥　　　　C. 微波干燥　　　　D. 远红外干燥
4. 喷雾干燥与沸腾干燥的最大区别为（　　）。
　A. 加热介质不同　　B. 物料形态不同　　C. 干燥产物不同　　D. 产量不同
5. 下列干燥设备中利用热气流达到干燥目的的是（　　）。
　A. 喷雾干燥　　　　B. 冷冻干燥　　　　C. 微波干燥　　　　D. 远红外干燥
6. 厢式干燥器不宜用于（　　）物料的干燥。
　A. 中草药　　　　　B. 纤维性物料　　　C. 热敏性物料　　　D. 颗粒
7. 喷雾干燥器的关键部位是（　　）。
　A. 加热器　　　　　B. 雾化器　　　　　C. 分离器　　　　　D. 空气过滤器
8. 流化床干燥器适宜处理粒度范围在0.02～6mm，含水量在（　　）的湿颗粒。
　A. 10%～30%　　　 B. 15%～25%　　　 C. 20%～30%　　　 D. 10%～20%
9. 流化床干燥器特别适用于处理（　　）。
　A. 含水量大的物料　　　　　　　　　　B. 湿性粒状且不结块的物料
　C. 易结团的物料　　　　　　　　　　　D. 易粘壁的物料
10. 真空冷冻干燥器适用于干燥（　　）。
　A. 中草药　　　　　B. 散剂　　　　　　C. 抗生素制品　　　D. 颗粒剂

(二) 多项选择题

1. 影响物料干燥的因素有（　　）。
   A. 物料的性质　　　　B. 干燥温度　　　　C. 空气的湿度与流速
   D. 暴露面　　　　　　E. 压力
2. 常用干燥方法包括（　　）。
   A. 接触干燥、气流干燥　　　　　　B. 喷雾干燥、沸腾干燥
   C. 减压干燥、冷冻干燥　　　　　　D. 红外线干燥、微波干燥
   E. 加压干燥、超临界干燥
3. 下列关于冷冻干燥叙述正确的是（　　）。
   A. 冷冻干燥是利用冰的升华特性　　B. 物料在低温与真空下干燥
   C. 干燥制品疏松多孔　　　　　　　D. 特别适合不耐热物料的干燥
   E. 干燥时与物料厚度无关
4. 下列关于沸腾干燥叙述正确的是（　　）。
   A. 适合湿颗粒性物料干燥　　　　　B. 气流阻力小，热利用率较高
   C. 干燥速度快　　　　　　　　　　D. 不需要人工翻料和出料
   E. 适用于药材和药液的干燥
5. 按干燥器的热量传递方式可分为（　　）。
   A. 对流型　　　　　　B. 传导加热型　　　　C. 辐射加热型
   D. 介电加热型　　　　E. 真空型
6. 流化床干燥器，从类型看主要分为（　　）。
   A. 单层流化床干燥器　　　　　　　B. 多层流化床干燥器
   C. 卧式多室流化床干燥器　　　　　D. 振动流化床干燥器
   E. 机械搅拌流化床干燥器
7. 冷冻干燥系统主要由哪几项组成（　　）。
   A. 冷冻干燥箱　　　　B. 制冷系统　　　　　C. 加热系统
   D. 真空系统　　　　　E. 控制及辅助系统
8. 微波干燥机的形式有（　　）。
   A. 箱型　　　　　　　B. 腔型　　　　　　　C. 传送带型
   D. 波导型　　　　　　E. 辐射型

二十二、表面活性剂

(一) 单项选择题

1. 表面活性剂的结构中非极性烃链长度一般为（　　）个碳原子以上。
   A. 6　　　　　　　　B. 7　　　　　　　　C. 8　　　　　　　　D. 9
2. 下面哪个不属于阴离子型表面活性剂（　　）。
   A. 肥皂类　　　　　　B. 硫酸化物　　　　　C. 季铵盐型　　　　　D. 磺酸化物
3. 下面哪个属于两性离子型表面活性剂（　　）。
   A. 碱金属皂　　　　　B. 硫酸蓖麻油　　　　C. 卵磷脂　　　　　　D. 苯扎溴铵
4. 司盘类表面活性剂亲油性强，HLB 值为 1.8～8.6，一般用作（　　）乳剂的乳化剂，
   A. W/O 型　　　　　　B. O/W 型　　　　　　C. 两者均是　　　　　D. 两者均不是

5. 下面哪个最适宜用作静脉注射剂的乳化剂。
   A. 司盘 80　　　　B. 普罗尼克 F-68　　C. 吐温 80　　　　D. 平平加 O
6. （　　）为表面活性剂的疏水部分相互吸引、缔合在一起，形成的缔合体。
   A. 胶团　　　　　B. 溶胶　　　　　　C. 浊点　　　　　D. 昙点
7. 表面活性剂的 HLB 值越高，其亲水性越强；HLB 值越低，其亲油性越强。非离子型表面活性剂的 HLB 值在 0～20。HLB 值在 15～18，作（　　）；HLB 值在 8～16，作（　　）；HLB 值在 7～9，作（　　）；HLB 值在 3～8，作（　　）。
   A. 增溶剂　　　　B. O/W 型乳化剂　　C. 湿润剂　　　　D. W/O 型乳化剂
8. 非离子表面活性剂的昙点在（　　）。
   A. 70～100℃　　 B. 60～90℃　　　　C. 50～80℃　　　D. 30～70℃
9. 表面活性剂的毒性由大到小的顺序为（　　）。
   A. 阳离子型＞阴离子型、两性离子型＞非离子型
   B. 非离子型＞两性离子型、阴离子型＞阳离子型
   C. 阳离子型＜阴离子型、两性离子型＜非离子型
   D. 阴离子型＞阳离子型、两性离子型＞非离子型
10. 表面活性剂吐温的溶血大小顺序为（　　）。
    A. 吐温 20＞吐温 40＞吐温 60＞吐温 80　　B. 吐温 20＞吐温 60＞吐温 40＞吐温 80
    C. 吐温 80＞吐温 60＞吐温 40＞吐温 20　　D. 吐温 80＞吐温 40＞吐温 60＞吐温 20

（二）多项选择题

1. 表面活性剂为能够显著降低两相表面张力（界面张力）的物质。表面活性剂的结构中含有（　　）。
   A. 亲水基团　　　B. 胶团　　　　　　C. 粒子团
   D. 疏水基团　　　E. 中性基团
2. 非离子型表面活性剂常用作（　　）。
   A. 增溶剂　　　　B. 乳化剂　　　　　C. 混悬剂
   D. 分散剂　　　　E. 消毒剂
3. 吐温类亲水性强，主要用作（　　）。
   A. 增溶剂　　　　B. O/W 型乳化剂　　C. W/O 型乳化剂
   D. 润湿剂　　　　E. 助分散剂
4. 表面活性剂可以用作（　　）。
   A. 增溶剂、乳化剂　B. 润湿剂、助悬剂　C. 分散剂、稳定剂
   D. 去污剂、消泡剂　E. 氧化剂、还原剂

二十三、热原

（一）单项选择题

1. （　　）是指能引起恒温动物体温异常升高的物质的总称。
   A. 热原　　　　　B. 纤维蛋白原　　　C. 胶原　　　　　D. 苷元
2. （　　）是内毒素的主要成分，具有特别强的致热活性。其分子量越大其致热作用越强。
   A. 脂多糖　　　　B. 磷脂　　　　　　C. 蛋白质　　　　D. 核苷酸
3. 大多数细菌能产生热原，致热最强的是（　　）。

A. 革兰阴性杆菌　　B. 革兰阳性杆菌　　C. 金黄色葡萄球菌　　D. 链球菌

4. 热原的分子量一般为（　　）。

A. 1×10^5　　B. 1×10^6　　C. 1×10^{-6}　　D. 1×10^{-5}

（二）多项选择题

1. 热原成分是微生物代谢产物，为细菌的内毒素，是（　　）的复合物。

A. 生物碱　　B. 磷脂　　C. 脂多糖
D. 蛋白质　　E. 苷类

2. 热原的性质为（　　）。

A. 水溶性　　B. 不挥发性　　C. 耐热性
D. 过滤性　　E. 可被强酸、强碱、强氧化剂破坏

3. 注射剂污染热原的途径，主要由（　　）带入。

A. 溶剂　　B. 原辅料　　C. 容器或用具
D. 制备过程　　E. 使用过程

4. 下面哪些是除去热原的方法（　　）。

A. 高温法　　B. 酸碱法　　C. 吸附法
D. 超滤法　　E. 冷冻法

5. 热原的检查方法为（　　）。

A. 小白鼠致热实验法　　B. 家兔致热实验法　　C. 鲎实验法
D. 犬致热实验法　　E. 大白鼠致热实验法

二十四、散剂的制备

（一）单项选择题

1. 散剂是药材或药材提取物经（　　）、（　　）、均匀（　　）制成的粉末状制剂。分为内服散剂和外服散剂。

A. 粉碎　　B. 煎煮　　C. 过筛　　D. 混合

2. 散剂为中药古老的传统剂型之一，在（　　）中有记载

A. 《道德经》　　B. 《黄帝内经》　　C. 《诗经》　　D. 《论语》

3. 散剂按药物组成分为（　　）。

A. 内服散剂、外用散剂
B. 含毒性药物散剂、含低共熔混合物散剂、含液体药物散剂
C. 单方散剂、复方散剂
D. 分剂量型散剂、非剂量型散剂

4. （　　）是将量少、色深、质轻的药粉先放入研钵中作为基础。

A. 铺底　　B. 打底　　C. 套色　　D. 研合

5. （　　）是将量多、色浅、质重的药粉逐渐分次加入研钵中，轻研混匀。

A. 铺底　　B. 打底　　C. 套色　　D. 研合

6. （　　）是取量小的组分及等量（等容积）的量大组分，同时至于混合器中混合均匀，再加入与混合物等量的量大组分混匀，如此倍量增加直至加完全部量大的组分为止。

A. 倍量递增法　　B. 等量递增法　　C. 混合递增法　　D. 等容积递增法

7. 低共熔是两种或两种以上药物混合后，在室温条件下，出现润湿或液化的现象。下面哪个不属于低共熔药物（　　）。

A. 石膏 B. 薄荷脑 C. 冰片 D. 樟脑
8. 散剂的含水量除特殊规定外，一般不超过（　　）。
A. 3.0% B. 5.0% C. 7.0% D. 9.0%

（二）多项选择题
1. 散剂在生产与储存期间应符合的要求，散剂应（　　）。
A. 干燥 B. 疏松 C. 混合均匀
D. 色泽一致 E. 粉末等级为细粉
2. 稀释散剂的辅料的要求为（　　）。
A. 具有一定功效 B. 应无显著药理作用
C. 不与主药发生反应 D. 不影响主药的含量测定
E. 可与主药发生反应
3. 散剂生产工艺管理要点包括（　　）。
A. 生产环境必须符合 GMP 的相关要求
B. 散剂分剂量与包装岗位的相对湿度应严格控制
C. 调整粉碎机的工作参数和选择筛网规格，实现对粉末细度的控制
D. 在生产过程中应按规定进行半成品均匀度检查
E. 按规程定时进行装量差异检查
4. 在《中国药典》规定散剂的质量检查项目，主要有（　　）。
A. 外观均匀度 B. 粒度 C. 水分
D. 装量差异 E. 溶解性

二十五、颗粒剂的制备

（一）单项选择题
1. 颗粒剂是药材的（　　）与适宜（　　）或部分（　　）混匀，制成的干燥颗粒状制剂。
A. 提取物 B. 提纯物 C. 辅料 D. 药材细粉
2. 制粒工艺不受溶剂和温度的影响的是（　　）。
A. 干法制粒 B. 湿法制粒 C. 流化制粒 D. 喷雾制粒
3. 颗粒剂的制粒是在混合均匀的粉末中加入适宜的（　　）或（　　），采用适宜的方法制成一定粒度的颗粒的方法。
A. 稀释剂 B. 润湿剂 C. 黏合剂 D. 润滑剂
4. 下面的制粒方法哪个不属于湿法制粒技术（　　）。
A. 挤出制粒法 B. 滚压法制粒 C. 快速搅拌制粒法 D. 流化喷雾制粒法
5. 下面的制粒方法哪个不属于干法制粒技术（　　）。
A. 滚转制粒法 B. 喷雾干燥制粒法 C. 一步制粒法 D. 重压法制粒
6. 制软材是将药料加适量黏合剂或湿润剂或稠浸膏，混合制成"（　　）"的状态。
A. 轻研冰片，重研麝香 B. 手捏成团，轻压则散
C. 夏季挂旗，冬季拉丝 D. 压榨成片状或块状
7. 颗粒剂在制粒、整粒时，要挤压通过（　　）筛网。筛网一般5～20目。
A. 一号 B. 二号 C. 三号 D. 四号
8. 湿法制粒制得的湿颗粒，干燥时的一般温度为（　　）。

A. 40~60℃   B. 60~80℃   C. 80~100℃   D. 25℃±5℃

9. 制出的颗粒多数为中空、球状的制粒技术是（　　）。
   A. 挤出制粒   B. 滚压法制粒   C. 喷雾制粒   D. 高速混合制粒

10. 制粒前，需将原辅料配制成溶液或混悬液的制粒技术是（　　）。
    A. 挤出制粒   B. 滚压法制粒   C. 喷雾制粒   D. 流化制粒

11. 流化制粒机内能够完成的工序顺序，正确的是（　　）。
    A. 混合→制粒→干燥
    B. 过筛→混合→制粒→干燥
    C. 制粒→混合→干燥
    D. 粉碎→混合→干燥→制粒

（二）多项选择题

1. 颗粒剂的类型分为（　　）。
   A. 可溶性颗粒剂   B. 肠溶性颗粒剂   C. 混悬性颗粒剂
   D. 泡腾性颗粒剂   E. 胃溶性颗粒剂

2. 泡腾性颗粒剂的制备是利用有机酸与弱碱遇水作用产生二氧化碳气体，使药液呈泡腾状态的一种颗粒剂。下列哪些材料可以选用（　　）。
   A. 枸橼酸   B. 盐酸   C. 碳酸氢钠
   D. 氢氧化钠   E. 醋酸

3. 关于制粒叙述正确的是（　　）。
   A. 制粒几乎与所有固体制剂有关   B. 胶囊剂中的药物可制成颗粒
   C. 颗粒是片剂生产的中间体   D. 制粒可改善粉末的流动性
   E. 制粒可以防止粉尘飞扬以及对器壁的黏附

4. 下列哪项是影响干法制粒的因素（　　）。
   A. 浸膏粉的含水量   B. 辅料的种类和用量
   C. 制粒环境的温度和湿度   D. 制粒方法与设备
   E. 润湿剂的用量

5. 关于影响挤出制粒因素的叙述中正确的是（　　）。
   A. 黏合剂过多，制成的颗粒过硬
   B. 软材要求"手捏成团，轻压则散"
   C. 揉混强度大、混合时间长，制成的颗粒细粉多
   D. 筛网规格应根据工艺要求选用
   E. 制粒时加料量可直接影响湿粒质量

6. 关于影响流化制粒因素叙述正确的是（　　）。
   A. 物料的粒度控制在80目以上
   B. 制粒机内物料量必须充足，以保证形成良好的流化状态
   C. 黏合剂喷雾速度过慢，颗粒粒径小
   D. 风温度过低，可能造成"塌床"
   E. 制粒时进风温度控制在55~70℃为宜，干燥时则设定在80℃

二十六、制颗粒设备

（一）单项选择题

1. 使用摇摆式颗粒机，应定期检查机件，频率为（　　）。
   A. 每周一次   B. 每月一次   C. 半年一次   D. 一年一次

2. 使用高速混合制粒机制粒时，耗用的黏合剂比传统工艺减少（　　）%。
A. 25　　　　　B. 30　　　　　C. 35　　　　　D. 50

（二）多项选择题

1. 摇摆式颗粒机的维护与保养叙述错误的是（　　）。
A. 安放在平台之上　　B. 每次工作前加油　　C. 定期检查机件，每年一次
D. 经常保持机器清洁　　E. 经常观察润滑系统是否堵塞

2. 流化喷雾制粒机的优点是（　　）。
A. 混合、制粒、干燥一次完成　　　　B. 节省时间和劳动力
C. 颗粒粒度均匀　　　　　　　　　　D. 流动性、压缩成型性好
E. 复方制剂各成分密度差异较大时，在流化时可能分离

二十七、胶囊剂的制备

（一）单项选择题

1. 胶囊剂是将药材用适宜方法加工后，加入适宜辅料填充于（　　）或密封于（　　）中的制剂。
A. 空心胶囊　　　B. 密闭容器　　　C. 软质囊材　　　D. 弹性塑料

2. 下面（　　）为胶囊壳的主要材料。
A. 山梨醇　　　　B. 甘油　　　　　C. 明胶　　　　　D. 二甲基硅油

3. 硬胶囊剂岗位洁净度要求为（　　）。
A. 100级　　　　B. 10000级　　　C. 10万级　　　　D. 30万级

4. 1%的甘油在胶囊壳中为（　　）。
A. 防腐剂　　　　B. 遮光剂　　　　C. 填充剂　　　　D. 增塑剂

5. 中药常用胶囊规格为（　　）。
A. 000、0、2、4号　　　　　　　　　B. 000、00、0、1号
C. 2、3、4、5号　　　　　　　　　　D. 0、1、2、3号

6. （　　）为1g固体药物制成填充胶囊的混悬液时所需液体基质的质量（g）。
A. 基质吸附率　　B. 杂质吸附率　　C. 活性炭吸附率　　D. 吸收剂吸附率

7. 某些具有（　　）、（　　）的药物可制成肠溶胶囊剂。
A. 辛臭味　　　　B. 芳香性　　　　C. 苦味　　　　　D. 刺激性

（二）多项选择题

1. 胶囊剂分为（　　）。
A. 硬胶囊剂　　　B. 软胶囊剂（胶丸）　　C. 口含胶囊剂
D. 胃溶胶囊剂　　E. 肠溶胶囊剂

2. 哪些药物不利于制成胶囊剂。（　　）
A. 使胶囊壁溶化的药物　　　　　　　B. 吸湿性药物
C. 使胶囊壁变软的易风化药物　　　　D. 易溶性药物
E. 毒性较大的药物

3. 软胶囊剂的内容物可为（　　）。
A. 水溶液　　　　B. 混悬液　　　　C. W/O乳浊液
D. 半固体油状物　E. 粉末

4. 不宜制成软胶囊的内容物为（　　）。

A. O/W 型乳浊液 B. 含水分超过 5% 的药物溶液
C. 含低分子量的水溶性物质 D. 挥发性有机化合物
E. W/O 型乳浊液

5. 胶囊剂可填充药物的形式为（　　）。
A. 颗粒 B. 微丸 C. 混悬液
D. 粉末 E. 液体

二十八、制胶囊设备

（一）单项选择题

1. 轧囊机的结构关键部分是（　　）。
A. 贮液槽 B. 机头 C. 胶囊输送机 D. 鼓轮

2. 硬胶囊填充机有（　　）个装置。
A. 3 B. 5 C. 6 D. 8

3. 下面（　　）不属于滴制式软胶囊机结构。
A. 定量控制器 B. 喷头 C. 冷却器 D. 除油器

（二）多项选择题

1. 下面（　　）为全自动胶囊填充机的结构。
A. 回转台结构 B. 胶囊送出结构 C. 颗粒充填结构
D. 废胶囊剔除结构 E. 胶囊抛光装置

2. 滚模式软胶囊机的结构包括（　　）。
A. 压制主机 B. 输送机 C. 选丸机
D. 明胶桶 E. 药液桶

二十九、片剂的制备

（一）单项选择题

1. 中药片剂是药材（　　）、药材（　　）加药材（　　）或药材粉末与适宜的（　　）混匀压制或用其他适宜方式制成的圆片状或异型片状的制剂。
A. 提取物 B. 细粉 C. 辅料 D. 基质

2. 为增加片剂的体积和重量，应加入赋形剂（　　）。
A. 稀释剂 B. 吸收剂 C. 崩解剂 D. 润滑剂

3. 在生产片剂时加辅料的目的是确保压片物料的（　　）、（　　）、（　　）及其成品的（　　）。
A. 崩解性 B. 流动性 C. 润滑性 D. 可压性

4. 最常用的吸收剂为（　　）。
A. 硫酸钙二水物 B. 磷酸氢钙 C. 氧化镁 D. 碳酸钙

5. 润湿剂本身无黏性，但能润湿并诱发药粉黏性以利于制成颗粒。乙醇作为润湿剂使用的浓度一般为（　　）。
A. 20%～60% B. 30%～70% C. 40%～70% D. 40%～80%

6. 下面哪个为水溶性润滑剂（　　）。
A. 硬脂酸镁 B. 聚乙二醇（PEG） C. 滑石粉 D. 氢化植物油

7. 生产中药片剂时，药材宜粉碎成（　　）。

A. 粗粉 B. 中粉 C. 细粉 D. 最细粉

8. 供压片的颗粒松紧要适宜,手能捻碎,有粗糙感,颗粒大小适当,一般要求通过(   )。

A. 一号筛 B. 二号筛 C. 三号筛 D. 四号筛

9. 干法制颗粒压片法指不用(   )而制成颗粒进行压片的方法。

A. 润湿剂或固体黏合剂 B. 润湿剂或液体黏合剂
C. 稀释剂 D. 崩解剂

10. 压片时,药物细粉、纤维、动物角质类和皮类过多或矿物药较多或颗粒质地疏松、流动性差,会造成(   )。

A. 松片 B. 崩解迟缓 C. 引湿受潮 D. 叠片

11. 压片时,原料中含有较多挥发油、脂肪油会造成(   )。

A. 松片 B. 崩解迟缓 C. 引湿受潮 D. 叠片

12. 压片时,颗粒太潮或润滑剂用量不足或分布不均匀会造成(   )。

A. 崩解迟缓 B. 片重差异超限 C. 黏冲 D. 裂片

13. 压片时,冲模表面粗糙或不洁净或有缺损,冲头刻字(线)太深会造成(   )。

A. 崩解迟缓 B. 片重差异超限 C. 黏冲 D. 裂片

14. 压片时,黏合剂黏性太强,用量过多或疏水性润滑剂用量过大会造成(   )。

A. 松片 B. 崩解迟缓
C. 变色或表面有斑点 D. 引湿受潮

15. 压片时,颗粒粗硬或压力过大,致使片剂坚硬,会造成(   )。

A. 松片 B. 崩解迟缓
C. 变色或表面有斑点 D. 引湿受潮

16. 压片时,颗粒过分干燥或压力过大或车速过快,空气不及时逸出,造成(   )。

A. 黏冲 B. 裂片
C. 叠片 D. 变色或表面有斑点

17. 压片时,下冲上升位置太低或黏冲,造成(   )。

A. 松片 B. 崩解迟缓 C. 叠片 D. 裂片

18. 压片时,颗粒粗细相差悬殊或颗粒流动性差,使模孔中颗粒填充量不均会造成(   )。

A. 崩解迟缓 B. 黏冲 C. 叠片 D. 片重差异超限

19. 压片时,上冲润滑油过多会造成(   )。

A. 裂片 B. 叠片
C. 变色或表面有斑点 D. 片重差异超限

20. 压片时,浸膏中含有较多糖、树胶、蛋白质、鞣质、无机盐等成分时,会造成(   )。

A. 叠片 B. 引湿受潮 C. 裂片 D. 崩解迟缓

21. 糖衣的一般包衣工序为(   )。

A. 隔离层→粉衣层→糖衣层→有色糖衣层→打光
B. 隔离层→糖衣层→粉衣层→有色糖衣层→打光
C. 隔离层→糖衣层→有色糖衣层→粉衣层→打光
D. 隔离层→粉衣层→有色糖衣层→糖衣层→打光

22. 一般中药压制片硬度为（　　）。
  A. 1～2kg　　　　　B. 2～3kg　　　　　C. 2～4kg　　　　　D. 3～4kg

（二）多项选择题

1. 片剂按制法可分为（　　）。
  A. 全粉末片　　　　B. 半浸膏片　　　　C. 全浸膏片
  D. 半粉末片　　　　E. 提纯片
2. 在生产片剂时对辅料的要求（　　）。
  A. 具有较高的物理和化学稳定性　　　　B. 不与主药及其他辅料起反应
  C. 不影响主药的释放、吸收和含量测定　　D. 对人体无害，来源广，成本低
  E. 具有一定的生理活性
3. 片剂的辅料有（　　）。
  A. 稀释剂　　　　　B. 吸收剂　　　　　C. 湿润剂
  D. 黏合剂　　　　　E. 崩解剂
4. 稀释剂（填充剂）适用于（　　）。
  A. 主药剂量大于0.1g　　　　　　　　　B. 制片困难者
  C. 中药片剂中含浸膏量多　　　　　　　D. 浸膏黏性太大而制片困难者
  E. 物料流动性差
5. 淀粉的物理性质包括（　　）。
  A. 溶于冷水及乙醇
  B. 水中加热到62～72℃糊化
  C. 吸湿而不潮解，遇水膨胀
  D. 遇酸、碱在潮湿或加热情况下可逐渐水解而失去膨胀作用
  E. 水解产物为还原糖
6. 淀粉常用作（　　）。
  A. 稀释剂　　　　　B. 吸收剂　　　　　C. 崩解剂
  D. 润滑剂　　　　　E. 黏合剂
7. 淀粉最常与（　　）合用作稀释剂。
  A. 糊精　　　　　　B. 滑石粉　　　　　C. 糖粉
  D. 乳糖　　　　　　E. 聚乙二醇
8. 糖粉常用作（　　）。
  A. 稀释剂　　　　　B. 矫味剂　　　　　C. 崩解剂
  D. 黏合剂　　　　　E. 润滑剂
9. 糊精为淀粉水解的中间产物，常用作（　　）。
  A. 矫味剂　　　　　B. 崩解剂　　　　　C. 稀释剂
  D. 黏合剂　　　　　E. 润滑剂
10. 乙醇浓度愈高，粉料被润湿后黏性愈小。乙醇作为润湿剂使用时，适合的对象为（　　）。
  A. 中药浸膏粉　　　B. 半浸膏粉的制粒　　C. 纤维性成分多的制粒
  D. 用大量淀粉、糊精或糖粉作赋形剂制片　　E. 全粉末片
11. 黏合剂本身具有黏性，能增加药粉间的黏合作用，以利于制粒和压片。黏合剂类型

有（　　）。
- A. 固体型
- B. 半固体
- C. 混悬型
- D. 液体型
- E. 乳浊液型

12. 淀粉浆（淀粉糊）是淀粉加水在70℃左右糊化而成的稠厚胶体，常用浓度为10%。其制法为（　　）。
- A. 煮浆法
- B. 冲浆法
- C. 高温法
- D. 高压法
- E. 水飞法

13. 下面哪些可以用作黏合剂（　　）。
- A. 糊精
- B. 糖粉
- C. 糖浆
- D. PVP
- E. 硬脂酸镁

14. 微晶纤维素具有（　　）的作用。
- A. 稀释剂
- B. 黏合剂
- C. 崩解剂
- D. 助流剂
- E. 润滑剂

15. 崩解剂是加入片剂中能使片剂在胃肠液中迅速崩解成小粒子的辅料。下面哪项一般不需要加崩解剂（　　）。
- A. 中药全粉末片
- B. 中药全浸膏片
- C. 中药半浸膏片
- D. 中药提纯片
- E. 咀嚼片

16. 崩解剂的加入方法有（　　）。
- A. 内加法
- B. 外加法
- C. 内外加法
- D. 特殊加入法
- E. 一般加入法

17. 片剂制备时的压制方法有（　　）。
- A. 湿法制颗粒压片
- B. 干法制颗粒压片
- C. 药物粉末直接压片
- D. 药物结晶直接压片
- E. 药物纤维直接压片

18. 压片机冲模的结构有（　　）。
- A. 上冲
- B. 下冲
- C. 模圈
- D. 压力调节器
- E. 压轮

19. 压片时制颗粒的目的为（　　）。
- A. 增加物料的流动性
- B. 减少药片松裂
- C. 避免粉末分层
- D. 避免黏冲现象
- E. 避免细粉飞扬

20. 片剂包衣种类有（　　）。
- A. 糖衣
- B. 薄膜衣
- C. 半薄膜衣
- D. 肠溶衣
- E. 口含衣

21. 片剂包衣的方法有（　　）。
- A. 滚转包衣法
- B. 悬浮包衣法
- C. 手动包衣法
- D. 压制包衣法
- E. 喷雾包衣法

22. 片剂包衣对衣层的要求有（　　）。
- A. 衣层应均匀牢固
- B. 不与片芯起作用
- C. 崩解度应符合治疗要求
- D. 贮藏期间应保持颜色一致，无裂纹、脱壳现象
- E. 不影响药物的溶出和吸收

23. 包糖衣物料主要有（　　）。

A. 胶浆　　　　　　B. 糖浆　　　　　　C. 有色糖浆
D. 滑石粉　　　　　E. 虫蜡粉
24. 糖衣的混合浆是将（　　）等包衣材料混合，形成的白色液状物。
A. 糖浆　　　　　　B. 胶浆　　　　　　C. 淀粉
D. 滑石粉　　　　　E. 糊精
25. 包糖衣过程中可能发生的问题有（　　）。
A. 花斑或色泽不均　B. 片面裂纹　　　　C. 脱壳或露边
D. 粘锅　　　　　　E. 裂片
26. 包薄膜衣成膜材料主要有（　　）。
A. 羟丙基甲基纤维素（HPMC）　　　B. 羟丙基纤维素（HPC）
C. 丙烯酸树脂类聚合物　　　　　　　D. 吐温 80
E. 普罗尼克 F-68
27. 包薄膜衣的溶剂常用的有（　　）。
A. 乙醇　　　　　　B. 水　　　　　　　C. 丙酮
D. 乙醚　　　　　　E. 氯仿
28. 包薄膜衣过程中发生的问题有（　　）。
A. 碎片粘连和剥落　B. 起皱　　　　　　C. 起泡和桥接
D. 色斑和起霜　　　E. 松片
29. 包肠溶衣物料主要有（　　）。
A. 吐温类　　　　　　　　　　　　　　B. 邻苯二甲酸醋酸纤维素（CAP）
C. 司盘类　　　　　　　　　　　　　　D. 丙烯酸树脂类聚合物
E. 尼泊金类
30. 采用湿法制粒压片时，在压片前要做的是（　　）。
A. 粉碎　　　　　　B. 整粒　　　　　　C. 加挥发油
D. 加崩解剂　　　　E. 加黏合剂

三十、制片设备

（一）单项选择题

1. 旋转式压片机用（　　）装置调节片剂重量。
A. 上下轨道　　　　B. 上压轮　　　　　C. 下压轮　　　　　D. 填充调节
2. 有关旋转式压片机压制部分叙述错误的是（　　）。
A. 压制部分包括具有三层结构的转盘
B. 转盘又称转台
C. 压片机的一副冲模由上冲头、下冲头组成
D. 调节上下冲杆运动的机构由导轨装置完成
3. 全自动压片机的片重自动控制装置自动测定每个片剂的（　　）。
A. 压力、厚度、硬度　　　　　　　　　B. 含量、压力、硬度
C. 重量、厚度、硬度　　　　　　　　　D. 重量、压力、硬度

（二）多项选择题

1. 旋转式压片机的构造一般包括（　　）。
A. 动力及传动部分　B. 加料部分　　　　C. 压制部分

D. 吸粉部分　　　　　E. 微机控制部分
2. 旋转式压片机的压片过程为（　　）。
A. 加料　　　　B. 装模圈　　　　C. 压片
D. 推片　　　　E. 吸粉
3. 全自动压片机的主要控制系统有（　　）及安全装置等。
A. 压力的自动控制装置　　　　B. 片重的自动控制装置
C. 记忆自动操作系统　　　　　D. 定量加料装置
E. 远距离控制装置
4. 包衣机的类型有（　　）。
A. 高效包衣机　　　B. 自动流化床包衣设备　　C. 荸荠型包衣机
D. 空气悬浮包衣机　　E. 抛光机

三十一、丸剂的制备

（一）单项选择题

1. （　　）是在转动的适宜的容器或机械中，将药材细粉与赋形剂交替润湿、撒布，不断翻滚，逐渐增大的一种制丸方法。
A. 泛制法　　　B. 塑制法　　　C. 滴制法　　　D. 滚压法
2. 制作水丸时对药粉细度的要求为：起模用（　　），加大成型用（　　）或（　　），盖面用（　　）。
A. 粗粉　　　B. 细粉　　　C. 最细粉　　　D. 极细粉
3. 在制作水丸进行原辅料准备时，对下列各类药材的处理方法。纤维性多或黏性强的药物宜（　　）；动物胶类，宜（　　）；树脂类，宜（　　）；黏性强、刺激性大的药物，宜（　　）。
A. 提取　　　B. 加水加热熔化　　　C. 适量黄酒溶解　　　D. 用酒溶化
4. 水丸制备的工艺流程：原辅料准备→（　　）→质量检查→包装。
A. 选丸→成型→盖面→干燥→起模　　　B. 干燥→盖面→成型→起模→选丸
C. 成型→盖面→起模→选丸→干燥　　　D. 起模→成型→盖面→干燥→选丸
5. 起模是利用水的润湿作用诱导出药粉的黏性，使药粉之间相互附着而成细小的颗粒，并在此基础上层层增大而成的丸模。起模时选用处方中（　　）的药物细粉。
A. 黏性强　　　B. 黏性适中　　　C. 无黏性　　　D. 矿物药
6. 机械起模常用的设备（　　）。
A. 药扁　　　B. 摇摆制粒机　　　C. 包衣锅　　　D. 可倾式夹层锅
7. 水丸干燥温度一般为（　　）。
A. 80℃以下　　　B. 60℃以下　　　C. 60℃以上　　　D. 80℃以上
8. 水丸干燥方法、温度和速度，以（　　）最好。
A. 真空干燥　　　B. 自然干燥　　　C. 烘房干燥　　　D. 微波干燥
9. 蜜丸系指药材细粉以炼制过的蜂蜜为黏合剂制成的丸剂。蜜丸的工艺流程为：原辅料准备→（　　）→整丸→质量检查→包装。
A. 制丸条→制丸块→分粒→搓圆→干燥　　　B. 制丸块→制丸条→分粒→干燥→搓圆
C. 制丸块→制丸条→分粒→搓圆→干燥　　　D. 制丸块→分粒→搓圆→制丸条→干燥
10. 浓缩丸是指将药材或部分药材提取的（　　）或（　　），与处方中其余药材细粉或加适宜的赋形剂制成的丸药。

A. 清膏　　　　B. 流浸膏　　　　C. 干浸膏　　　　D. 浸膏

11. 制作浓缩丸时，药材处理的原则，宜提取制膏药材有（　　）；宜粉碎成细粉的药材有（　　）。

A. 质地坚硬　　B. 贵重药材　　C. 黏性大　　D. 体积小
E. 体积大　　　F. 淀粉多　　　G. 富含纤维的

12. 蜡丸制备是将精制蜂蜡加热熔化，冷却至（　　）左右，待蜡液开始凝固，表面有结膜时，加入药粉，迅速搅拌至混合均匀，趁热制丸条，分粒，搓圆。

A. 50℃　　　　B. 60℃　　　　C. 70℃　　　　D. 80℃

13. 滴丸系指药材（　　）与（　　）用适宜方法混匀后，滴入不相混溶的（　　）中，收缩冷凝制成的丸剂。

A. 提取物　　　B. 细粉　　　　C. 基质　　　　D. 冷凝液

（二）多项选择题

1. 丸剂根据赋形剂分类，包括（　　）。

A. 水丸　　　　B. 水蜜丸　　　C. 浓缩丸
D. 泛制丸　　　E. 塑制丸

2. 丸剂盖面是将已经增大、筛选均匀的丸粒用余粉或特制的盖面用粉等加大到粉料用尽的过程。其方法包括（　　）。

A. 干粉盖面　　B. 薄膜盖面　　C. 清水盖面
D. 清浆盖面　　E. 淀粉浆盖面

3. 下面哪些可以用作水丸的赋形剂（　　）。

A. 水　　　　　B. 酒　　　　　C. 醋
D. 水蜜　　　　E. 蜡

4. 起模方法包括（　　）。

A. 干法制粒起模　　B. 药粉加水起模　　C. 湿粉制粒起模
D. 喷水加粉起模　　E. 特殊起模

5. 水丸的成型是将已经筛选均匀的丸模逐渐加大至接近成品的操作。操作时注意事项为（　　）。

A. 加水加粉要分布均匀，用量适中　　B. 由里向外翻拌，使丸粒均匀增大
C. 丸粒在锅内转动时间要适当　　　　D. 水丸的含水量不得超过9.0%
E. 及时喷入适宜浓度的乙醇

6. 蜂蜜炼制的目的（　　）。

A. 除杂质　　　B. 杀死微生物　　C. 破坏酶类
D. 降低水分含量、增加黏性　　　　E. 增加丸粒美观度

7. 优良的蜜丸块能随意塑性而不开裂，手搓捏而不粘手，不粘附器壁。影响丸块质量的因素主要有（　　）。

A. 炼蜜程度　　B. 和药设备　　C. 和药温度
D. 用蜜量　　　E. 环境湿度

8. 蜜丸表面粗糙的原因有（　　）。

A. 药料中含纤维多　　　　　B. 药料中含矿物或贝壳类药多

C. 药粉过粗 D. 润滑剂用量不足
E. 加蜜量少且混合不匀

9. 蜜丸变硬原因（　　）。
   A. 用蜜量不足　　B. 合坨时蜜温较低　　C. 蜜炼得过老　　D. 环境温度低
   E. 含胶类药比例较多时合坨蜜温过高而使其烊化冷后又凝固

10. 蜜丸返砂的原因（　　）。
    A. 蜂蜜质量欠佳，含果糖少　　　　B. 合坨不均匀
    C. 蜂蜜炼制不到程度　　　　　　　D. 含胶类药比例较多
    E. 环境温度低

11. 蜜丸发霉生虫的原因为：药料处理不干净，药料被污染，包装不严密等，可以采用下面哪些方法解决（　　）。
    A. 水洗原料　　B. 加热灭菌　　C. 紫外线灭菌
    D. ^{60}Co 辐射灭菌　　E. 高温干热灭菌

12. 既可以用泛制法，又可以用塑制法来制作的丸剂有（　　）。
    A. 水丸　　B. 水蜜丸　　C. 浓缩丸
    D. 糊丸　　E. 蜡丸

13. 浓缩丸的类型有（　　）。
    A. 浓缩水丸　　B. 浓缩蜜丸　　C. 浓缩水蜜丸
    D. 滴丸　　　　E. 糊丸

14. 糊丸是药材细粉以米糊或面糊等为黏合剂制成的丸剂。制糊方法有（　　）。
    A. 冲糊法　　B. 泡糊法　　C. 煮糊法
    D. 蒸糊法　　E. 冷糊法

15. 滴丸基质的要求（　　）。
    A. 与主药不发生任何化学反应　　　B. 不影响主药疗效与检测
    C. 在肠道溶解　　　　　　　　　　D. 在室温下保持固体状态
    E. 基质熔点较低或加一定量的热水能熔化成液体

16. 下面（　　）可以用作滴丸的水溶性基质。
    A. 水　　B. 聚乙二醇类　　C. 甘油明胶
    D. 硬脂酸　　E. 单硬脂酸甘油酯

17. 丸剂包衣是在丸剂的表面上包裹一层物质，使之与外界隔绝的操作称为包衣。下面可以用作药物衣的是（　　）。
    A. 朱砂　　B. CAP　　C. 百草霜
    D. 钛白粉　　E. 黄柏

18. 丸剂染菌途径有（　　）。
    A. 药材本身大量带菌并以原粉入药　　B. 制备过程染菌
    C. 包装过程染菌　　　　　　　　　　D. 储存中微生物繁殖
    E. 环境湿度的影响

三十二、制丸设备

（一）单项选择题

1. 泛制法制丸所用的设备是（　　）。

A. 滴丸机　　　　B. 制丸机　　　　C. 蜜丸机　　　　D. 泛丸机

2. 离心式自动选丸机不能筛选（　　）。

A. 形状不圆的丸　B. 湿丸　　　　　C. 干丸　　　　　D. 多粒粘连丸

3. 由筛筒、进料斗、出料筒、机架、变速传动机构和电机组成的是（　　）。

A. 泛丸机　　　　　　　　　　　　B. 卧式滚筒筛丸机

C. 离心式自动选丸机　　　　　　　D. 制丸机

4. 可以使药粉直接一步泛制成丸的是（　　）。

A. 制丸机　　　　B. 自动选丸机　　C. 滚筒式筛丸机　D. 水丸连续成丸机

5. YUJ-17A 型制丸机在制丸时发现丸形成方块形，丸形不好，主要原因是（　　）。

A. 自控失灵　　　　　　　　　　　B. 药料硬，药性黏

C. 齿轮体与齿轮螺纹松动　　　　　D. 制丸刀没对正

6. 自动化大型滴丸机在滴制时先打开触摸屏（　　）开关，再扭动"滴头"开关，开始滴制。

A. 真空　　　　　B. 滴料罐　　　　C. 传送带　　　　D. 搅拌

7. DWJD-Ⅲ 自动化大型滴丸机的滴液罐内的液位通过（　　）控制与供料系统连结，使滴液罐保持一定的液位。

A. 液位传感器　　B. 调料罐　　　　C. 滴料罐　　　　D. 加料罐

8. YUJ-17A 型制丸机专门生产（　　）的水丸、水蜜丸、蜜丸、浓缩丸。

A. 3～6g　　　　 B. 1～11g　　　　C. 6～12g　　　　D. 3～9g

9. 制丸机在生产过程中可通过更换（　　）来制出所需直径的药丸。

A. 出条口与制丸刀　B. 送条轮　　　C. 顺条器　　　　D. 减速控制器

（二）多项选择题

1. 泛丸机主要由（　　）等组成。

A. 糖衣锅　　　　B. 电器控制　　　C. 蜗轮箱体

D. 机身　　　　　E. 加热装置

2. 丸条机的类型有（　　）。

A. 桨叶式　　　　B. 螺旋式　　　　C. 双滚筒式

D. 三滚筒式　　　E. 挤压式

3. YUJ-17A 型制丸机制丸时丸与丸之间连接不断，处理方法为（　　）。

A. 旋转齿轮体和齿轮　B. 对正制丸刀　　C. 处理药料

D. 将制丸刀刀刃部锉成锯齿形　　　E. 使制丸刀与药丸之间增加摩擦力

4. DWJD-Ⅲ 自动化大型滴丸机的药物调剂供应系统由（　　）及保温层、加热层、压缩空气输送机构等组成。

A. 调料罐　　　　B. 电动减速搅拌机　C. 油浴循环加热泵

D. 药液自动输出开关　E. 自动喷淋清洗装置

三十三、注射剂的制备

（一）单项选择题

1. 中药注射剂（针剂）是药材经提取、纯化后制成的供注入机体内的溶液、混悬液、乳浊液及供临床前配制或稀释成溶液的粉末或（　　）的无菌制剂。

A. 混悬液　　　　B. 乳浊液　　　　C. 稀溶液　　　　D. 浓溶液

2. 注射用油的质量要求为淡黄色澄明液体，无臭或几乎无臭。同时，（　　）不大于0.1，（　　）应为126～140，（　　）应为188～195。

  A. 酸值　　　　　　B. 碘值　　　　　　C. 皂化值　　　　　　D. HLB值

3. 注射剂的附加剂是为增加注射剂的（　　）、（　　）与稳定性而加入的物质称为注射剂的附加剂。

  A. 有效性　　　　　B. 安全性　　　　　C. 合法性　　　　　　D. 经济性

4. 为防止主药氧化，有时将高纯度的惰性气体（　　）或（　　）通入供配液的注射用水或已配好的药液中使之饱和，从而以驱除其中溶解的氧气。

  A. N_2　　　　　　B. NO　　　　　　C. CO　　　　　　D. CO_2

5. 在注射剂中加入金属络合剂是为了除去注射液中微量（　　），注射液中微量的（　　）存在可加速其氧化降解作用。

  A. 金属离子　　　　B. 氧离子　　　　　C. 氢离子　　　　　　D. 氯离子

6. 常用的金属络合剂（　　）

  A. 碳酸氢钠　　　　B. 依地酸二钠　　　C. 碳酸钠　　　　　　D. 硫代硫酸钠

7. 注射液的pH值最好接近正常人体液的pH值（7.35～7.45）。常用调pH值的酸性附加剂不包括（　　）。

  A. 盐酸　　　　　　B. 硝酸　　　　　　C. 硫酸　　　　　　D. 枸橼酸

8. 注射液的pH值最好接近正常人体液的pH值（7.35～7.45）。常用调pH值的碱性附加剂不包括（　　）。

  A. 氢氧化钠（钾）　B. 碳酸氢钠　　　　C. 氢氧化铝　　　　D. 磷酸氢二钠

9. 对抑制微生物增殖的附加剂的要求：抑菌效能可靠；对人体无毒害；与主药无配伍禁忌，不影响疗效与质量检查；性质稳定，不易受温度、pH等因素影响而降低抑菌效果；不与橡胶塞起反应。常用的抑菌剂不包括（　　）。

  A. 苯酚　　　　　　B. 甲酚　　　　　　C. 盐酸普鲁卡因　　D. 苯甲醇

10. 在制作注射液时，为减轻疼痛与刺激可以加入的附加剂中不包括（　　）

  A. 苯甲醇　　　　　B. 氯甲酚　　　　　C. 三氯叔丁醇　　　D. 盐酸利多卡因

11. 冰点相同的稀溶液具有相等的渗透压。血浆的冰点为（　　），药液冰点为（　　）时与血浆渗透压相同。

  A. -0.52℃　　　　B. +0.52℃　　　　C. 0℃　　　　　　D. -0.25℃

12. 下面哪个为等渗溶液（　　）。

  A. 0.09％氯化钠注射液　　　　　　　　B. 9％氯化钠注射液

  C. 50％葡萄糖注射液　　　　　　　　　D. 5％葡萄糖注射液

13. 等张溶液系指与红细胞张力相等的溶液，也就是能使在其中的红细胞保持正常体积和形态的溶液。下面那个严格要求等张（　　）。

  A. 肌内注射剂　　　B. 鞘内注射剂　　　C. 静脉注射剂　　　D. 滴眼剂

14. 安瓿的物理检查不包括（　　）。

  A. 外观　　　　　　B. 清洁度　　　　　C. 耐酸　　　　　　D. 耐热压性能

15. 安瓿的干燥与灭菌方法为：在烘箱内（　　）干燥2h以上，用于无菌操作的安瓿需（　　）干热灭菌45min以上。

  A. 80～100℃　　　B. 120～140℃　　　C. 200℃　　　　　　D. 300℃

16. 中药水提取液中所含鞣质用醇沉淀不易除尽，（   ）能与蛋白质形成不溶性（   ），肌内注射使局部组织发生硬结、疼痛。
    A. 鞣质   B. 鞣酸   C. 鞣酸蛋白   D. 鞣质蛋白
17. 注射剂原料的质量要求：以有效成分或有效部位为组分配制注射剂，所用原料应符合该（   ）或（   ）质量标准。以净药材为组分配制单方或复方注射液时，必须选用优质（   ）品种。
    A. 有效成分   B. 有效部位   C. 注射用规格   D. 正品药材
18. （   ）是将全部原料药物加入部分溶媒中配成溶液，加热过滤，必要时冷却后再过滤，根据含量测定结果，再用滤过的注射溶媒稀释至所需浓度，该法适用于（   ）药物。
    A. 浓配法   B. 稀配法   C. 易溶性   D. 溶解度小
19. （   ）将原料加入所需的溶媒中直接配制成所需浓度。该法适用于（   ）的药物。
    A. 浓配法   B. 稀配法   C. 易溶性   D. 溶解度小
20. 除热原时活性炭的使用量为（   ）（W/V）。
    A. 0.01%～0.1%   B. 0.05%～0.5%   C. 0.1%～1%   D. 1%～10%
21. 活性炭活化的温度与时间为（   ）。
    A. 100℃，4～5h B. 150℃，4～5h C. 100℃，1～2h   D. 150℃，1～2h
22. 下面（   ）不属于注射液的过滤方式。
    A. 高位静压滤过 B. 减压滤过   C. 常压滤过   D. 加压滤过
23. 生产洗涤输液玻璃瓶的方法：约（   ）℃的2%（   ）或3%碳酸钠溶液洗10秒，再依次用饮用水、注射用水、过滤注射用水冲洗。
    A. 25   B. 70   C. 氢氧化钠   D. 碳酸氢钠
24. 输液从配制到灭菌时间应控制在（   ）之内
    A. 2h   B. 4h   C. 6h   D. 8h
25. 输液玻璃瓶热压灭菌的条件为（   ）。
    A. 115℃，68.7kPa，30min   B. 121℃，98.0kPa，30min
    C. 126℃，137.3kPa，30min   D. 100℃，5.0kPa，45min
26. 粉针剂（注射用无菌粉末）是指临床前配成溶液或混悬液注入机体内的无菌粉末。它是针对（   ）或在（   ）的药物而制成的制剂。
    A. 遇热不稳定   B. 遇冷不稳定
    C. 非水溶液中不稳定   D. 水溶液中不稳定
27. 冻干制品是将药物配成（   ）或（   ），无菌分装后，再进行冷冻干燥，得到冻干粉末。
    A. 无菌溶液   B. 无菌混悬液   C. 无菌乳浊液   D. 无菌胶体溶液
28. 无菌粉末直接分装的容器，灭菌后应有净化空气保护，存放时间不超过（   ）。
    A. 6h   B. 12h   C. 24h   D. 48h
29. 滴眼剂对混悬微粒细度的质量要求为：澄明无异物，细度要求小于（   ）。
    A. 20μm   B. 30μm   C. 40μm   D. 50μm

(二) 多项选择题

1. 注射剂的特点包括（   ）。

A. 药效迅速，作用可靠
B. 适用于不宜口服的药物
C. 适用于不能口服给药者
D. 可使某些药物发挥定时、定向、定位作用
E. 可减少药物的副作用

2. 注射剂的缺点有（　　）。
   A. 疼痛　　　　　　B. 使用不方便　　　　C. 质量要求高
   D. 生产成本高　　　E. 血药浓度不易控制

3. 注射剂的分类，包括（　　）。
   A. 溶液型注射剂　　B. 混悬液型注射剂　　C. 乳浊液型注射剂
   D. 注射用灭菌粉剂和片剂　　　　　　　　E. 冻干型

4. 注射剂的给药途径有（　　）。
   A. 静脉注射　　　　B. 肌内注射　　　　　C. 局部病灶注射
   D. 穴位注射　　　　E. 脊椎腔注射

5. 注射剂的质量要求，包括（　　）。
   A. 无菌、无热原或无细菌内毒素　　　　　B. 无可见异物及不溶性微粒
   C. 渗透压和等张性　　D. pH 值　　　　　E. 安全性、稳定性

6. 下面哪个属于注射用水的检查项目（　　）。
   A. 酸碱度　　　　　B. 有效成分　　　　　C. 氧化物
   D. 热原　　　　　　E. 重金属

7. 下面哪项会产生刺激性问题（　　）。
   A. 多量鞣质　　　　B. 水　　　　　　　　C. 钾离子存在
   D. pH 值不适宜　　 E. 某些药用成分

8. 注射用油的精制包括以下哪些步骤（　　）。
   A. 中和　　　　　　B. 洗涤与分离　　　　C. 脱色
   D. 除臭　　　　　　E. 灭菌

9. 注射剂的附加剂的浓度必须是（　　）。
   A. 对机体无毒性　　　　　　　　　　　　B. 与主药无配伍禁忌
   C. 不影响主药的疗效　　　　　　　　　　D. 不影响主药的含量测定
   E. 不具有生理活性

10. 增加主药溶解度的常用的增溶剂有（　　）。
    A. 吐温 80　　　　 B. 胆汁　　　　　　　C. 甘油
    D. 司盘 80　　　　 E. 蓖麻油

11. 常用于静脉注射剂的乳化剂有（　　）。
    A. 吐温 80　　　　 B. 普罗尼克 F-68　　 C. 卵磷脂
    D. 豆磷脂　　　　　E. 司盘 80

12. 注射剂中常用的抗氧剂有（　　）。
    A. 焦亚硫酸钠　　　B. 亚硫酸氢钠　　　　C. 亚硫酸钠
    D. 氢氧化钠　　　　E. 硫代硫酸钠

13. 等渗溶液为与血浆、泪腺具有相同渗透压的溶液。常用渗透压调节剂为（　　）。

A. 葡萄糖 B. 氯化钠 C. 磷酸盐
D. 枸橼酸盐 E. 氯化钾

14. 安瓿的化学检查包括（　　）。
A. 耐酸 B. 耐碱 C. 中性检查
D. 装药试验 E. 清洁度

15. 下面哪个为的除鞣质方法（　　）。
A. 明胶沉淀法 B. 改良明胶法 C. 醇溶液调 pH 法
D. 聚酰胺吸附法 E. 活性炭吸附法

16. 由于明胶的吸附作用，在除鞣质时，下面（　　）等有效成分不易采用明胶沉淀法。
A. 黄酮类 B. 蒽醌类 C. 生物碱类
D. 萜类 E. 皂苷类

17. 注射液的过滤方式有（　　）。
A. 初滤 B. 中滤 C. 高效过滤
D. 精滤 E. 终滤

18. 小容量注射剂在印字时，每支注射剂上必须印有（　　）。
A. 品名 B. 规格 C. 批号
D. 有效期 E. 生产日期

19. 输液剂系指由静脉滴注输入体内的大剂量注射液，临床上常用输液的种类有（　　）。
A. 电解质输液 B. 营养输液 C. 胶体类输液（血浆代用液）
D. 天然血浆输液 E. 治疗性输液

20. 对输液橡胶塞质量的要求有（　　）。
A. 耐酸碱 B. 耐溶 C. 耐高温
D. 耐高压 E. 弹性好、不脱落

21. 在输液中产生乳光、小白点、浑浊等现象，这是由于原料与附加剂中含有少量（　　）等杂质。
A. 蛋白质 B. 糊精 C. 盐类
D. 碱性物质 E. 淀粉

22. 滴眼剂的 pH 值调整的缓冲溶液有（　　）。
A. 磷酸盐缓冲液 B. 硼酸缓冲液 C. 硼酸盐缓冲液
D. 硫酸盐缓冲液 E. 氯化钠溶液

三十四、注射剂生产设备

（一）单项选择题

1. 安瓿的充气和灌药都是两个为一组同时完成的，先后的顺序是（　　）。
A. 吹气→第一次充氮气→灌注药液→第二次充氮气
B. 吹气→灌装药液→充氮气
C. 第一次充氮气→吹气→灌注药液→第二次充氮气
D. 第一次充氮气→灌注药液→第二次充氮气→吹气

2. 安瓿灌封机中移动齿板的机构是属于（　　）。

A. 曲柄摇杆机构　　B. 曲柄滑块机构　　C. 双摇杆机构　　D. 平行四边形机构

3. 在安瓿灌封机中移动齿板与固定齿板的位置是（　　）。
 A. 移动齿板、固定齿板、移动齿板、固定齿板
 B. 移动齿板、固定齿板、固定齿板、移动齿板
 C. 固定齿板、固定齿板、移动齿板、移动齿板
 D. 固定齿板、移动齿板、移动齿板、固定齿板

4. 在安瓿灌封机中充氮气的目的是（　　）。
 A. 防止药品氧化　　　　　　　B. 防止药品向外溢出
 C. 帮助安瓿预热　　　　　　　D. 帮助安瓿定位以便拉丝

5. 气水喷射式安瓿洗瓶机组在工位 $X_1X_2Y_1Y_2$ 进行洗涤的顺序是（　　）。
 A. 水气水气　　B. 气水气水　　C. 水水气气　　D. 气气水水

6. 18 工位超声波安瓿洗瓶机水槽温度控制在（　　）。
 A. 30~40℃　　B. 40~50℃　　C. 50~60℃　　D. 70~80℃

7. 在 18 工位超声波安瓿洗瓶机中，水槽内的水是（　　）。
 A. 自来水　　B. 循环水　　C. 新鲜注射用水　　D. 去离子水

8. 喷淋式安瓿洗瓶机组由（　　）组成。
 A. 灌水机、蒸煮箱、甩水机　　　　B. 灌水机、蒸煮箱、泵
 C. 灌水机、甩水机　　　　　　　　D. 甩水机、水箱、泵

（二）多项选择题

1. 安瓿洗、烘、灌封联动机组由（　　）组成。
 A. 安瓿超声波清洗机　　B. 隧道灭菌箱　　C. 多针拉丝安瓿灌封机
 D. 滚筒式洗瓶机　　　　E. 气水喷射式安瓿洗瓶机组

2. 安瓿灌封机送瓶机构主要由（　　）组成。
 A. 进瓶斗　　B. 偏心轴　　C. 移动齿盘
 D. 拉丝钳　　E. 拨瓶盘

3. 安瓿灌封机灌装机构主要由（　　）组成。
 A. 凸轮-杠杆机构　　B. 灌注-充氮机构　　C. 止灌装置
 D. 转瓶机构　　　　E. 拉丝机构

4. 安瓿灌封机拉丝机构主要由（　　）组成。
 A. 凸轮-杠杆机构　　B. 灌注-充氮机构　　C. 拉丝机构
 D. 转瓶与压瓶机构　　E. 加热部件

5. 按国家标准规定，安瓿一律为曲颈易折安瓿，其规格为（　　）。
 A. 1mL　　B. 2mL　　C. 5mL
 D. 10mL　　E. 20mL

6. 灌封机熔封操作中可能出现的问题是（　　）。
 A. 焦头　　B. 封口不严　　C. 出现大头（鼓泡）
 D. 出现瘪头　　E. 灌装量不足

三十五、浸出制剂

（一）单项选择题

1. 药材煎煮时所要掌握的火候为（　　）。

A. 武火煎汤 B. 文火煮药
C. 武火至沸，文火微沸 D. 先文火，后武火

2. 药材煎煮时要趁热过滤，哪类药材煎煮时间要短（　　）。
A. 滋补药 B. 解表药 C. 普药 D. 矿物药

3. 煎煮时需要特殊处理的药材：①质地坚硬的矿石类（　　）；②有毒药材（　　）；③药用成分难溶于水的药材（　　）；④芳香性（　　）；⑤可溶于水的贵重药材（　　）；⑥花粉类药材（　　）；⑦含淀粉（　　）；⑧胶类（　　）；⑨榨取汁液的新鲜药材（　　）；⑩细小种子类药材（　　）。
A. 先煎 B. 后下 C. 另煎 D. 包煎
E. 冲服 F. 烊化 G. 取汁兑服

4. 煎煮时需要特殊处理的药材：①贝壳类（　　）；②含挥发油多的药材（　　）；③角甲类药材（　　）；④不耐久煎的药材（　　）；⑤药材细粉（　　）；⑥难溶于水的贵重药材（　　）；⑦黏液质较多的药材（　　）；⑧糖类药材（　　）；⑨带绒毛的药材（　　）；⑩鲜姜（　　）。
A. 先煎 B. 后下 C. 另煎 D. 包煎
E. 冲服 F. 烊化 G. 取汁兑服

5. 在合剂中，含蔗糖量应不高于（　　）。
A. 20%（g/g） B. 20%（g/mL） C. 20%（mL/g） D. 20%（mL/mL）

6. 糖浆剂是含有药材提取物的浓蔗糖水溶液。糖浆剂的含糖量应不低于（　　）。单糖浆为单纯的蔗糖近饱和水溶液，含糖量（　　）。
A. 45%（g/mL） B. 55%（g/mL） C. 85%（g/mL） D. 75%（g/mL）

7. 蔗糖水溶液在加热时，特别是在酸性条件下，易水解转化为（　　）和（　　），甜度增高，具还原性，可以延缓易氧化药物的变质。
A. 麦芽糖 B. 葡萄糖 C. 果糖 D. 饴糖

8. 煎膏剂与糖浆剂的区别
①原料：煎膏剂（　　） 糖浆剂（　　）
②附加剂：煎膏剂（　　） 糖浆剂（　　）
③效用：煎膏剂（　　） 糖浆剂（　　）
A. 多含滋补性药材 B. 多含治疗性药材 C. 无着色剂、防腐剂
D. 加矫味剂、着色剂、防腐剂 E. 以滋补为主兼有缓和治疗作用
F. 以治疗作用为主兼有微弱滋补效能

9. 流浸膏剂每（　　）相当于原药材（　　）。浸膏剂每（　　）相当于原药材（　　）。稠膏剂含水量在（　　），具有黏性呈膏状半固体的浸膏剂。干浸膏为含水量在（　　），呈干燥块或粉末状固体的浸膏剂。
A. 1g B. 2~5g C. 5%
D. 15%~20% E. 1mL

10. 煎膏剂炼糖时加入少量的枸橼酸或酒石酸的主要目的是（　　）。
A. 控制糖的转化率 B. 促进蔗糖转化 C. 抑制酶的活性 D. 调整pH

11. 除另有规定外，含毒性药的酊剂每100mL应相当于原药材（　　）。
A. 5g B. 10g C. 15g D. 20g

12. 下面属于含糖型浸出制剂的是（　　）。
　　A. 合剂　　　　　　　B. 煎膏剂　　　　　　C. 浸膏剂　　　　　　D. 流浸膏剂

(二) 多项选择题

1. 汤剂按制法分类，分为（　　）。
　　A. 煮剂　　　　　　　B. 煎剂　　　　　　　C. 沸汤泡药
　　D. 内服汤剂　　　　　E. 外用汤剂

2. 下列关于煎膏剂叙述正确的是（　　）。
　　A. 煎膏剂含有较多的糖或蜂蜜，药物浓度高，稳定性较差
　　B. 煎膏剂的效用以滋补为主，多用于慢性疾病
　　C. 煎膏剂一般多采用煎煮技术制备
　　D. 煎膏剂中加入糖或蜂蜜的量一般不超过清膏量的3倍
　　E. 煎膏剂返砂的原因与煎膏剂中总糖量和转化糖量有关

3. 炼糖的目的是（　　）。
　　A. 杀灭微生物　　　　B. 防止返砂　　　　　C. 除去杂质
　　D. 改变药性　　　　　E. 使蔗糖全部水解产生转化糖

4. 下列需测定含乙醇量的剂型是（　　）。
　　A. 酒剂　　　　　　　B. 酊剂　　　　　　　C. 合剂
　　D. 浸膏剂　　　　　　E. 流浸膏剂

5. 下列以水作溶剂的浸提制剂是（　　）。
　　A. 流浸膏剂　　　　　B. 酊剂　　　　　　　C. 合剂
　　D. 煎膏剂　　　　　　E. 汤剂

6. 下列可以用渗漉技术制备的剂型有（　　）。
　　A. 流浸膏剂　　　　　B. 酒剂　　　　　　　C. 酊剂
　　D. 浸膏剂　　　　　　E. 合剂

三十六、浸出技术设备

(一) 单项选择题

1. 超声波直线式洗瓶机洗瓶规格为（　　）。
　　A. 5～50mL　　　　　B. 10～50mL　　　　　C. 10～30mL　　　　　D. 50～100mL

2. 超声波直线式洗瓶机当有卡瓶现象时应立即按下电器箱上的（　　），再停纯水、洁净压缩空气。
　　A. 紧停开关　　　　　B. 送瓶控制　　　　　C. 出瓶控制　　　　　D. 水泵控制

3. RYGF12A型口服液灌装轧盖机制盖头采用（　　）原理，将杂乱的盖子理好排队。
　　A. 跟踪灌装　　　　　B. 蜗轮传动　　　　　C. 机械传动　　　　　D. 电磁螺旋震荡

4. 口服液灌装轧盖机上的灌针在跟踪机构的控制下，插入瓶口，与瓶子（　　），实现跟踪灌装。
　　A. 同步向前运动　　　B. 同步上下运行　　　C. 上下运动　　　　　D. 灌装时不动

5. YG-4A型液体灌装机的灌装方式是（　　）。
　　A. 填塞式　　　　　　B. 柱塞式　　　　　　C. 真空式　　　　　　D. 加压式

6. YGXB-100型直线式液体灌装封盖机不适用于（　　）的灌装。
　　A. 酊剂　　　　　　　B. 糖浆　　　　　　　C. 酒类　　　　　　　D. 煎膏

7. YGXB-100 型直线式液体灌装封盖机灌装时，瓶子通过传送带输送至灌装头下方，受挡于拨盘停止向前，此时四支灌装头经过（　　）同步下压至瓶子内部，由四支定量活塞泵控制装量完成灌装。
   A. 螺母　　　　　　B. 螺栓　　　　　　C. 凸轮　　　　　　D. 旋盖头

8. YGXB-100 型直线式液体灌装封盖机生产结束关机时，停机顺序正确的是（　　）。
   A. 主机停止→旋盖停止→振荡器关→输送带停止→总电源关
   B. 主机停止→输送带停止→振荡器关→旋盖停止→总电源关
   C. 旋盖停止→主机停止→振荡器关→输送带停止→总电源关
   D. 振荡器关→旋盖停止→主机停止→输送带停止→总电源关

9. YGXB-100 型直线式液体灌装封盖机灌装时四只泵计量不一致原因不包括（　　）。
   A. 管路有气泡　　　　　　　　　　B. 灌装有没有对准瓶口
   C. 灌装头有滴漏现象　　　　　　　D. 四泵偏心不一致

（二）多项选择题

1. 超声波直线式洗瓶机主要由（　　）组成。
   A. 进瓶机构　　　　B. 直线翻瓶轨道　　C. 机械传动系统
   D. 出瓶机构　　　　E. 水槽

2. RYGF12A 型口服液灌装轧盖机供盖系统由（　　）组成。
   A. 输盖轨道　　　　B. 轧刀　　　　　　C. 理盖头
   D. 罐针　　　　　　E. 戴盖机构

3. QCGF5/25 型高速口服液洗烘灌封联动生产线机组是由（　　）组成。
   A. 多功能提取罐　　B. 超声波洗瓶机　　C. 隧道式干燥灭菌机
   D. 口服液灌封机　　E. 配液罐

4. YG-4A 型液体灌装机理瓶机构有（　　）。
   A. 翻瓶盘　　　　　B. 理瓶盘　　　　　C. 拨瓶杆
   D. 异形搅瓶器　　　E. 推瓶板

5. YG-4A 型液体灌装机主要由（　　）组成。
   A. 理瓶机构　　　　B. 灌装机构　　　　C. 输瓶机构
   D. 挡瓶机构　　　　E. 轧盖机构

参 考 答 案

一；二
(一) 单项选择题
AADAB CABCD
(二) 多项选择题
1. ABCD 2. ABCD 3. ABCD
4. ABCD

三；四
(一) 单项选择题
BDDAB CC
(二) 多项选择题
1. ABCDE 2. ABCDE 3. BCDE
4. ABCDE 5. BCD

五
(一) 单项选择题
CAAAB CDD
(二) 多项选择题
1. ABCE 2. ABE 3. ABCDE 4. ABC
5. ABE 6. ACDE 7. ABE 8. BCD

六
(一) 单项选择题
ABBCD ABDCB
(二) 多项选择题
1. ABC 2. AB 3. ABC 4. ABC
5. ABCE

七
(一) 单项选择题
BCCAC ABADC DCC
(二) 多项选择题
1. ABD 2. ABCD 3. ABCD 4. ABCD
5. ABCDE 6. AD 7. ABCD 8. ABC
9. ABDE 10. ACD

八
单项选择题
DAAAB

九
单项选择题
CB

十；十一
(一) 单项选择题
BBCCC DBCD
(二) 多项选择题
1. BCDE 2. ABC 3. ABCDE

十二；十四
(一) 单项选择题
BDCB（AD） （CB）CCBD
(二) 多项选择题
1. ABCDE 2. ABCDE 3. ABCDE
4. ABCDE 5. ABCDE 6. BDG
7. ACEF 8. ABD 9. ABCDE 10. AE

十三；十五
(一) 单项选择题
DCBDA
(二) 多项选择题
1. ABCDE 2. ABCDE 3. ACDE
4. ABCD 5. ABCDE

十六
(一) 单项选择题
BD（ABCD）BB （ACBD）DABC DBCDB D
(二) 多项选择题
1. BCD 2. ABCD 3. ABDE 4. ABD
5. ABCE 6. ABCDE 7. BCE 8. ABCE
9. ABDE 10. AB

十七
(一) 单项选择题
BCBAD
(二) 多项选择题
1. ABCDE 2. ABD 3. ABCDE

4. ADE 5. ABCDE

十八
(一) 单项选择题
DDB
(二) 多项选择题
1. ABCD 2. ABCDE 3. ABD

十九
(一) 单项选择题
ADADB CB
(二) 多项选择题
1. ABCDE 2. ACE 3. ABCDE
4. ACDE 5. ACE 6. BCDE

二十；二十一
(一) 单项选择题
(AC) CBBA CBABC
(二) 多项选择题
1. ABCDE 2. ABCD 3. ABCD
4. ABCD 5. ABCD 6. ABCDE
7. ABCDE 8. ABDE

二十二
(一) 单项选择题
CCCAB A (ABCD) AAB
(二) 多项选择题
1. AD 2. ABCD 3. ABDE 4. ABCD

二十三
(一) 单项选择题
AAAB
(二) 多项选择题
1. BCD 2. ABCDE 3. ABCDE
4. ABCD 5. BC

二十四
(一) 单项选择题
(ACD) BCBC BAD
(二) 多项选择题
1. ABCD 2. ABCD 3. ABCDE
4. ABCD

二十五
(一) 单项选择题
(ACD) A (BC) BB BABCC A
(二) 多项选择题

1. ACD 2. AC 3. ABCDE 4. ABCD
5. ABDE 6. ABCDE

二十六
(一) 单项选择题
BA
(二) 多项选择题
1. AC 2. ABCD

二十七
(一) 单项选择题
(AC) CCDD   A (AD)
(二) 多项选择题
1. ABE 2. ABCE 3. BCDE 4. ABC
5. ABCDE

二十八
(一) 单项选择题
BDD
(二) 多项选择题
1. ABCD 2. ABDE

二十九
(一) 单项选择题
(BABC) A (ABCD) AB BCBBA
ABCBB BCDCB AB
(二) 多项选择题
1. ABCE 2. ABCD 3. ABCDE 4. BCD
5. BCDE 6. ABC 7. AC 8. ABD
9. CD 10. ABD 11. AD 12. AB
13. ABCD 14. ABCD 15. AE
16. ABCD 17. ABCD 18. ABC
19. ABCE 20. ABCD 21. ABD
22. ABCDE 23. ABCDE 24. ABD
25. ABCD 26. ABC 27. AC
28. ABCD 29. BD 30. BCD

三十
(一) 单项选择题
DCC
(二) 多项选择题
1. ABCD 2. ACD 3. ABCDE
4. ABCD

三十一
(一) 单项选择题

A（BBCC）（ABCD）DB CAAC（AD）
（ACEG；BDF）B（ACD）
（二）多项选择题
1. ABC 2. ACD 3. ABCD 4. BCD
5. ABCD 6. ABCD 7. ACD
8. ABCDE 9. ABCDE 10. ABC
11. ABCDE 12. BCD 13. ABC
14. ACD 15. ABDE 16. BC 17. ACE
18. ABCD

三十二
（一）单项选择题
DBBDB CABA
（二）多项选择题
1. ACDE 2. BC 3. BCD 4. ABCDE

三十三
（一）单项选择题
D（ABC）（AB）（AD）（AA）BBCCB
（AA）DBB（BC）　（AB）（ABC）（AC）
（BD）C BC（BC）BA　（AD）（AB）
CD
（二）多项选择题
1. ABCD 2. ABCD 3. ABCD
4. ABCDE 5. ABCDE 6. ACDE
7. ACDE 8. ABCDE 9. ABCDE
10. ABC 11. BCD 12. ABCE

13. ABCD 14. ABC 15. ABCD
16. AB 17. AD 18. ABC 19. ABC
20. ABCDE 21. ABCD 22. ABC

三十四
（一）单项选择题
ADDAC CCA
（二）多项选择题
1. ABC 2. ABCE 3. ABC 4. CDE
5. ABCDE 6. ABCD

三十五
（一）单项选择题
CB（AAABCDDFGD）
（ABABDEDFDG）B
（AC）（BC）（AB；CD；EF）（EA；AB；
D；C）B BB
（二）多项选择题
1. ABC 2. BCDE 3. ABC 4. ABE
5. CDE 6. ABC

三十六
（一）单项选择题
CADAB DDAB
（二）多项选择题
1. ABCDE 2. ACE 3. BCD 4. ABCDE
5. ABCD

参 考 文 献

[1] 郑铁宏. 中药药剂学. 北京：中国中医药出版社，2006.
[2] 王沛. 中药制药设备. 北京：中国中医药出版社，2006.
[3] 汪小根，刘德军. 中药制剂技术. 北京：人民卫生出版社，2009.
[4] 李洪，易生富. 中药制剂生产技能综合训练. 北京：人民卫生出版社，2009.
[5] 刘精婵. 中药制药设备. 北京：人民卫生出版社，2009.
[6] 国家药典委员会. 中华人民共和国药典（2010年版一部）. 北京：中国医药科技出版社，2010.
[7] 中国医药质量管理协会. 药品生产质量管理规范. 北京：中国医药科技出版社，2011.
[8] 沈莉. 药物制剂技术. 北京：化学工业出版社，2011.
[9] 韩瑞亭. 药物制剂技术. 北京：化学工业出版社，2012.
[10] 于广华. 药物制剂技术. 北京：化学工业出版社，2012.